DIETER HOMBACH
Kreuzberger Leichen

KALTER TOD Kommissar Hartenfels und sein Team sollen herausfinden, was es mit dem Toten vom Viktoriapark auf sich hat. Wie in jedem Team müssen unterschiedliche Menschen ihre Stärken und Schwächen zusammenbringen. Da gibt es den Gerichtsmediziner Petersen, der durch seinen Hang zu esoterischen Spekulationen immer wieder für Aufregung sorgt. Besonders bei Krämer, dem Dienstältesten, der auch so schon Bluthochdruck hat und außerdem eine Vorliebe für gutes Essen, weshalb er immer knapp bei Kasse ist. Neben ihm wirkt die Verhörspezialistin Unger, lange blonde Haare und zierliche Gestalt, wie ein magersüchtiger Engel, doch wer sie deshalb unterschätzt, hat schon verloren. Ihre Kollegin Reschke ist für Tatortfotografie zuständig, kann jede Leiche lebendig machen, treibt Kampfsport und bewundert Helmut Newtons Frauenbilder. Und dann ist da noch Neuzugang Baumann, der Hintergründe recherchiert, Berichte schreibt und alle mit seinen Ansichten zu Recht und Ordnung in Gefahr bringt.

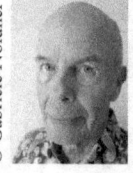

© Gabriele Nöldner

Dieter Hombach, geboren 1953 in Köln, lebt seit 40 Jahren in Berlin. Der promovierte Philosoph arbeitete in der Geschäftsführung eines Medienbeobachtungsunternehmens und führte gemeinsam mit seiner Frau 17 Jahre eine eigene Buchhandlung. Er liebt Hard-Rock-Konzerte, Hunde und reist immer wieder nach Asien, Australien und Brandenburg. Neben wissenschaftlichen Publikationen veröffentlichte er bereits mehrere Kriminalromane.

DIETER HOMBACH

Kreuzberger Leichen

Kriminalroman

GMEINER

Immer informiert

Spannung pur – mit unserem Newsletter informieren wir Sie
regelmäßig über Wissenswertes aus unserer Bücherwelt.

Gefällt mir!

Facebook: @Gmeiner.Verlag
Instagram: @gmeinerverlag
Twitter: @GmeinerVerlag

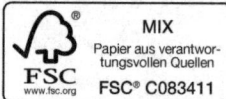

MIX
Papier aus verantwor-
tungsvollen Quellen
FSC® C083411

Besuchen Sie uns im Internet:
www.gmeiner-verlag.de

© 2021 – Gmeiner-Verlag GmbH
Im Ehnried 5, 88605 Meßkirch
Telefon 07575/2095-0
info@gmeiner-verlag.de
Alle Rechte vorbehalten
1. Auflage 2021

Lektorat: Katja Ernst
Herstellung: Mirjam Hecht
Umschlaggestaltung: U.O.R.G. Lutz Eberle, Stuttgart
unter Verwendung eines Fotos von: © derProjektor / photocase.de
Druck: CPI books GmbH, Leck
Printed in Germany
ISBN 978-3-8392-0040-7

1. KAPITEL

Hartenfels tritt aus der Haustür und wird fast überfahren. Der Mann am Lenkrad des Schneeräumfahrzeugs scheint an einer Rallye teilzunehmen, Hartenfels sieht ihm voller Bewunderung nach.

Der driftet doch, denkt er, anders ist eine solche Kurventechnik nicht zu erklären.

Das kleine Ding mit der großen Bürste schlingert um Laternen und Bäume, vollzieht 180-Grad-Wendungen, stößt vor und zurück, ganz wie ein Spielzeug, das bis zum Anschlag aufgezogen wurde.

In den letzten Wintern konnte man sich mit Schneebeseitigung eine goldene Nase verdienen, so wenig hat es geschneit. Ob die Glückssträhne dieses Jahr reißt, ist noch nicht abzusehen, immerhin ist es erst Januar, wenn auch der erste Schnee. Wie Fitnessstudios, denkt Hartenfels. Sobald alle trainieren würden, die ein Abo haben, bräche die Bude zusammen.

Der Wagen, der Hartenfels fast erwischt hätte, rumpelt vom Bürgersteig auf die Straße und beschleunigt, Hartenfels hätte nie gedacht, dass das möglich wäre. Wahrscheinlich ist das Teil frisiert.

Hartenfels läuft ein paar Schritte und stellt fest, dass sich der Schnee da, wo er geräumt wurde, in eine feste Masse verwandelt hat, die spiegelglatt ist, woran die halbe Tonne Split nichts ändert, die auf ihr liegt. Er schliddert dem U-Bahnhof entgegen.

Hartenfels fährt nur mit dem Auto, wenn es sich nicht

vermeiden lässt, bei Schnee erst recht nicht. Fünf Flocken und auf den Straßen Berlins herrscht Krieg. Am Hohenzollerndamm gibt es ein Hupkonzert, weil an der Ampel, die Hartenfels benutzt, ein Mercedes nicht von der Stelle kommt, dabei ist es ein SUV.

Wahrscheinlich mit Sommerreifen, denkt Hartenfels und umgeht das Ungeheuer, immer darauf bedacht, sich von seinem Heck fernzuhalten, das bereits mehrfach ausgebrochen ist. Bei glatter Fahrbahn Vollgas zu geben, ist keine gute Idee.

Hartenfels läuft die Treppe nach unten, während ihm der Geruch von nasser Kleidung entgegenweht. Er ist nicht der Einzige, der heute auf das Auto verzichtet, was dazu führt, dass im öffentlichen Nahverkehr das blanke Chaos herrscht. So voll wie der Bahnsteig ist, ist schon mehr als ein Zug ausgefallen. Hartenfels wird von hinten geschoben und quetscht sich Meter um Meter voran. Weil er groß und massig ist, kann er einfach irgendwo stehen bleiben, Personen mit kleinerer Statur haben weniger Glück. Er kommt sich wie ein Fels in der Brandung vor. Er teilt den Menschenstrom, der sich auf den Bahnsteig ergießt.

Hartenfels sehnt sich nach einem Zug und hat gleichzeitig Angst vor ihm, noch mehr Gedränge ist kaum zu ertragen. Über Lautsprecher ertönt die Ansage, dass der einfahrende Zug überfüllt sei, aber gleich nach ihm eine weitere U-Bahn käme, die leer sei, was niemand glaubt. Hartenfels, der sich in Deeskalationstechniken auskennt, fällt auch nicht darauf herein.

Er wirft sich mit der schieren Kraft seines gewaltigen Leibes vorwärts, um eine der geöffneten Türen zu erreichen, und zieht sich in einen Waggon. Vor Hartenfels' Augen blitzt kurz eine Verladerampe auf, von der aus

Menschen in fadenscheiniger Kleidung in bereitstehende Züge geprügelt werden, und ihm bleibt die Luft weg. Er reißt die Augen auf, um sein Hirn davon zu überzeugen, dass er lediglich im morgendlichen Berufsverkehr steckt und nicht auf dem Weg in ein Vernichtungslager.

Die Tür geht zu, und die U-Bahn setzt sich in Bewegung, was dazu führt, dass die Passagiere wie Berliner Klöße in einer Suppenschüssel hin und her schwappen. Hartenfels hält sich an einer Stange fest und spürt, dass sich andere an ihn klammern, was er gewohnt ist.

Für die Fahrt, die sonst zehn Minuten dauert, braucht er über eine halbe Stunde, am Wittenbergplatz steigt er aus und rennt nach oben. Am liebsten würde Hartenfels den Rest des Tages im Freien verbringen, um sich zu erholen. Egal, wie viel Feinstaub in der Luft liegt, er genießt jeden Atemzug.

Es schneit weiter, der Schnee ist inzwischen pappig und feucht. Hartenfels fährt sich mit der Hand über die Glatze und spürt, wie nass sie ist. Sein Handy vibriert. Er mag Handys nicht und muss sich überwinden, den Anruf anzunehmen. Er weiß selbst, dass er Rufbereitschaft hat und längst im LKA sein sollte.

»Ja?« Hartenfels hat in einem Hauseingang Schutz gesucht und hält sich das Handy ans Ohr.

»Wir haben einen Notruf aus Kreuzberg«, sagt der Beamte am anderen Ende der Leitung, »ein Mann meldet seine Frau als vermisst.«

Hartenfels zögert. Für verschwundene Personen ist er nicht zuständig, darum kümmert sich das LKA 12, er ist beim LKA 11. Es ist ungewöhnlich, dass man wegen eines Falls anruft, der nicht in seinen Bereich fällt. Hartenfels' Rufbereitschaft ist zwar sehr ruhig verlaufen, aber das ist kein Grund für ihn, bei den Kollegen zu wildern.

»Wieso rufst du mich an?«, will er wissen.

»Weil es nicht nur um eine Person geht, die abgängig ist.«

»Um was geht es denn sonst?«

»Der Hund des Mannes, dessen Frau nicht mehr da ist, hat eine Leiche aus dem Schnee gebuddelt.«

Hartenfels reibt sich die Augen. Erst geschieht nichts, dann alles auf einmal.

»Wo in Kreuzberg?«, hakt er nach.

»Im Viktoriapark«, antwortet der Beamte.

Hartenfels sieht den kleinen Berg vor sich, dessen Wiesen im Sommer voller Menschen sind. Wenn er sich richtig erinnert, gibt es sogar einen Wasserfall, den man an- und ausschalten kann.

Je nach Wetterlage, denkt er, im Augenblick ist das Ding bestimmt außer Betrieb.

Ein Blick in den Himmel reicht, um sich da sicher zu sein. Fette Flocken treiben auf ihn zu, er muss blinzeln, um überhaupt etwas zu sehen.

»Und wie passt das zusammen?«, fragt Hartenfels weiter.

»Was?«

»Die vermisste Person und die Leiche.«

»Ich verstehe nicht.«

»Hat der Mann, der angerufen hat, gesagt, in welcher Reihenfolge das passiert ist?«

»Das weiß ich nicht.« Sein Kollege scheint mit Papieren zu rascheln, Hartenfels hört ihn kaum mehr, vielleicht ist auch die Verbindung gestört.

»Hat er *zuerst* seine Frau vermisst und *dann* die Leiche gefunden?«

»Du kannst Fragen stellen.«

»Oder haben er und seine Frau die Leiche gemeinsam entdeckt und danach ist sie weg?«

»Also die Leiche ist noch da.«

»Ich meine die Frau.«

»Hm«, ist alles, was Hartenfels als Antwort erhält.

»Vielleicht hat der Typ die Leiche ja nur gefunden, *weil* er seine Frau gesucht hat«, unternimmt er einen letzten Versuch.

»Sein Hund ist auf die Leiche gestoßen«, lautet die Antwort.

O Gott, denkt Hartenfels, so kommt er nicht weiter.

Es hilft nichts, er muss selber zum Tatort. Es ist schließlich Hartenfels' Job, Mordfälle aufzuklären. Natürlich steht bislang nicht fest, ob es sich bei der Leiche um ein Mordopfer handelt, aber das wird er herausfinden.

Hartenfels beendet das Gespräch und überlegt, wer aus seinem Team frei ist, um mit ihm zu fahren. Hoffentlich sind wenigstens die Hauptstraßen geräumt, Schneefall kommt jedes Mal völlig überraschend.

Wie Weihnachten, denkt er.

2. KAPITEL

Hartenfels hat Reschke beauftragt, ihn zu begleiten, seine Spezialistin für Tatortfotografie. Reschke ist halb so groß wie er und schlank. Ihre Haare trägt sie etwa streichholzlang, was dazu führt, dass sie nicht wie bei einem Igel abstehen, sondern sanft in alle Richtungen kippen. Reschke findet es besser, wenn sich ihre Haare weich anfühlen. Sie streicht sich den Pony gefühlte hundert Mal am Tag aus dem Gesicht und genießt es, wenn er ihr zurück in die Stirn fällt. Reschke hat rote Haare, nicht feuerrot, sondern eher fahlrot, manche Sonnenaufgänge haben diese Farbe, Sonnenuntergänge nicht, die sind zu kräftig. Jeden Morgen tuscht sie sich ihre Wimpern, damit man sie überhaupt wahrnimmt. Sobald sie ihre Wimpern tuscht, werden sie zu einem echten Blickfang, weil sie sehr lang sind.

Reschke ist durchtrainiert, Hartenfels, neben ihr auf dem Beifahrersitz, flößt ihr allein aufgrund seiner Körpermasse Unbehagen ein. Sie kann kaum hinsehen, wenn er im Sommer nur Hose und Hemd trägt. Sie versteht einfach nicht, wie ein Gürtel derart tief ins Fleisch schneiden kann, ohne dass es wehtut. Sollte sie sich einen Gürtel auf diese Weise umschnallen, bliebe ihr sofort die Luft weg. Hartenfels' Körper muss schon mehr als üppig gepolstert sein, damit sein Gürtel keine lebenswichtigen Organe abklemmt.

Andererseits, und das ist vielleicht noch erstaunlicher, ist Hartenfels schnell und gewandt, kein bisschen behäbig oder gar plump, was in absolutem Kontrast zu seiner Masse steht. Ihm in die Quere zu kommen, ist allein deswegen nicht ratsam. Im Gegensatz zu ihr braucht Hartenfels nicht zu trainieren, um gefährlich zu werden. Er wirft sich auf seine Gegner, das reicht. Unter Hartenfels begraben zu sein, ist das Ende.

Reschke linst zur Seite, ohne den Blick wirklich von der Straße zu nehmen. Heute ist der Verkehr so unberechenbar, dass sie sich keine Ablenkung leisten kann. Trotzdem erkennt sie, dass Hartenfels' Kleidung völlig aufgeweicht aussieht. Es ist oft der Fall, dass er unpassend angezogen ist. Wie soll ihn eine Lederjacke vor Schneefall schützen? Und dann die Schuhe! Als wollte Hartenfels auf dem Kudamm flanieren. Reschke hofft, dass er damit im Viktoriapark, zu dem sie fahren, den Kreuzberg überhaupt hinaufkommt.

Hartenfels wollte wissen, ob sie sich dort auskenne.

»Und ob ich mich da auskenne«, hat sie geantwortet. Reschke hat nicht umsonst jahrelang auf dem kleinen Berg Silvester gefeiert. Die Aussicht ist wirklich spektakulär. Vor allem wenn man sich ganz oben an dem kleinen Türmchen aufhält, das von Weitem wirkt, als wäre es mindestens die Spitze einer Kathedrale. Seit sie zum ersten Mal auf ihm herumgeklettert ist, um möglichst viel vom Feuerwerk zu sehen, weiß Reschke, dass es sich um ein Denkmal handelt. Natürlich von Schinkel, wir sind ja in Berlin. All das hat sie Hartenfels ziemlich überschwänglich erzählt, was eigentlich nicht ihre Art ist. Irgendwie sind die Erinnerungen an die Nacht der Nächte, die sie noch nie allein verbracht hat, mit ihr durchgegangen. Falls Hartenfels sich gewundert hat, hat er sich nichts anmerken lassen. Er kann überhaupt sehr schweigsam sein, etwas, das Reschke an ihm mag. Normalerweise hält sie selbst lieber die Klappe.

Reschke hat die Großbeerenstraße, die direkt zum Denkmal und dem Wasserfall führt, fast erreicht, muss aber bremsen, weil ein LKW stur neben ihr fährt, weshalb sie keine Chance hat, rechts abzubiegen. Dabei blinkt sie schon eine halbe Ewigkeit.

»So ein Arsch«, zischt Reschke, die Augen im Außenspiegel und halb damit rechnend, dass ihr Hintermann sie rammt. Weil Reschke es nicht toleriert, dass jemand sie blockiert, statt am Reißverschlusssystem teilzunehmen, nutzt sie eine Lücke vor sich aus und beschleunigt, um noch vor dem LKW abzubiegen.

Und jetzt Powerslide, denkt sie, belässt es angesichts der Straßenverhältnisse jedoch lieber bei einem gewagten Schwenk.

Sie ist ja nicht lebensmüde.

Hinter ihr ertönt die Sirene eines Kreuzfahrtschiffs. Der LKW-Fahrer hupt so laut, dass es Reschke regelrecht nach vorn schiebt, Hartenfels stützt sich am Handschuhfach ab. So ist das eben, wenn man ein Zivilfahrzeug fährt. Reschke ist dankbar, dass Hartenfels weiterhin den Mund hält. Er legt die Hand, mit der er sich festgehalten hat, betont beiläufig in seinen Schoß. Das schätzt Reschke an ihrem Chef. Obwohl er selber defensiv und wie eine Schnecke fährt, lässt er sie machen, was sie will. Hartenfels hat ihren Fahrstil noch nie kritisiert, ihre Arbeit genauso wenig.

Reschke wirft einen Blick nach hinten und vergewissert sich, dass ihre Fotoausrüstung bei dem holprigen und regelwidrigen Überholmanöver nicht vom Sitz gefallen ist – alles in Ordnung. Reschke liebt ihre fette Nikon und steht nicht nur beruflich auf Fotografie. Tatortfotografie ist für sie auch Fotokunst. Es vergeht keine Veranstaltung von C/O Berlin, dem Ausstellungshaus für Fotografie direkt am Bahnhof Zoo, die sie nicht besucht. Zwar fand sie es besser, als C/O Berlin noch im Postfuhramt in der Oranienburger Straße beheimatet war, aber das ist Geschichte. Reschke hat die unterirdischen Katakomben und verwinkelten Gänge gemocht, in denen die Ausstellungen damals untergebracht waren. Überall blätterte der Putz ab, fanden sich Wasserflecken und undefinierbare Verfärbungen, was einen irren Gesamteindruck ergab. Farbreste und verwischte Schriftzeichen rankten sich um die Fotos, rohes Neonlicht verlieh ihnen eine martialische Präsenz. Man hätte aus jeder Ausstellung eine weitere Ausstellung machen können, indem man die Fotos samt dem Raum, in dem sie hingen, noch einmal fotografierte. Die Räumlichkeiten des neuen C/O Berlin hingegen sind glatt und geleckt. Vielleicht ist das auch der Grund, warum Reschke seit einiger Zeit immer öfter ins Newton Museum geht, das nicht weit entfernt liegt.

Reschke liebt die »Big Nudes«, die ein Treppenhaus oder ganze Wände einnehmen, kann sich an ihnen nicht sattsehen. Ein bisschen kommt es ihr so vor, als sähe sie sich selber nackt im Spiegel. In einer Kleinausgabe natürlich, was nicht allein am Format der Bilder liegt. Doch obwohl Reschke höchstens halb so groß wie die Modelle ist, in die Newton allem Anschein nach wie sie vernarrt war, hat sie eine vergleichbare Figur.

Athletisch passt am besten, findet sie, breite Schultern, flacher Bauch und Läuferinnenbeine.

Dazu besitzen die »Big Nudes« allerdings Brüste, für die Reschke morden würde. Bevor sie die Aufnahmen kannte, wusste Reschke gar nicht, dass eine solche Kombination auf natürlichem Weg überhaupt möglich war. Reschkes Brüste sind klein und fest. Manchmal denkt sie deshalb, dass es besser gewesen wäre, sie hätte die »Big Nudes« nie zu Gesicht bekommen. Reschke hat sich schon gefragt, ob sie sich weniger mag, seit sie auf Newtons Frauen gestoßen ist. Das vielleicht nicht, hofft sie, aber ihre Vorlieben haben sich verändert. Mit einer der »Big Nudes« ins Bett zu gehen, stellt sie sich überirdisch vor.

Reschke zuckelt die Großbeerenstraße entlang. Seit sie abgebogen sind, gibt es so gut wie keinen Verkehr mehr. Alles ist friedlich und still. Nicht einmal ihr Wagen macht noch irgendein Geräusch, weil er über eine geschlossene Schneedecke rollt.

3. KAPITEL

Hartenfels steigt aus und versinkt im Schnee. Reschke hat direkt am Viktoriapark angehalten und der stillgelegte Wasserfall, vor dem sie stehen, gleicht einer Schneise, die jemand in die Bäume geschlagen hat. Ginge auch als Skipiste durch, denkt Hartenfels, während er Ausschau nach einer Art Trampelpfad hält, den er nehmen könnte. Mit seinen Halbschuhen will er sich nicht durch 50 Zentimeter Neuschnee quälen.

»Hier lang, Chef«, sagt Reschke und weist auf eine Reifenspur, die in das Parkgelände führt.

Einen Augenblick überlegt Hartenfels, ob sie nicht zurück zum Auto sollten, um ihr zu folgen, muss sich dann aber eingestehen, dass ihr Dienstwagen garantiert stecken bleiben würde. Mit einem Bulli der Bereitschaftspolizei kann er es nicht aufnehmen. Er geht Reschke nach, die bereits einen guten Vorsprung hat.

Weil es weiterschneit, ist für Hartenfels die Umgebung kaum zu erkennen. Als er an einer Art Gehege vorbeikommt, hält er vergeblich Ausschau nach den dort eingesperrten Tieren. Es gibt höchstens ein paar Spuren im Schnee, die von Hühnern oder anderem Geflügel stammen könnten. Hartenfels erinnert sich daran, schon einmal im Sommer dagewesen zu sein und einen Pfau gesehen zu haben, der ein wunderschönes Rad schlug. Dafür ist es heute viel zu nass und viel zu kalt. Hartenfels kennt sich mit dem Balzverhalten eines Pfaus nicht aus, könnte sich jedoch vorstellen, dass es witterungsabhängig ist.

»Früher gab es hier sogar Nutrias«, hört er Reschke, die wie er stehen geblieben ist.

»Nutrias?«, fragt Hartenfels.

»Irgendetwas zwischen Biber und Ratte. Bloß mit ekligen gelben Zähnen.«

Hartenfels weiß nicht, wovon seine Kollegin spricht.

»Haben wir Ossis früher gegessen«, fährt sie fort.

»Und wie schmeckt das?«, will er wissen.

Reschke zuckt nur die Achseln. Mit den Vorlieben ihrer Brüder und Schwestern kennt sie sich allem Anschein nach nicht gut aus.

Kein Wunder, denkt Hartenfels, soweit er weiß, hat sie mit ihren Eltern die DDR schon vor der Wende verlassen.

Sie setzen sich wieder in Bewegung, passieren noch ein Gehege, in dem sie Ziegen entdecken und einen Bär. Ein Bär? Hartenfels kneift die Augen zusammen und ihm wird klar, dass er nicht echt ist. Der Bär ist aus Holz. Er schüttelt den Kopf, betritt endlich freies Gelände, ohne dass es merkbar heller würde. Er erahnt ausgedehnte Wiesen, die steil ansteigen, kann sich aber täuschen, weil seine Sichtweite deutlich unter 20 Metern liegt. Er wischt sich zum x-ten Mal Schnee vom Schädel. Zum Glück sind die Reifenspuren nach wie vor gut sichtbar, die ihn zuvor bereits am Tiergehege vorbeigelotst haben. Noch ein paar Schritte und Hartenfels entdeckt einen Polizeibulli, der mit laufendem Motor mitten im Park abgestellt wurde. Reschke und er halten auf das Fahrzeug zu und bemerken Fußspuren, die von dem Wagen aus nach oben führen. Hartenfels gibt sich Mühe, in sie zu treten, Reschke ist jetzt hinter ihm.

Hartenfels sieht nach oben in eine Sonne, die bleich und kraftlos über ihm schimmert. Wolken jagen vorbei und verdecken sie, dann reißt der Himmel auf. Hartenfels schließt geblendet die Augen, läuft aber weiter, immer höher die Wiesen hinauf. Weil Entfernungen in dem gleißenden Licht nicht leicht abzuschätzen sind, weiß er inzwischen nicht mehr, wo er sich befindet. Er kann nur hoffen, dass die Personen, die vor ihm nach oben gestiegen sind, ein klares Ziel hatten. Am besten den Fundort der Leiche.

Davon angestrengt, bei jedem Schritt aufwärts den Fuß bis zu den Knien anzuheben, macht Hartenfels eine Verschnaufpause und dreht sich um. Er hat schon ein gutes Stück Höhe gewonnen und erkennt die Bäume, die den Park begrenzen. Sogar den Funkturm sieht er. Da keine neuen Wolken die Sonne verdunkeln, bleibt es hell, und auch der Schneefall hört auf. Hartenfels wischt sich ein letztes Mal über den Kopf und wendet sich erneut der steil ansteigenden Wiese zu. Kaum 20 Meter vor ihm kommen Menschen in sein Blickfeld, die bis jetzt nicht zu sehen waren. Hartenfels macht vier Uniformierte aus, wahrscheinlich die Besatzung des Polizeifahrzeugs, und einen Mann in Zivil.

Der Mann ist fast so groß wie er, aber schmal. Hoch aufgerichtet befindet er sich ein Stückchen oberhalb der Beamten und überragt sie mühelos. Die langen Haare hängen dem Mann bis auf die Schultern und er trägt einen schwarzen Hut, dazu einen ebenfalls schwarzen Mantel und Stiefel. Hartenfels geht weiter und lässt die Gestalt nicht aus den Augen. Der Mann spricht nicht, stiert bloß in die Ferne, ohne dass er etwas Besonderes wahrzunehmen scheint. Wässrige Augen von blassem Blau schauen so teilnahmslos, dass Hartenfels eine gewisse Tragik spürt. Den Mann umgibt eine Aura verhaltener Melancholie. Hartenfels erkennt das, weil es Fotos von ihm gibt, auf denen er genauso dreinblickt, und er weiß, wie der Fremde sich fühlt.

Hartenfels schätzt ihn auf gut 50 Jahre. Als er noch näher kommt, fällt ihm auf, dass die Haare, die unter dem Hut des Mannes hervorschauen, grau und recht dünn sind. Hartenfels versteht nicht, warum so viele Menschen die Zeichen der Zeit nicht erkennen. Er selbst hat eine Glatze, höchstens Stoppeln, wenn er keine Zeit zum Rasieren findet. Es ist eine Tugend, die Zeichen der Zeit zu erkennen. Das zeigt, dass man noch Kontakt zur Realität hat. Wer den Kontakt zur Realität verliert, verliert sich in seinen Vorstellungen.

Hartenfels macht die letzten Schritte, nickt seinen Kollegen zu und stellt sich direkt vor den Mann, doch bevor er ihn ansprechen kann, bellt ein Hund. Hartenfels schaut nach unten auf ein großes Tier, das hinter dem Mann im Schnee gelegen hat und gerade aufspringt.

»Sitz«, hört Hartenfels und der Hund befolgt das Kommando, lässt ihn jedoch nicht aus den Augen.

Hartenfels ist so einem Tier nie zuvor begegnet. Es ist schwarz und struppig, hat dunkle Augen, die hinter Fellfransen verschwinden, ist massig und schwer, Hartenfels schätzt gut und gerne 40 Kilo. Das Kreuz breit und die Beine lang, den Schwanz kann er nicht sehen.

»Ihr Hund?«, fragt er.

Der Mann, der trotz des Kommandos, das er gegeben hat, weiter in die Ferne schaut, fokussiert endlich seinen Blick, betrachtet Hartenfels und nickt.

»Zerberus«, sagt er, was dazu führt, dass der Hund die Ohren aufstellt.

Hartenfels weiß gar nicht, wonach er zuerst fragen soll. Der Name des Hundes erscheint ihm genauso grotesk wie seine Rasse.

»Zerberus?«, fragt er.

»Genau«, sagt der Mann, ohne sich von Hartenfels abzuwenden, »nach dem Wächter des Hades aus der griechischen Mythologie.«

»Also ein Höllenhund«, murmelt Hartenfels.

»Ein Mix aus Riesenschnauzer und Wolfshund. Meine Frau nennt ihn Fluffy.«

»Fluffy?«, wiederholt Hartenfels.

Das ist ja mal ein putziger Name für so ein Kalb.

»Hat sie aus Harry Potter, wenn Ihnen das etwas sagt.«

Hartenfels nickt. Wem sagt das nichts?

»Da gibt es diesen Riesen, Hagrid heißt er. Der nennt einen Hund Fluffy, der von Zerberus abstammt und eine genauso furchterregende Optik hat.«

»Apropos Frau«, kommt Hartenfels auf den Grund seines Erscheinens zu sprechen. »Sie haben sie als vermisst gemeldet. Seit wann ist sie denn verschwunden? Außerdem«, er hält dem Mann die Hand hin, »mein Name ist Hartenfels.«

»Meister«, sagt der und schlägt ein, dann legt er seine Stirn in Falten und atmet geräuschvoll aus. »Wir sind zusammen mit Zerberus«, es besteht kein Zweifel, welchen Namen Meister bevorzugt, »wie jeden Morgen Gassi gegangen, und als wir hier die Wiese erreicht haben, ist er plötzlich abgehauen. Wir haben gerufen und gerufen, aber er hat nicht reagiert.«

»Passiert das öfter?«, wirft Hartenfels ein.

»Wenn er eine Spur hat, schon.« Meister nickt und ein wenig Schnee fällt von der Krempe seines Huts. »Eigentlich bleibt einem nichts anderes übrig, als zu warten, bis er wiederkommt.«

»Ist er heute wiedergekommen?«

»Eben nicht. Nachdem ich realisiert hatte, dass Rufen nichts bringt, bin ich hinter ihm her. Weil es so heftig geschneit hat, war ich fast blind, und es war reiner Zufall, dass ich ihn gefunden habe.« Meister dreht sich um und sieht die Anhöhe hinauf, die sich noch gut 50 Meter bis zum Denkmal erstreckt.

Hartenfels folgt seinem Blick und entdeckt inmitten des

jungfräulichen Weiß, das alles bedeckt, ein Stück zerwühlten Schnees. Um was genau es sich handelt, kann Hartenfels aus der Entfernung nicht erkennen, aber er denkt es sich. Da liegt die Leiche.

»Da oben?«, fragt er.

»Ja«, antwortet Meister und wendet sich wieder ihm zu. »Zerberus hatte ein Bein ausgegraben und buddelte weiter im Schnee. Ich musste ihn wegzerren, so verrückt hat er sich aufgeführt.«

»Haben Sie die Leiche angefasst?«

Meister blinzelt und Hartenfels denkt zuerst, dass ihm vielleicht eine Flocke ins Auge geraten ist, doch da Meister nicht mehr damit aufhört, ist es wohl ein Tick.

Was macht ihn so nervös, überlegt Hartenfels.

»Ich habe nachgesehen, ob ich noch etwas tun kann«, sagt Meister leise.

»Und«, fragt Hartenfels, »konnten Sie?«

Meister schüttelt den Kopf, nasses Weiß fällt von seinem Hut, rutscht von seinen Schultern.

»Was genau haben Sie unternommen?«, will Hartenfels wissen.

»Ich habe selber gegraben und den Kopf freigelegt. Da war nichts mehr zu machen, das war sofort klar.«

»Mann oder Frau?«

»Wie bitte?«

»Handelt es sich bei der Leiche um einen Mann oder eine Frau?«

»Einen Mann«, sagt Meister und schaut zu Boden.

Hartenfels dreht sich zu den Beamten um, die ein Stückchen unterhalb von ihm stehen und sicher zugehört haben.

»Stimmt«, sagt einer von ihnen.

»Warum habt ihr nichts abgesperrt?«, fragt Hartenfels.

»Weil alles voller Schnee ist, wollten wir erst auf die KTU warten«, erwidert der Beamte. »Man weiß ja gar nicht, wo man anfangen soll.«

»Verstehe ich jetzt nicht«, sagt Hartenfels und schaut nach oben.

Die Sonne hat sich erneut hinter dicken Wolken verkrochen, und es fängt schon wieder an zu schneien.

»Deswegen«, sagt ein anderer Beamter und zeigt auf die Flocken, die feucht und schwer an ihnen vorbeitrudeln, »die Leiche ist längst neu zugeschneit, und man kann beim besten Willen nicht sagen, wo unter dem Schnee vielleicht noch Spuren sind. Im Grunde müssten wir den ganzen verdammten Park absperren.«

»Keine schlechte Idee«, meint Hartenfels, »ich würde gleich damit anfangen.«

Die vier Männer sehen sich an und machen sich auf den Weg nach unten.

»Wo bleibt überhaupt die KTU?«, ruft Hartenfels ihnen nach.

»Steckt irgendwo im Stau«, bekommt er zur Antwort.

»Wann haben Sie gemerkt, dass Ihre Frau verschwunden ist?«, wendet sich Hartenfels erneut an Meister.

»Nachdem Zerberus das da«, er zeigt auf die Stelle, wo die Leiche liegt, »gefunden hat, war sie weg.«

»Und vorher?«

»Vorher war sie direkt bei mir. Ich bin los, um Zerberus zu suchen, sagte ich ja bereits. Da habe ich nicht darauf geachtet, ob sie mir gefolgt ist.«

»Haben Sie sie gesucht?«

»Nicht gründlich, wenn Sie das meinen. Ich wollte mich nicht allzu weit von dem da«, er zeigt noch einmal auf die Stelle, wo der Schnee zerwühlt ist, »entfernen. Aber ich habe sie immer wieder gerufen. So weit konnte sie doch gar nicht weg sein, dass sie mich nicht gehört hat.«

»Hat sie ein Handy?«

»Das klingelt zwar, aber sie meldet sich nicht.«

»Hat sie es überhaupt dabei?«

Meister sieht Hartenfels an, seine Augen sind so wässrig, dass sie auch voller Tränen sein könnten. »Ich weiß es nicht«, sagt er.

»Geben Sie mir die Nummer, damit wir versuchen können, das Handy zu orten.«

»Die haben Ihre Kollegen schon weitergegeben.« Meister blinzelt und legt seine Stirn erneut in Falten. »Vielleicht ist sie ja längst zu Hause«, sagt er dann.

Hartenfels läuft ein paar Schritte in Richtung seiner Kollegen und fragt, ob sie Meisters Wohnung überprüft haben.

»Vor dem Haus steht ein Posten«, sagt einer der vier, »wäre da jemand, wüssten wir es.«

Hartenfels geht wieder zu Meister und an ihm vorbei zu der Stelle, die aufgewühlt ist. Es ist so, wie der Kollege gesagt hat. Auf der Gestalt liegt fingerdick Neuschnee, unter dem sich nur noch ihre Silhouette abzeichnet. Hartenfels bückt sich und versucht, etwas zu erkennen, doch er kann nicht einmal sagen, ob es sich tatsächlich um einen Mann handelt. Er wird auf die KTU warten, die hoffentlich ihr Zelt dabeihat. Ein Geruch steigt Hartenfels in die Nase, und er nimmt aus den Augenwinkeln wahr, dass der Hund, der immer noch neben Meister kauert, seinen Kopf dreht, um Witterung aufzunehmen, und leise winselt.

Kaum dass Hartenfels wieder steht, bemerkt er da, wo die Wiese unter ihm aufhört, ein weiteres Polizeifahrzeug, das sich durch den Schnee wühlt. Reschke, die sich die ganze Zeit zurückgehalten hat, fragt ihn, ob sie mit dem Fotografieren anfangen soll.

»Bei dem Schnee gibt es keine Spuren, die du kaputt machen könntest«, entscheidet Hartenfels, »leg los.«

Während Reschke ihre Nikon auspackt, geht er zurück zu Meister, legt ihm einen Arm um die Schultern und bittet darum, dass er ihn nach unten begleitet.

»Ich trommle eine Hundertschaft zusammen, die nach Ihrer Frau sucht«, sagt er, »und in der Zwischenzeit nehme ich Ihre Personalien auf, einverstanden?«

Meister sagt nichts, macht sich aber auf den Weg. Zerberus springt hoch und schüttelt sich wie wild. Hartenfels bleibt noch einen Augenblick stehen, um den nötigen Anruf wegen der Suchmannschaft zu tätigen, schließt dann zu Meister und seinem Hund auf.

»Gehen Sie immer hier spazieren?«, fragt Hartenfels, während er neben Meister Richtung Polizeibulli stapft.

Meister nickt, wobei erneut Schneematsch von der Krempe seines Huts herabrutscht. Er trägt einen grauen Dreitagebart, der auch ein Fünf- oder Sechstagebart sein könnte, und ist leichenblass. Es wirkt nicht so, als würde er sich viel an der frischen Luft aufhalten.

Aus dem zweiten Polizeifahrzeug sind inzwischen die Beamten von der Spurensicherung gestiegen, Hartenfels nickt den Männern und Frauen zu, fasst Meister am Arm und dirigiert ihn zu dem anderen Wagen. Hartenfels will endlich ins Warme, öffnet die Schiebetür und stickige Luft schlägt ihm entgegen. Meister und er klettern in das Fahrzeug, der Hund bleibt stehen. Meister wirft Hartenfels einen fragenden Blick zu, der nickt. Sofort springt Zerberus in den Bulli und schüttelt sich.

So viel dazu, denkt Hartenfels und zwängt sich hinter den herabgeklappten Tisch, Meister hat es leichter. Es ist nicht einfach, die Füße zu sortieren, weil Zerberus schon unter dem Tisch liegt. Meister nimmt den Hut ab und noch mehr Schnee fällt in das Innere des Fahrzeugs. Das spielt inzwischen keine Rolle mehr. Um Zerberus hat sich eine Pfütze gebildet und von den Schuhen der Männer tropft Wasser dazu.

Hartenfels findet, dass Meister den Hut besser aufbehalten hätte. Ohne Hut sieht man erst richtig, wie schütter seine Haare sind. Dass sie nass sind, macht es nur schlimmer. Hartenfels ist jetzt misstrauisch, einem Mann mit so einer Frisur traut er nicht. Hartenfels fährt den Laptop hoch, der auf dem Tisch steht.

»Vorname?«

»Johannes«, sagt der Mann und wiederholt dann seinen vollen Namen. Er sagt es so, als sei damit alles Weitere erledigt.

»Sollte ich Sie kennen?«, fragt Hartenfels.

Meister zuckt die Achseln.

»Ja oder nein?«

»Wenn Sie gerne lesen«, sagt Meister.

Nun zuckt Hartenfels die Achseln. Liest er gern? Schon. Den Namen Johannes Meister hat er trotzdem nie gehört.

»Fantasy«, sagt Meister.

Kein Wunder, dass Hartenfels ihn nicht kennt.

Er nickt. Das passt zusammen. Einem Mann, der Fantasy schreibt, würde er sowieso nicht trauen, egal, was für eine Frisur er trägt. Hartenfels nimmt sich vor, eins seiner Bücher zu lesen.

»Alter?«, fragt er.

»53.« Meister zwinkert mit dem rechten Auge.

»Leben Sie vom Schreiben?«

»Ja«, sagt Meister, »hab nie was anderes gemacht.«

Das imponiert Hartenfels. Um vom Schreiben leben zu können, braucht man bestimmt einen langen Atem. Eine Tugend, die das Fehlen anderer Tugenden kompensieren kann.

»Und Sie sind heute wie jeden Morgen zu einem Spaziergang mit Ihrem Hund aufgebrochen?«

»Da ist das Wetter egal.«

Danach hat Hartenfels zwar nicht gefragt, interessant ist es trotzdem.

»Wenn Zerberus seine Runde nicht dreht, ist er zu Hause unausstehlich«, präzisiert Meister.

»Gehen Sie immer mit Ihrer Frau?«

»So gut wie.«

»Wie alt ist Ihr Hund?«

»Vier.«

»Wohnen Sie hier in der Nähe?«

»Riehmers Hofgarten«, sagt Meister und Hartenfels nickt.

Er kennt den eleganten Häuserkomplex, der nur ein paar Straßen vom Viktoriapark entfernt liegt, Luftlinie weniger als ein Kilometer. Hartenfels hat in der Vergangenheit selbst versucht, dort eine Wohnung zu ergattern, ist aber an wechselnden Investoren und unklaren Sanierungsabsichten gescheitert. Wenn er richtig informiert ist, gibt es inzwischen sogar handfesten Streit zwischen der Stadt und irgendwelchen Eigentümern, die das komplette Ensemble aufgekauft haben.

»Und was macht Ihre Frau?«, fragt er weiter.

»Sie hilft mir beim Schreiben«, antwortet Meister.

»Wie habe ich mir das vorzustellen?«

»Sie liest Korrektur, tippt meine Texte in den Computer, erledigt die Korrespondenz. Solche Sachen. Ohne sie käme ich überhaupt nicht klar.«

»Ich brauche später ein Bild von ihr.«

»Natürlich«, Meister wühlt seine Brieftasche hervor, »hier ist eins«, sagt er und hält Hartenfels ein Passfoto hin.

Die Frau auf der Aufnahme wirkt hager. Augen, die tief in den Höhlen liegen, eine scharf gezeichnete Nase, schmale Lippen, nicht unattraktiv. Hartenfels glaubt sofort, dass Meister ohne sie nicht klarkommt. Seine Frau sieht energisch, regelrecht verbissen aus. Im Schnee verlaufen hat sie sich bestimmt nicht. Außerdem wirkt sie viel jünger als Meister oder das Bild ist alt.

»Kann ich das Foto vorläufig behalten?«, fragt Hartenfels, und als Meister nickt, legt er es auf den Tisch.

»Wie alt ist Ihre Frau, wenn ich fragen darf?«

»33.«

20 Jahre Unterschied, denkt Hartenfels, krass. »Dann noch die genaue Adresse bitte.«

»Hagelberger Straße 10c.«

Weil Hartenfels das herrschaftliche Bauensemble des Hofgartens bis heute nicht vergessen hat, interessiert es ihn, wo genau Meister dort wohnt, und er fragt ihn danach.

»Ich habe den Zuschlag für das erste Penthouse erhalten«, antwortet Meister, und an der betont beiläufigen Weise, in der er das sagt, erkennt Hartenfels, dass er stolz darauf ist.

Aber hallo, denkt Hartenfels. Ihm war nicht bekannt, dass es im Riehmers Hofgarten überhaupt Eigentumswohnungen, geschweige denn Penthouses gibt. Hat der Investor den Streit wohl gewonnen.

»Wohnen Sie schon lange dort?«

»Seit zwei Jahren.«

Die Geschäfte gehen offensichtlich gut.

»Wo sind Sie geboren?«

»Im Wedding.«

»Und Ihre Frau?«

»Sie ist auch Berlinerin.«

Das ist eher selten, findet Hartenfels. Berlin wimmelt von Zugereisten.

»Wie lange kennen Sie sich?«

»Ungefähr fünf Jahre.«

»Wann haben Sie geheiratet?«, fragt Hartenfels.

»Wir sind nicht verheiratet.«

»Also heißt Ihre Frau nicht Meister?«

»Sie heißt Köhler, Evelyn Köhler.«

»Haben Sie das meinen Kollegen bereits gesagt?«

Meister nickt und schweigt.

Hartenfels selbst ist nicht liiert oder verheiratet, wie viele seiner Kollegen. Die meisten geben ihrem Beruf die Schuld daran. Zerstörte Ehen, verlassene Kinder oder gleich ein Leben als Single. Hartenfels sieht das anders. Er ist ein Einzelgänger und war es immer schon. Er hat nicht einmal Freunde.

Etwas poltert gegen den VW-Bulli, dann fliegt die Schiebetür auf. Ein kleiner Mann schaut in den Wagen, bekleidet mit dem Ganzkörperkondom der Spurensicherung. Trotz des grauenhaften Wetters trägt er Krawatte, was angesichts des Plastiküberzugs, in dem er steckt, ein groteskes Bild abgibt. Dazu sorgfältig gescheiteltes Haar, dem selbst das Wetter nichts anhaben konnte, wahrscheinlich haben Schnee und Gel wie Superfestiger gewirkt. Petersen, Gerichtsmedizin.

Na gut, *einen* Freund hat Hartenfels. Einmal angenommen, dass man mit jemand wie Petersen befreundet sein kann.

»Komm rein«, sagt Hartenfels, und Petersen klettert in den Bulli.

Es entsteht ein bisschen Chaos, weil Zerberus den Neuangekommenen begrüßen will, wofür der Platz fehlt.

Trotz seines unheimlichen Aussehens ein freundliches Tier, findet Hartenfels. Zerberus hat wahrscheinlich längst vergessen, dass er eine Leiche ausgegraben hat.

»Ich war nicht der Erste«, sagt Petersen, sobald er sitzt.

Er hat sich neben Meister gequetscht, den er überhaupt nicht beachtet.

»Was meinst du damit?«

»Die Leiche wurde zweimal eingeschneit. Das heißt, dass jemand sie zwischendurch bewegt hat.«

»Das war ich.«

Petersen dreht sich zu Meister und betrachtet ihn. Das Schweigen zieht sich hin.

»Sie sind?«, will Petersen irgendwann wissen.

Bevor Meister antworten kann, stellt Hartenfels die beiden Männer einander vor. Er erzählt auch, warum Meister die Leiche bewegt hat.

»Hätte er sie nicht bewegt, würden wir uns jetzt fragen, ob er ein Soziopath ist«, schließt Hartenfels.

Petersen brummt etwas Unverständliches.

»Oder was würdest du von jemandem halten, der einen halb eingeschneiten Menschen findet und nicht einmal nachsieht, ob er vielleicht noch lebt?«

»*Jetzt* frage ich mich, was ich von jemandem halten soll, der seine DNA hübsch gleichmäßig auf einer Leiche verteilt hat.«

Meister rutscht auf der winzigen Bank herum, sagt aber nichts.

Der Mann kann schweigen, denkt Hartenfels und verzeichnet einen weiteren Pluspunkt.

Petersen und er sind ein eingespieltes Team, und ihr kleiner Wortwechsel hätte bei manch anderem zu Reflexen geführt. Hartenfels mag Reflexe, weil sie keiner Zensur unterliegen.

»Was gibt es sonst noch?«, fragt er Petersen.

»Einen Schlag auf den Hinterkopf, der tödlich war.«

»Hast du die Waffe gefunden?«

»Nein. Kann alles Mögliche gewesen sein. Ich werde die Wunde auf Splitter und Abrieb untersuchen.«

»Identität?«

»Männlich, um die 30, liegt wahrscheinlich schon die halbe Nacht hier.«

»Hatte er Papiere dabei?«

»Das hätte ich längst gesagt.«

Petersen stemmt sich hoch, klopft Schneereste von seinem Überzug, dazu stampft er auf den Boden.

»Kannst du das nicht draußen machen?«, fragt Hartenfels, dem wässriger Matsch auf den Laptop gespritzt ist.

»Draußen schneit es«, erwidert Petersen und öffnet die Tür.

»Hast du sonst noch Spuren gefunden?«, hakt Hartenfels nach.

»Draußen schneit es«, wiederholt Petersen und lächelt.

Es ist ein aufrichtiges Lächeln, das sein ganzes Gesicht erstrahlen lässt. Hartenfels kennt dieses Lächeln. Es ist typisch für Petersen, wenn er nicht weiterweiß. Es passt zu ihm, dass er Fragen interessanter findet als Antworten. Manchmal macht Petersen alle verrückt.

Hartenfels steht ebenfalls auf, wobei er das Foto von Meisters Freundin vom Tisch nimmt.

»Ich höre mal, ob es etwas Neues gibt, Sie warten bitte hier«, sagt er, was Zerberus missversteht.

Der Hund springt auf und stößt sich gewaltig den Kopf an der Tischplatte, scheint es jedoch nicht zu merken.

»Bleib«, zischt Meister und Hartenfels staunt über den eisigen Ton.

Zerberus rollt sich ganz klein zusammen.

Draußen steht Petersen und wartet.

»Keine Reaktion«, sagt er.

Hartenfels nickt. Meister hat sich gut gehalten. Er spricht sowieso nur das Nötigste. Kann Taktik sein oder es ist seine Art, sie werden sehen. Das ist erst der Anfang, mit Meister werden sie in den folgenden Tagen sicher viel Zeit verbringen.

»Meinst du wirklich, er hat Spuren verwischt?«, fragt Hartenfels.

»Falls ja, dann gründlich.«

»Wieso?«

»Das Gesicht des Toten wurde abgewischt und die Hände ebenfalls. Wahrscheinlich hat Meister sogar den Kopf angehoben und dabei die Wunde berührt. Um festzustellen, ob jemand noch lebt, ist das ein ganz schöner Aufwand.«

»Gib das mal weiter«, sagt Hartenfels und drückt Petersen das Foto von Evelyn Köhler in die Hand, »und dann bis später.« Er dreht sich um und läuft die Wiese hoch. Was Petersen gesagt hat, muss er erst einmal verdauen.

Während Hartenfels sich durch den Schnee kämpft und ab und zu eine kurze Pause macht, um zu verschnaufen, merkt er, dass die Lage sich ziemlich verändert hat. Neben den zwei Polizeifahrzeugen sind mehrere Mannschaftswagen abgestellt, und auf halber Höhe der Wiese stehen Dutzende Beamte in einer langen Reihe, die bereit sind, in alle Richtungen auszuschwärmen. Noch arbeitet die KTU und hat keine Freigabe erteilt. Hartenfels entdeckt Reschke, die mit ihrer Kamera hantiert, und ein Zelt, das den Fundort der Leiche gegen den stetig fallenden Schnee abschirmt. Stimmen dringen an sein Ohr, die Geräusche sind gedämpft, Reschke bemerkt ihn und macht sich an den Abstieg.

»Ich bin fertig, Chef«, sagt sie, als sie ihn erreicht hat, und verkündet, dass sie zwecks Bildbearbeitung zurück ins LKA will.

Hartenfels weiß, dass sie sich Mühe geben wird, den Toten so lebensnah wie möglich abzubilden. Reschke ist eine Künstlerin auf ihrem Gebiet und kommt selbst mit entstellenden Verletzungen zurecht.

Hartenfels informiert Reschke, dass Petersen ein Foto der vermissten Frau hat, und lässt sie ziehen, bloß den Wagen, der vor dem Viktoriapark steht, möchte er behalten. Er will unbedingt noch zu Meister nach Hause. Reschke ist das egal, es sind genug Kollegen vor Ort, irgendjemand wird sie sicher mitnehmen.

Nachdem das Gespräch beendet ist und Hartenfels sich wieder dem Fundort der Leiche zuwendet, sieht er, dass der Zinksarg schon bereitsteht und soeben angehoben wird. Überall ist der Schnee zertrampelt, Spuren, die sich rasch unter neuen Flocken verlieren.

Das sind denkbar schlechte Bedingungen, um eine verschwundene Person zu suchen, denkt Hartenfels, gibt aber trotzdem das Zeichen.

Die KTU ist fertig und die Beamten, die sich in einer Reihe aufgestellt haben, marschieren los. Hartenfels hört

Kommandos, die von schlechtem Funkkontakt zerhackt sind, beobachtet, wie der Sarg zum Transport verstaut wird.

In den Obduktionssaal zu Petersen, geht ihm durch den Kopf, und er bekommt eine Gänsehaut.

Hartenfels bleibt noch ein paar Minuten stehen, Schnee fällt und fällt. Irgendwann ist die Suchmannschaft hinter dem Denkmal auf der Spitze des Bergs verschwunden, und es wird so still, als wäre nichts geschehen.

4. KAPITEL

Meister sitzt mit seinem Hund im Polizeifahrzeug und sieht aus dem Fenster, ohne seine Umgebung wahrzunehmen, so versunken ist er in seine Gedanken. Er geht Optionen durch. Für Hartenfels. Wie lange wird er überleben? Wann bringt er ihn um? Meister macht das oft, wenn er jemand kennenlernt. Als Schriftsteller hat er Macht über seine Figuren. Es kann aber auch vorkommen, dass eine Figur ein Eigenleben entwickelt und Forderungen stellt.

Meister überlegt, ob Hartenfels so eine Figur sein könnte. Hat Hartenfels das Zeug zum Helden?

Meister schüttelt den Kopf und blinzelt. Dazu ist er viel zu dick. Außerdem hat Hartenfels etwas Somnambules, schien gar nicht gemerkt zu haben, dass es schneit. Meister denkt an die aufgeweichten Halbschuhe und die durchnässte Lederjacke. Dann lächelt er, weil ihm Peter Falk einfällt. Bei Peter Falk war alles Tarnung. Er tat nur so, als wäre er zerstreut. In Wahrheit arbeitete Falks Verstand wie ein Uhrwerk. So gut kennt er Hartenfels nicht, kann sich jedoch vorstellen, ihm etwas ähnlich Doppelbödiges zu geben. In Meisters neuem Romanzyklus fehlt ein überzeugender Schurke.

Schurken sind schwieriger als Helden, findet er.

Noch einmal denkt er an Hartenfels' kahl rasierten Schädel, seine riesigen Hände und die fleischige Nase. Meister fragt sich, ob Hartenfels bloß fett ist oder ob mehr dahintersteckt. Auf jeden Fall hat sich Hartenfels markante Züge bewahrt, was eindeutig gegen Adipositas spricht. Er hat kein zweites Kinn, seine Gesichtskontur ist scharf gezeichnet. Außerdem haben Dicke oft Augen, die wie Rosinen im Fleisch stecken, findet Meister, so eingesunken und klein wie sie sind. Hartenfels' Augen sind groß und leuchtend Blau. Wahrscheinlich ist er ein ernst zu nehmender Gegner. Meister stellt sich einen Sumoringer vor, der statt des üblichen Ballonschädels Hartenfels' Züge trägt, und pfeift durch die Zähne.

Nicht schlecht, denkt er.

Meister stützt seinen Kopf in die rechte Hand und legt ihn schräg, unter dem Tisch gähnt Zerberus geräuschvoll. Weil Meister Fantasy schreibt, stattet er Hartenfels mit Schwert und Dolch aus, auch eine Kopfbedeckung könnte

Wunder wirken. Meister legt die Stirn in Falten. Was soll er tun, um den Fiesling aus Hartenfels hervorzukitzeln? Steckt überhaupt ein Fiesling in ihm? Meister versucht, sich Hartenfels' Gesicht vorzustellen, wenn es sich vor Wut und Ärger verzerrt. Irgendwie will es ihm nicht gelingen. Hartenfels scheint eher der Typ »Buddha« zu sein, von unerschütterlicher Ruhe. Aber das kann täuschen.

Meister reibt sich das Kinn. Der Mann ist wirklich schwierig einzuschätzen.

Ganz anders als der kleine Gerichtsmediziner, mit dem er weggegangen ist, denkt Meister.

Petersen ist der aalglatte Typ, akkurat, penibel und eingebildet. Für so eine Figur gibt es immer eine Nische. Spion, Zuträger, Intrigant sind die passenden Oberbegriffe. Und obwohl Petersen schmal und schlank ist, hat er genau die Augen, die eigentlich zu Hartenfels gehören: tief in ihren Höhlen liegende kleine schwarze Murmeln.

Vielleicht sollte ich beide Figuren vermischen, überlegt Meister. Doch dann kommt ihm eine andere Idee. Was wäre, wenn er den Kommissar und den Rechtsmediziner *als Paar* konzipierte? Zusammen könnten sie wirklich diabolisch sein, denkt er, allein eher nicht.

Hartenfels fehlt die nötige Verschlagenheit und Petersen ist für sich genommen ein Witz. Aber als Duo infernale? Meister sieht einen zwergenhaften Mann, der seinem Herrn Pläne einflüstert, die so schwarz sind wie die Nacht.

Das könnte gehen, denkt er.

Es ist überhaupt ein netter Einfall, die Rolle des Bösewichts durch zwei zu teilen. Das eröffnet eine Menge Spielraum, besonders wenn Meister seine Leser erst im Laufe des Romans darüber ins Bild setzt. Zwei Täter haben ein enormes Potenzial, weil jeder für sich so lange unverdächtig bleibt, bis man seinen Partner kennt.

Meister verzieht seine Lippen zu einem Lächeln, schließt die Augen, lehnt sich zurück und tastet mit der Hand nach seinem Hund. Zerberus schnellt hoch und leckt sie ab. Meister tätschelt Zerberus den Kopf, bückt sich und fährt ihm über seinen Rücken, klopft seine Rippen.

»Das hast du gut gemacht«, lobt er den Rüden.

Zerberus versucht, sich umzudrehen, am liebsten würde er Meister seinen Bauch hinhalten, doch der Platz reicht nicht.

Meister schaut auf die Uhr und gibt Hartenfels noch fünf Minuten. Wenn er in fünf Minuten nicht wieder da wäre, würde er sich mit Zerberus auf den Weg nach Hause machen. Nach zwei Minuten öffnet sich die Schiebetür des Bullis, magisches Denken hilft immer.

Hartenfels blickt sich einmal im Wagen um und meint dann, dass er Meister gern einen Besuch in seiner Wohnung abstatten würde.

»Vielleicht findet sich dort ja irgendein Anhaltspunkt bezüglich Ihrer Freundin«, schließt er, »die Suche hier dauert nämlich noch.«

Meister nickt. Das trifft sich gut. Zerberus ist schon aus dem Fahrzeug gesprungen.

Sie gehen nicht zu Fuß, sondern fahren mit einem Zivilwagen der Polizei, der direkt vor dem Viktoriapark steht. Meister und Hartenfels vorn, Zerberus hinten.

Eine schöne Sauerei, denkt Meister, der Hund ist klatschnass vom vielen Schnee. Aber es ist ja nicht weit, nach wenigen Augenblicken ist die Fahrt zu Ende. Hartenfels stellt den Wagen reichlich unkonventionell direkt vor einem der großen Portale ab, die in den Innenhof des Hofgartens führen, und Meister geht voraus. So verschneit wie alles ist, wirkt das alte Gebäudeensemble wie aus einer anderen Welt. Bloß der moderne Kubus, in dem sich ein Kino befindet, ragt fremd und reichlich unpassend in die ausladende Freifläche, die auch deshalb so groß ist, weil ein Seitenflügel im Zweiten Weltkrieg zerstört und nicht wieder aufgebaut worden ist. Es gibt Raum für einen Spielplatz und sogar Bäume. Übrig geblieben ist trotzdem genug. Auf drei Seiten ragen Häuser mit aufwendiger Stuckverzierung in die Höhe, der einheitlich sandfarbene Ton, in dem sie gehalten sind, verleiht ihnen zusätzlich Atmosphäre.

Seit Zerberus aus dem Auto gesprungen ist, gebärdet er sich wie wild, und Meister hat Mühe, angesichts des herumtollenden Hundes zu dem Treppenhaus zu kommen, das zu seiner Wohnung gehört. Der Polizeibeamte, der sich davor postiert hat, geht vorsichtshalber in Deckung.

»Haben Sie keine Leine für Ihren Hund dabei?«, fragt Hartenfels.

»Die hat Evelyn«, antwortet Meister, »aber keine Sorge, ich habe ein paar Ersatzleinen.«

Meisters Penthouse verfügt über einen eigenen Aufzug, der direkt zu ihm führt. Nur er hat den Schlüssel und es gibt nur einen Knopf, den er drückt, wie immer zufrieden mit so viel Exklusivität. Es hat ihn eine hübsche Stange Geld gekostet, die er auf den Kaufpreis für Wohnung *und* Aufzug legen musste, um das Rennen zu machen. Doch es hat sich gelohnt.

Meister öffnet seine Wohnungstür und Licht flutet ihnen entgegen. Statt Mauern besitzt sein Domizil fast ausschließlich bodentiefe Fenster und es erstreckt sich über zwei Geschosse, wovon das untere wie ein Loft gestaltet, also gänzlich ohne störende Wände ist. Noch im Eingang stehend, wählt Meister die Nummer seiner Freundin, aber alles bleibt still, nirgendwo klingelt ein Telefon.

»Vielleicht ist der Akku leer«, versucht Hartenfels ihn zu beruhigen.

»Das würde überhaupt nicht zu ihr passen«, sagt Meister und fügt hinzu, dass Evelyn eine Perfektionistin sei.

»Perfektionisten können für alle sehr belastend sein«, sagt Hartenfels leise und mehr zu sich selbst.

Meister achtet darauf, dass Zerberus im Eingangsbereich bleibt, denn der ist gefliest. Sonst gibt es in der Wohnung ausschließlich Parkett, inzwischen zerfurcht von seinen Krallen. Es muss ja nicht sein, dass das Holz auch noch nass wird.

Hartenfels fragt tatsächlich, ob er seine Schuhe ausziehen soll.

Warum nicht, denkt Meister. Auf Socken wirkt der riesige Mensch vielleicht weniger bedrohlich.

Meister lässt seine an, bloß den Mantel hängt er weg. Hartenfels fingert kurz an den Knöpfen seiner aufgeweichten Lederjacke, entscheidet sich dann anders.

»Wo ist das Zimmer Ihrer Freundin?«, fragt der Kommissar, nachdem er seine vom Schnee dunkel verfärbten Schuhe weggestellt hat.

»Wir haben keine eigenen Zimmer«, antwortet Meister.

Hartenfels bleibt einfach stehen, betrachtet die großen Panoramafenster und dreht sich langsam um seine eigene Achse.

»Schön ist das«, sagt er.

Meister folgt seinem Blick. Ringsum verglast, wie der Raum ist, hat man das Gefühl, über der Stadt zu schweben. Weil die ganze Wohnung mit Fußbodenheizung ausgestattet ist, verstellen nicht einmal Heizkörper die Sicht, die spärliche Möblierung tut ihr Übriges. Eine Sitzgruppe und ein gewaltiger Sessel, das wars. Einmal abgesehen von einem offenen Kamin, der allerdings nicht brennt.

Das gemeinsame Schlafzimmer ist oben. Oben befindet sich außerdem Meisters Arbeitszimmer, in dem er sich jedoch nie aufhält, außer er inszeniert seine Fotos. Meister schreibt im Loft, er braucht zum Schreiben so viel Raum wie möglich. Wenn es das Wetter zulässt, schreibt er auch auf der Dachterrasse, die nur von den Türmen der Kirche überragt wird, die sich gleich neben Riehmers Hofgarten befindet.

Hartenfels steht inzwischen an einem der Fenster, von wo man sie ebenfalls sieht.

»Können Sie mal nachschauen, ob etwas fehlt, das Ihrer Freundin gehört?«, fragt er. Seine Stimme ist leise und freundlich. Zu seinem ungeheuren Körper passt sie nicht.

Meister überlegt, geht dann nach oben zum Kleiderschrank. Rechts hängen ihre Sachen, links seine. Der Parka fehlt, das ist alles. Er dreht sich im Schlafzimmer um, sein Blick fällt auf die kleine Kommode mit dem Schmuck. Nichts scheint abhandengekommen zu sein. Er öffnet ein paar andere Schubladen und lässt seine Finger über Evelyns Unterwäsche gleiten, Strümpfe, Socken, Pullover, es gibt keine Lücken, die ihm auffallen würden. Anschließend geht Meister ins Bad. Evelyns Toilettenartikel stehen an ihrem gewohnten Platz. Er schiebt Parfümfläschchen hin und her, tippt gegen die Zahnbürste, unten bellt Zerberus, der weiß, dass er ohne Aufforderung nicht die Treppe hinaufgehen darf.

Meister dreht sich um und prallt fast gegen Hartenfels, der ihm gefolgt ist, ganz leise und auf Socken. Meister ahnt, dass etwas Ungeheuerliches vorfallen wird. Er kennt solche Ahnungen. In der Regel beziehen sie sich auf das, was er schreibt. Er muss ihnen nur folgen, um den Plot seiner Fantasyromane zu finden. Jetzt ist es so, als beträfe eine dieser Ahnungen auf unheimliche Weise die Realität.

»Ich weiß nicht weiter«, sagt er und stützt sich an der begehbaren Dusche ab.

Hartenfels macht einen Schritt auf ihn zu und umfasst ihn.

»Das ist alles zu viel«, flüstert Meister und hält sich an Hartenfels fest, Zerberus bellt weiter.

Nach einer Weile spürt Meister, dass Hartenfels ihn aus dem Badezimmer schiebt. Er macht sich vorsichtig los und geht die Treppe nach unten. Zerberus hat aufgehört zu bellen, kratzt stattdessen an der untersten Treppenstufe. Meister gibt ihm ein Zeichen und der Hund schießt zurück ins Loft, um mit einem Satz in seinem Körbchen zu landen, in das er sich hineinfallen lässt.

Meister blinzelt. Draußen ist es noch heller geworden, fast ahnt man die Sonne hinter den Wolken. Trotzdem schneit es nach wie vor, aber die Flocken wirken feiner, nicht mehr ganz so feucht.

»Kommen Sie zurecht?«, fragt Hartenfels.

Meister nickt und setzt sich aufs Sofa. Seine Hände steckt er zwischen die Beine, weil sie angefangen haben zu zittern. Ihm ist selber bewusst, dass sein rechtes Auge verrücktspielt. Hartenfels zuckt die Achseln und lässt sich auf das zweite Sofa sinken.

»Wie ist das Verhältnis zu Ihrer Freundin, wenn ich fragen darf?«

Meister sieht Hartenfels an. Der große Mann hat sich ausgestreckt und wirkt entspannt.

»Wie ich schon sagte«, Meisters Hände haben endlich aufgehört zu zittern, »ohne sie käme ich nicht klar.«

»Beruflich oder privat?«

»Beides.«

»So einfach?«

»Was soll daran einfach sein?«

»Ich überlege nur laut«, sagt Hartenfels, »blöde Angewohnheit von mir.«

»Auch wenn Sie es vielleicht lächerlich finden, kann ich mir ein Leben ohne Evelyn nicht vorstellen.«

»Warum sollte ich das lächerlich finden?«

»Wegen des Altersunterschieds?«

»Wenn Sie damit kein Problem haben.«

»Warum sollte ich? Für mich ist es eine Art Wunder, dass eine so junge, attraktive Frau etwas von mir will.«

»Wo haben Sie sich kennengelernt?«

»Hier im Viktoriapark. Ich war dort immer schon gern spazieren, und da haben wir uns direkt am Wasserfall getroffen, genauer gesagt an dem Bassin, das ganz unten ist. Ich werde es nie vergessen. Die Sonne ging gerade auf und sie stand da, als hätte ein Künstler für sie den Platz ausgesucht. Für mich war es wie ein Blitzschlag.«

»Und für sie?«

»Da kann ich nur spekulieren.«

»Spekulieren Sie ruhig.«

Meister beugt sich vor und sieht Hartenfels an. Der Kommissar hat die Augen halb geschlossen und es ist nicht auszumachen, ob er wie ein Schießhund aufpasst oder gleich einschläft. »Ich denke, dass es mit meinem Beruf zu tun hat«, sagt Meister.

»Sie meinen die Schriftstellerei?«

Meister nickt.

»Können Sie das genauer erklären?«, hakt Hartenfels nach.

»Wir Schriftsteller sind ein bisschen so wie Rockstars«, sagt Meister und betrachtet seine Hände, weil er weiß, wie unbescheiden sich das anhört.

»Frauen wie Evelyn sind also Groupies?«, fragt Hartenfels.

»In gewisser Weise schon«, stimmt Meister zu.

»Ist sie mit Ihnen auf Tournee gegangen?«

»Was wollen Sie hören«, Meister wird langsam ärgerlich, »dass ich ein eingebildeter Idiot bin, der nicht merkt, wenn eine Frau ihn verarscht?«

»Ist Ihnen die Idee nie gekommen?«

Meister hat es unglaublich satt. All die Spießer, die nie begreifen werden, dass manche Frauen nicht nur Film- und Popstars toll finden, sondern auch andere Künstler, Schriftsteller inklusive. Er versucht, sich zu beruhigen. Wie soll ein Polizeibeamter das verstehen? Eigentlich müsste er Mitleid mit Hartenfels haben.

»Gab es Spannungen zwischen Ihnen und Frau Köhler?«, fragt Hartenfels weiter.

Also daher weht der Wind, denkt Meister und muss sich ein Grinsen verkneifen. »Da muss ich Sie enttäuschen«, sagt er und sieht wieder hoch, »zwischen Evelyn und mir ist alles in Ordnung. Kein Streit, kein Drama, keine Eifersucht.«

»Warum ist sie dann verschwunden?«

»Ich weiß es nicht«, Meister lehnt sich zurück, »vielleicht ist ihr etwas passiert, wer weiß, wem sie begegnet ist.«

»Ziehen Sie das ernsthaft in Betracht?«

»Sie etwa nicht?«

Hartenfels rutscht nach vorn und setzt sich aufrecht hin, sucht Blickkontakt zu Meister. »Natürlich«, sagt er beschwichtigend, »wir stehen ja ganz am Anfang unserer Ermittlungen und können nichts ausschließen. Es kommt mir nur unwahrscheinlich vor, dass da draußen im Viktoriapark jemand herumlungert und darauf wartet, dass Ihre Freundin auftaucht.«

»Auf jeden Fall gehen wir regelmäßig dort spazieren«, sagt Meister mit Betonung auf »regelmäßig«.

»Haben Sie denn einen Anlass für einen solchen Verdacht?«

»Ich verdiene eine Menge mit meinen Büchern.«

»Das ist unverkennbar«, sagt Hartenfels und blickt sich ostentativ um, »aber irgendwelche Forderungen gibt es nicht, oder?«

»Bis jetzt nicht«, räumt Meister ein und wischt sich mit den Händen durchs Gesicht. »Und wenn der Mörder sich noch in der Nähe herumgetrieben hat, als ich auf die Leiche gestoßen bin?«, fragt er.

»Sie meinen auf dem Kreuzberg?«

»Genau.«

»Das wäre eine Möglichkeit«, stimmt Hartenfels zu und legt seine Stirn in Falten.

»Vielleicht hat Evelyn ihn erkannt. Und wenn nicht erkannt, dann hätte sie ihn vielleicht beschreiben können«, spinnt Meister den Faden weiter.

»Haben Sie den Mann vorher schon einmal gesehen?«, fragt Hartenfels.

»Welchen Mann?«, fragt Meister und weiß überhaupt nicht, von wem der Kommissar spricht.

»Den Toten.«

Meister schweigt. Er denkt an ein Gesicht, das voller Schnee ist. Er blickt in blaue Augen, kalt und wie gefroren. Ein tiefer Atemzug quält sich aus Meisters Lunge, und er stößt einen Ton aus, der Zerberus alarmiert. Der schwarze Hund verlässt sein Körbchen und legt seinen großen Kopf auf Meisters Knie.

»Also ja?«, hakt Hartenfels nach.

»Nein«, sagt Meister und seine Stimme klingt rau, »ganz bestimmt nicht.«

»Sind Sie sicher?«

»Ich *bin* sicher.«

»Ich würde Sie trotzdem bitten, mich in die Gerichtsmedizin zu begleiten, um alle Eventualitäten auszuschließen.«

»Muss das sein?«

»Freiwillig natürlich.«

»Und wann?«

»Am besten gleich.« Hartenfels wuchtet sich aus dem Sofa, Zerberus dreht sich zu ihm um.

Auf Meisters Hose ist ein nasser Fleck, entweder Schnee oder Speichel. Ihm fällt ein, dass er Zerberus noch nicht gefüttert hat. Also steht er auf und geht in die Küche. Entkernt wie der Raum ist, hat er keine Tür, alles ist offen. Meister kramt den Sack mit dem Trockenfutter hervor und füllt Zerberus' Napf. Das Ding ist von Alessi, knallrot und mit einem Hund auf dem Deckel. Zerberus sabbert jetzt eindeutig, er sabbert immer, wenn er etwas zu fressen vor der Nase hat.

Meister stellt den Napf auf den Boden und Zerberus

legt sich davor. Das hat er seinem Hund beigebracht. Meister klickert Zerberus, wie die Trainingsmethode heißt. Eigentlich kann man mit ihr jedem Tier so gut wie alles beibringen. Es ist auf jeden Fall praktisch, nicht gleich von seinem Hund bedrängt zu werden, wenn man ihn füttern möchte.

»Ja«, kommandiert er und Zerberus springt auf, um sein Fressen herunterzuschlingen.

»Können wir?«, fragt Hartenfels.

»Soll ich nicht lieber hier warten, vielleicht kommt Evelyn ja bald zurück?«

»Ich lasse den Beamten unten im Hof auf seinem Posten«, sagt Hartenfels und geht zur Wohnungstür, bückt sich nach seinen Schuhen.

»Darf Zerberus mit?«, fragte Meister.

»Wenn er allein im Auto bleibt.«

»Das kann er.«

Meister nimmt seinen Mantel vom Haken, zieht ihn an und greift sich eine Hundeleine.

Draußen hat es aufgehört zu schneien, die Sonne scheint. Der Schnee glitzert, und im Riehmers Hofgarten werden mit großen Holzschaufeln die Gehwege freigeräumt.

Besser spät als nie, denkt Meister.

5. KAPITEL

Hartenfels wird nicht schlau aus Meister. Den gemeinsamen Besuch bei Petersen hat er vorgeschlagen, um sich ein wenig Klarheit zu verschaffen. Die Rechtsmedizin ist für Hartenfels ein Ort der Wahrheit. Da, wo Petersen arbeitet, gibt es keinen Platz für Vermutungen. Bei Petersen sind alle nackt. Meister scheint ein Mann zu sein, der gerne spekuliert. Die Idee, dass seine Freundin demjenigen begegnet sein könnte, der die Leiche im Viktoriapark auf dem Gewissen hat, wirkte ziemlich weit hergeholt. Schließlich waren laut Petersen seit dem Mord Stunden vergangen. Warum sollte der Täter so lange in der Nähe seines Opfers bleiben? Falls Meister wirklich mehr in seinen Vorstellungen als in der Wirklichkeit lebt, hofft Hartenfels auf eine Art Kurzschluss, sobald der Schriftsteller mit dem Toten konfrontiert wird. Er hat das schon erlebt.

Aber da ist noch eine Sache, die Hartenfels beschäftigt. Leider kann er nicht genau sagen, was. Hartenfels kann es höchstens lokalisieren. Es hat mit der Atmosphäre in Meisters Haus zu tun, obwohl »Atmosphäre« nicht ganz das richtige Wort ist. Was trifft es dann? Am besten nicht weiter darüber nachdenken. Ein großer Teil seiner Arbeit spielt sich im Hintergrund ab, dort, wo Hartenfels kaum bis gar keinen Einfluss hat. Eine Tatsache, die er lieber für sich behält.

Die Fahrt in die Turmstraße verläuft einsilbig bis stumm. Weil er es sich einfach machen will, hat Hartenfels das Navi eingeschaltet und muss bloß noch das Richtige eingeben. Irgendein Witzbold hat die Gerichtsmedizin unter dem Fahrziel »Zuhause« abgespeichert. Weil sich der festgefahrene Schnee auf den Hauptverkehrsstraßen in rutschigen Matsch verwandelt hat, muss Hartenfels sich trotzdem konzentrieren, was ein Gespräch nicht gerade fördert.

Angekommen, steigen die Männer aus und Zerberus bleibt im Auto. Er scheint das zu kennen.

Petersens Reich empfängt sie lichtdurchflutet und mit fünf Obduktionstischen, von denen glücklicherweise lediglich einer belegt ist. Hartenfels war schon bei Vollbetrieb hier und erinnert sich nicht gern daran. Es kann sehr laut werden und nicht nur das. Hartenfels hat im letzten Urlaub eine Gerberei in Marokko besucht, an deren Eingang jeder ein Sträußchen Minze bekam, um es sich unter die Nase zu halten. Eine gute Idee.

Heute riecht nichts, stattdessen liegt etwas in der Luft, das Hartenfels bekannt vorkommt. Vage, sehr vage. Vielleicht bloß eine olfaktorische Halluzination.

Petersen steht in Dunkelblau und mit Mundschutz hinter dem Tisch mit der Leiche. Sie ist nackt und zum Glück bereits vernäht. Hartenfels wirft einen Blick auf Meister, der blasser als blass wirkt, eher weiß.

»Tod durch einen Schlag auf den Hinterkopf, wie ich vermutet habe«, sagt Petersen und dreht den Kopf des Unbekannten zur Seite.

Hartenfels tritt ganz nah heran und kann die Wunde sehen. Meister hält Abstand.

»Gestorben ist er gegen Mitternacht.«

»Woher weißt du das so genau?«

»Unter ihm war nicht viel Schnee. Angefangen zu schneien hat es kurz vor elf.«

»Also ist der Fundort auch der Tatort?«

»Davon gehe ich aus. Es gibt Blutspuren, wo er lag.«

»Abwehrverletzungen?«

Kopfschütteln.

»Sonstige Spuren?«

»Die untersuche ich noch. Aber wahrscheinlich sind sie von ihm.« Petersen weist mit seinem Kinn Richtung Meister und sagt dann, dass er sobald wie möglich einen Abstrich und Fingerabdrücke von ihm brauche.

Meister reagiert nicht.

»Hat sich das Alter des Toten bestätigt?«, fragt Hartenfels.

»Immer noch um die 30 und wahrscheinlich ein Büromensch. Ich konnte keine Hinweise auf körperliche Arbeit feststellen. Und bevor du fragst: Zuletzt gegessen hat er gestern Abend, Pizza würde ich sagen und ein paar Gläser Wein.«

»War er betrunken?«

»1,2 Promille im Blut. Kurz nach dem Essen wird das natürlich etwas mehr gewesen sein.«

Der zweite Obduzent bringt einen Sack mit der Kleidung des Toten, und Hartenfels muss an Meisters Wohnung denken, vor allem an das Badezimmer. Irgendwie gehört auch der Fundort der Leiche zu diesen Assoziationen. Hartenfels fragt Petersen nach der Waffe.

»Ich habe Splitter gefunden. Es könnte glatt ein Ast gewesen sein, ein sehr stabiler.«

»Also nichts, was jemand im Vorbeigehen zufällig aufhebt?«

»Eher nicht. Da wäre außerdem das Risiko ja viel zu groß, ein morsches Teil zu erwischen.«

Stimmt, denkt Hartenfels, ist mit seinen Gedanken aber

immer noch bei Meisters Badezimmer. Meister hat nach den Toilettensachen seiner Freundin geschaut. Zahnbürste, Parfüm. Er runzelt die Stirn. Parfüm.

»Sag mal, Petersen, wonach riecht es hier eigentlich?«

Petersen schiebt seinen Mundschutz, der ihm bis über die Nase reicht, nach unten.

»Was meinst du?«

»Na dieser Geruch nach …«, Hartenfels schnuppert ostentativ, legt seinen rasierten Schädel in den Nacken, »ich weiß auch nicht.«

Petersen beugt sich über die Leiche, schnuppert ebenfalls.

»Der ist es jedenfalls nicht«, erklärt er und fährt damit fort, dass er nichts gefunden habe, womit er die Identität des Toten hätte klären können.

»DAD-Abgleich läuft«, fügt Petersen hinzu, womit er die DNA-Analyse-Datei der Polizei meint.

»Haben die Fingerabdrücke nichts gebracht?«

»Das hätte ich dir längst gesagt.«

Hartenfels bittet Meister, ein wenig näher zu kommen, doch der will nicht, bewegt sich nur zögerlich in Richtung Obduktionstisch. Petersen hat den Kopf der Leiche losgelassen und der Tote sieht wieder zur Decke.

»Keine falsche Scheu«, ruft Petersen, »das erwartet uns alle.«

Sein Standardspruch, Hartenfels verzieht den Mund. Petersens Ansichten sind speziell.

Was erwartet uns alle, hat er ihn einmal gefragt, auf deinem Tisch zu landen?

Petersen fand das gar nicht komisch. Es ginge nicht darum, ausgeweidet zu werden, meinte er, denn das mache er schließlich.

Worum es denn dann ginge, wollte Hartenfels wissen. Um den Verlust der Würde, erhielt er zur Antwort. Von anderen begafft zu werden wie ein ausgestopftes Tier, sei bloß eine Extremform unserer Vergänglichkeit.

Das hat Hartenfels zu denken gegeben und tut es noch. Trotzdem hofft er, dass Petersen heute nicht zum Dozieren aufgelegt ist, denn das kann dauern.

Meister ist inzwischen Petersens Aufforderung gefolgt und näher gekommen, so nah, dass er dem Toten in die Augen schauen kann. Hartenfels merkt gleich, dass das eine Serie von Ticks auslöst, Meister blinzelt in Reihe. Eine ganze Weile geht das so, er scheint es nicht zu merken.

»Kennen Sie ihn?«, fragt Hartenfels.

Meister schüttelt bloß den Kopf, und seine Mimik beruhigt sich. Wie ein Teich, der sich klärt, nachdem jemand einen Stein hineingeworfen hat.

»Mal zurück zu dem Ast«, wendet sich Hartenfels wieder an Petersen, »woran denkst du denn da?«

Petersen breitet die Arme aus. »Wir werden das Holz bestimmen und dann sage ich dir, ob jemand etwas Bestimmtes mitgebracht oder es vor Ort gefunden haben kann, einverstanden?«

Hartenfels nickt und fasst Meister am Arm, sagt, dass sie nun gehen würden, Meister wendet sich abrupt von der Leiche ab. Der Blick ins Gesicht des Toten hat ihn aufgewühlt. Erst jetzt bemerkt Hartenfels, dass der kleine Bottich am einen Ende des Obduktionstischs vollkommen blutverschmiert ist. Ist das der Grund für Meisters Panik?

Und wieder der Geruch. Nein, denkt Hartenfels, kein Geruch, sondern ein *Duft*.

Er schnappt sich den Beutel, in dem die Kleidung des Toten steckt, und öffnet ihn. Eine Duftwolke schlägt ihm entgegen. Unglaublich, dass er der Einzige zu sein scheint, der das riecht. Er packt alles zusammen.

»Augenblick«, hört er Petersen hinter sich sagen, »ich habe da noch etwas Seltsames gefunden.«

Hartenfels und Meister drehen sich um.

»An der Hose des Toten«, fügt Petersen hinzu.

»Was?«, fragt Hartenfels.

»Parfüm. Und zwar eine große Menge, Marke sage ich dir noch.«

Dabei lächelt er sein besonderes Lächeln.

Hartenfels könnte schwören, dass Petersen die ganze Zeit auf diesen Augenblick gewartet hat.

Na warte, denkt er und rennt hinaus, durchquert Gänge und Flure und erreicht schließlich seinen Wagen. Ohne zu zögern, reißt er die Fondtür auf und Zerberus springt heraus.

»Komm«, ruft Hartenfels und läuft zurück, Zerberus ist begeistert.

Natürlich haben Hunde keinen Zutritt zu Petersens Reich, aber das ist es ja gerade. Schwer und groß wie er ist, stampft Hartenfels über den gefliesten Boden, Türen schwingen automatisch auf. Dann ist er wieder da. Petersen und Meister haben sich kaum bewegt, stehen immer noch in der Nähe des Tischs mit der Leiche.

Zerberus will zu Meister, hält plötzlich inne und dreht ab, rennt zu dem Sack mit der Kleidung des Toten, schnüffelt und bellt, weil er ihn nicht aufmachen kann, dafür zerrt er ihn von dem Wägelchen, auf dem er liegt.

»Und ich weiß, *von wem* dieses Parfüm ist«, sagt Hartenfels zu Petersen, wobei er dessen Lächeln imitiert.

Was Hartenfels, seit sie hier sind, in die Nase sticht, was er schon am Fundort der Leiche gerochen und später in

Meisters Haus als »Atmosphäre« wahrgenommen hat, ist das Parfüm von Evelyn Köhler.

»Ich besorge dir eine Probe«, erklärt Hartenfels und lässt das Lächeln verschwinden.

6. KAPITEL

Zur erkennungsdienstlichen Behandlung fährt Hartenfels Meister von der Turm- in die Keithstraße zum LKA und nutzt die Zeit selbst, um einen Besprechungstermin mit seinen Mitarbeitern für den Nachmittag anzusetzen, wobei er davon ausgeht, dass bis dahin erste Ergebnisse der Spurensicherung vorliegen. Er nimmt Kontakt zu dem Suchtrupp auf, der den Viktoriapark durchkämmt hat, und erfährt, dass die Männer nichts gefunden haben. Dann wartet er, bis Meister fertig ist, um ihn nach Hause zu bringen.

Weil es nicht mehr schneit, hat sich der Verkehr auf den Berliner Straßen beruhigt. Hartenfels betrachtet Meister aus den Augenwinkeln, während er am Landwehrkanal entlangfährt. Der Besuch in der Rechtsmedizin hat ihn nicht weitergebracht, Meister wirkt gedankenverloren. Er sagt nichts, starrt nur nach vorn. Hartenfels selbst will nicht darüber reden, dass an dem Mann, den Meister ausgegraben hat, Spuren des Parfüms seiner Freundin nachweisbar sind. Das ist ihm viel zu verwickelt. Hat sie den Toten gekannt? Was hat es für einen Sinn, darüber zu spekulieren, solange niemand weiß, wo sie ist und um wen es sich bei der Leiche handelt. Und weil Meister dabei bleibt, den Mann noch nie gesehen zu haben, braucht er das auch nicht wiederzukäuen.

»Der Suchtrupp hat keine Spur von Frau Köhler gefunden«, sucht sich Hartenfels ein Thema, mit dem er vielleicht zu Meister vordringen kann.

Tatsächlich blinzelt Meister und dreht seinen Kopf, aber er schweigt weiter.

»Wo könnte Ihre Freundin sich aufhalten?«, fragt Hartenfels. »Vielleicht bei Verwandten, in einem Wochenendhaus?«

»Warum sollte sie da hinwollen?«, fragt Meister zurück.

»Vielleicht gibt es Dinge im Leben Ihrer Lebensgefährtin, von denen Sie nichts wissen.«

»Was für Dinge?« Meister zieht die Brauen hoch, klingt ehrlich erstaunt.

»Ein anderer Mann?« Hartenfels lässt es bewusst wie eine Frage klingen.

»Das hätte ich gemerkt«, meint Meister, »und Verwandte hat sie keine.«

Hartenfels staunt über die unerschütterliche Ruhe, die von Meister ausgeht. Von diesem Tick mit den Augen einmal abgesehen.

»Machen Sie sich denn gar keine Sorgen?«, platzt es aus ihm heraus.

»Natürlich mache ich mir Sorgen«, antwortet Meister, »aber davon kommt sie auch nicht zurück.«

»Jedenfalls glaube ich nicht, dass Ihre Freundin dem mutmaßlichen Mörder begegnet ist«, sagt Hartenfels.

»Und wieso nicht?«

»Der Tote lag seit circa 24 Uhr im Viktoriapark. Das würde bedeuten, dass er stundenlang auf sie gewartet hat, was mehr als unwahrscheinlich ist.«

Meister wendet sich ab und schaut wieder nach vorn.

»Sind Sie sicher, was den Todeszeitpunkt angeht?«, fragt er so leise, dass Hartenfels ihn kaum versteht.

»Petersen ist sich sicher.«

Meister nickt mehrmals, was Hartenfels nicht einzuordnen weiß. Weil er gerade auf den Mehringdamm einbiegt und sofort im Stau steht, ist er abgelenkt.

»Evelyn hat mich inspiriert«, sagt Meister, ohne seine Blickrichtung zu ändern.

Hartenfels wartet erst einmal ab. Worauf will Meister hinaus?

»Es wäre eine Katastrophe, wenn sie weg wäre.«

Hartenfels schweigt.

»Warum sollte sie so etwas tun?« Meister ist lauter geworden. »Wir hatten keinen Streit, das müssen Sie mir glauben.«

»Manchmal braucht es keinen Streit«, sagt Hartenfels.

»Wollen Sie wissen, ob wir noch Sex haben?« Meister sieht Hartenfels direkt an, seine Augen haben einen stechenden Ausdruck angenommen.

Nein, das wollte Hartenfels nicht wissen, aber wenn Meister es schon anbot.

»Haben Sie?«, fragt er.

»Erst heute Morgen.« Wie Meister das sagt, die Hände zu Fäusten geballt, sodass die Fingerknöchel weiß hervortreten, scheint es für ihn sehr wichtig zu sein.

Wahrscheinlich ist Meister einer dieser Männer, die sich ihre Selbstbestätigung im Bett holen, überlegt Hartenfels, aber wie bringt ihn das weiter? Vielleicht bekommt Meisters Panzer langsam Risse, denkt er dann.

»Und damit ist die Welt für Sie in Ordnung?«, fragt er bewusst provokativ.

»Mein Gott«, Meister dreht Hartenfels den ganzen Oberkörper zu, schreit fast, so laut spricht er, »geben Sie endlich Ruhe. Ich habe doch auch keine Antwort.«

Immerhin ein Lebenszeichen, findet Hartenfels und sagt nichts mehr.

Er will Meister ja nicht quälen, er will nur wissen, was in ihm vorgeht.

Der Mann ist verletzt, denkt er, und will es sich nicht eingestehen. Noch glaubt er, alles unter Kontrolle zu haben. Noch glaubt er, dass es für das Verschwinden seiner Freundin eine Erklärung geben muss, die nichts mit ihm zu tun hat.

Also liebt er sie, folgert Hartenfels und lächelt zufrieden, weil er genau das herausfinden wollte.

Inzwischen kommen sie überhaupt nicht mehr voran, wahrscheinlich wird die Kreuzung, die vor ihnen liegt, bei jeder Ampelphase zugestellt. Obwohl sie über hundert Meter entfernt sind, hört Hartenfels das Hupkonzert. Er denkt an Zerberus, der auf der Rückbank liegt und sich nicht regt. Der Hund scheint fix und fertig zu sein.

Erst als Hartenfels endlich am Riehmers Hofgarten anhält und die Hintertür des Wagens aufgeht, ist Zerberus wieder da, rast in den Innenhof und tobt im Schnee, offensichtlich will er spielen. Meister scheucht ihn ins Treppenhaus, und sie fahren zu seinem Penthouse. Hartenfels erinnert den Schriftsteller, dass er ihm alle Parfümfläschchen seiner Freundin bringen soll. Nachdem er das getan hat, verschwindet Meister wie vorher sein Hund.

Hartenfels tütet die Fläschchen ein. Meister hat sie am Morgen angefasst, das hat er selbst gesehen. Interessant wird die Sache also erst, wenn sich Fingerabdrücke einer dritten Person finden lassen. Unten angekommen, reicht Hartenfels den Beutel an den Beamten weiter, der noch immer Posten steht.

»Bring das mal ins KTI«, meint er und geht zurück zu seinem Fahrzeug.

Hier braucht niemand mehr auf Meisters Freundin zu warten. Das kann Meister von jetzt an selbst übernehmen. Im Auto gibt Hartenfels im Navi unter Sonderziele »Buchhandlung« ein und erhält zwei Treffer ganz in der Nähe.

»Anagramm und Otherland«, liest er, »Science Fiction und Fantasybuchhandlung.«

Das passt doch wie die Faust aufs Auge, denkt er, bestätigt und fährt los. Doch bevor sein Wagen Schwung aufnehmen kann, was bei den Straßenverhältnissen sowieso nicht richtig klappt, hält er wieder an. Er befindet sich gerade mal eine Häuserecke weit entfernt, obwohl er schon auf den wenigen Metern das Gefühl hatte, weder Raum- noch Zeitgefühl zu haben.

Hartenfels kennt das und weiß, was es bedeutet. Er hat Witterung aufgenommen. Von jetzt an muss er höllisch aufpassen, nicht in irgendwelchen Schwarzen Löchern zu verschwinden, weil er mit seinen Gedanken überall ist, bloß nicht bei dem, was er tut.

Hartenfels steigt aus und blickt zurück. Er kann sogar noch das große Portal erkennen, das zu Riehmers Hofgarten führt. Also bin ich keine zehn Sekunden gefahren, denkt er, daran ändert auch der ganze Schnee nichts. Wo war er? Hat er *irgendetwas* mitbekommen?

Klar, denkt Hartenfels und betrachtet das Schild, unter dem er steht.

»Antiquariat«, liest er, groß und deutlich, darunter etwas kleiner der Hinweis, dass jedes lieferbare Buch besorgt werden kann. Und gleich gegenüber ist sogar ein Parkplatz.

Wenn Hartenfels eins von Petersen eingebläut wurde, dann, dass es keine Zufälle gibt. Mag er sich sonst auch sehr dagegen wehren, heute scheint er für die Weisheiten des Gerichtsmediziners empfänglich zu sein.

Dabei hat Hartenfels längst gelernt, seiner Intuition zu vertrauen. Er mag nur die Begleitumstände nicht. So blind wie er für seine Umgebung werden kann, wenn etwas in ihm arbeitet und rumort, ist das schon lebensgefährlich. Also betritt er nicht gleich das Geschäft, das sich ihm wie ein weiterer betörender Duft aufgedrängt hat, sondern macht ein paar Schritte. Er will ganz bewusst wahrnehmen, wo er sich befindet. So wertvoll seine Intuition auch sein mag, muss er sie daran hindern, ihn schneeblind zu machen.

Um beim Wetter zu bleiben, denkt er.

Weshalb er bis zur nächsten Straßenecke geht und nach links und rechts schaut. Weil es sich wieder um die Großbeerenstraße handelt, über die er bereits am Vormittag mit Reschke gefahren ist, sieht er auf der einen Seite die Yorckstraße, wo sie fast einen Unfall gehabt hätten und über die auch jetzt Fahrzeug um Fahrzeug rollt, und auf der anderen den Kreuzberg. Im Gegensatz zu heute Morgen schneit es allerdings nicht und er kann das Denkmal auf seiner Spitze erkennen, das wie eine Fata Morgana in den Himmel ragt.

Als läge *hinter* dem Berg ein gewaltiger Dom, schießt es ihm durch den Kopf. Etwas wird vorgetäuscht, was gar nicht da ist.

Hartenfels hält inne. Was ist das denn für ein komischer Gedanke? Und wo führt er hin? Er hat keine Ahnung. Weiß ja noch nicht einmal, was ihn dazu gebracht hat, so zu denken. Weil er spürt, dass seine Aufmerksamkeit schon wieder in Beschlag genommen wird, reißt er sich von dem Anblick los.

Er kann nichts daran ändern, dass er sich in einer Art Tunnel befindet, seit er am frühen Morgen den Anruf erhalten hat. Was ihm nach vielen Dienstjahren wenigstens bewusst ist. Als Hartenfels noch neu im Beruf war, hat er diesen Tunnel nur an seinen Wirkungen erkannt. Er konnte sich an Fernsehsendungen nicht erinnern, die er ganz bestimmt gesehen hatte. Er aß, ohne behalten zu haben, was und wo. Sein Hirn glich einem Sieb. Es ist mehrfach passiert, dass er von A über B nach C gefahren ist und dabei B vollkommen ausgeklammert hat. Hartenfels hat nicht allein Sorge, dass er einen Unfall riskiert, er will auch nichts Wichtiges verpassen. Oft findet er die Lösung eines Falls sozusagen *im Vorübergehen.*

Hartenfels muss präsent sein, *und* er braucht den Tunnelblick. Einmal in die Ermittlungen eingetaucht, verwandelt er sich in einen Terrier, der seine Beute verfolgt. Nichts lenkt ihn ab, alles führt nur noch in eine Richtung. Wer sich ihm jetzt in den Weg stellt, ist selber schuld. Hartenfels' Rituale gleichen so gesehen der Quadratur eines Kreises. Trotzdem oder gerade deswegen hält er an ihnen fest.

Hartenfels macht sich langsam auf den Weg zurück, sein Blick schweift hierhin und dorthin, er spürt regelrecht, wie seine Aufmerksamkeit versiegt. Dann erreicht er die Buchhandlung und seine Aufmerksamkeit kehrt schlagartig wieder. Hartenfels streckt die Hand aus, um die Tür zu öffnen, als er bemerkt, dass alles Mögliche draußen vor dem Laden steht. Er entdeckt Postkarten und Lesezeichen, notdürftig durch einen großen Sonnenschirm von Schnee freigehalten. Direkt vor der Fensterfront des Geschäfts befinden sich kleine Tische, auf denen Bücher liegen. Hartenfels zwingt sich, sie zu betrachten.

Wahrscheinlich Lockvögel, denkt er, obwohl nichts von Meister dabei ist.

Hartenfels tritt endlich ein, eine Glocke ertönt. Er braucht einen Augenblick, um sich nach all den weiß verschneiten Wegen und Auslagen an das spärliche Licht zu gewöhnen, erkennt aber schnell, dass der Raum komplett vollgestopft ist. Hartenfels verharrt auf der Stelle, weil direkt vor ihm ein riesiger Tisch steht, auf dem sich Bildbände in gefährlich hohen Türmen stapeln, manche so krumm und schief, dass sie jederzeit einzustürzen drohen. An der Wand ein gewaltiges Regal aus dunklem Holz, verziert und alt, in dem sich noch mehr Bücher befinden, von denen man nur die Rücken sehen kann.

Das müssen ja Tonnen sein, denkt Hartenfels und fragt sich, welches Marketingkonzept hier wohl umgesetzt wird. Er schaut und schaut, will auf keinen Fall schon jetzt in seinem Tunnel verschwinden.

Und so kommt es, dass er der Frau hinter dem Tresen an der gegenüberliegenden Wand vielleicht größere Aufmerksamkeit schenkt, als er es normalerweise getan hätte. Hartenfels sieht ihr schwarzes Haar, das zu einem Knoten zusammengenommen ist, und einen gleichfalls schwarzen Pullover, der lose um die Schultern hängt. Er sieht rot geschminkte Lippen und dunkelbraune Augen, die ihn hinter einer schwarzen Brille mustern. Laufkundschaft ist man in dieser Buchhandlung wohl nicht gewohnt. Verstohlen lässt Hartenfels seinen Blick weiterwandern, wobei er nicht länger seinem Ritual folgt, sondern einfach neugierig ist. Hartenfels schätzt die Buchhändlerin auf Mitte 40 und registriert, dass sie ziemlich füllig ist.

Wie ich, denkt er.

Die Frau begrüßt ihn und fragt, was sie für ihn tun könne. Alles ganz geschäftsmäßig natürlich und dennoch wird Hartenfels das Gefühl nicht los, dass da ein wenig mehr ist. Vielleicht wünscht er es sich auch bloß.

»Ich hätte gern ein Buch von Johannes Meister«, sagt Hartenfels, nachdem er seinerseits gegrüßt hat und sich um den Tisch bis zu ihr geschlängelt hat, darauf bedacht, keinen der Büchertürme aus Versehen einzureißen.

»Johannes Meister«, wiederholt die Buchhändlerin und widmet sich dem Computer, der vor ihr steht.

Das irritiert Hartenfels, der einen schnellen Griff in ein besonders prominent platziertes Regal erwartet hat, stattdessen Schweigen.

»Hätten Sie vielleicht einen Titel?«, fragt die Frau.

»Leider nein.«

»Bei den lieferbaren Büchern finde ich nichts«, sagt sie.

»Aber dieser Meister wohnt doch gleich hier um die Ecke«, meint Hartenfels.

»Tatsächlich?« Die Überraschung wirkt echt.

»Finden Sie wirklich nichts?«

»Vielleicht gebraucht«, bekommt er zur Antwort.

»Na also«, entfährt es Hartenfels, schließlich ist er doch in einem Antiquariat.

»Wie bitte?«, fragt die Buchhändlerin.

»Sie *müssen* einfach etwas von ihm haben«, erklärt er und sieht sich ostentativ um.

»Nicht dass ich wüsste.«

Hartenstein kann sich nicht vorstellen, dass *irgendjemand* weiß, was sich in dieser vollgestopften Höhle alles versteckt, hat allerdings schon gehört, dass Buchhändler ihre Regale in- und auswendig kennen, weshalb er beschließt, der Frau zu glauben. Wahrscheinlich besitzt sie ein eigenes System.

»Schade«, sagt Hartenfels, »ich dachte, ich könnte gleich ein Buch mitnehmen.«

»Ich schau mal bei meinen Kollegen nach«, sagt die Buchhändlerin und klappert auf ihrer Tastatur. »Na, da wäre doch was«, erklärt sie nach ein oder zwei Minuten, »Zustand gut und aus einem Nichtraucherhaushalt, das könnte ich Ihnen besorgen.«

»Wie heißt das Buch denn?«

»Es scheint der Beginn einer mehrteiligen Reihe zu sein. Mir sagt es leider nichts, ist von 2005 und heißt ›Feuer und Drache‹, für 5,80 Euro plus Verpackung und Porto.«

»Ein neueres finden Sie nicht?«

Die Buchhändlerin taucht ein weiteres Mal ab und schüttelt dann den Kopf. »Es gibt noch mehr, alles aus dieser Reihe offensichtlich. Das Neueste, was ich finde, ist von 2007. Aber das ist irgendein mittlerer Band, nicht der erste.«

»Und wie lange würde es dauern, mir eins dieser Bücher zu besorgen?«

»Das kommt auf den Lieferanten an. Manche Antiquariate sind fix«, sie zwinkert und Hartenfels ahnt, dass sie sich selber meint, »manche nicht. In fünf bis sechs Tagen sollte es spätestens hier sein.«

Inzwischen zweifelt Hartenfels daran, dass er eines von Meisters Werken lesen muss. Die Information, die er gerade bekommen hat, ist viel wichtiger als alles, was der Mann schreibt.

»Ich glaube, ich verzichte«, sagt er, verabschiedet sich und verlässt den Laden.

Draußen überlegt Hartenfels, ob er Meister gleich mit der Tatsache konfrontieren sollte, dass er seit über zehn Jahren nichts veröffentlicht hat, oder erst später.

Dinge aufzuschieben liegt Hartenfels nicht. Außerdem kann er einfach zu Fuß gehen.

7. KAPITEL

Meister geht es nicht gut. Er steckt mitten im dritten Band seiner Schwertmeister-Reihe, und um ihn herum bricht alles zusammen. Wie soll er sich da konzentrieren? Zerberus lauert in seinem Körbchen und lässt ihn nicht aus den Augen. Das macht mich noch verrückt, denkt Meister. Wahrscheinlich will der Hund raus in den Park, aber da möchte er so schnell nicht wieder hin.

Meister spukt den ganzen Nachmittag ein Bild im Kopf herum, das er nicht los wird, während der Fahrt mit Hartenfels von der Gerichtsmedizin zurück nach Kreuzberg hat er darüber nachgedacht.

Vor seinem inneren Auge sieht er das von Zerberus freigescharrte Bein, bloß mit dem Unterschied, dass dieses Bein nicht einem Mann, sondern einer Frau gehört. Meister stellt sich vor, wie er zu Boden stürzt, um Hilfe zu leisten. Er fühlt seine immer kälter werdenden Hände, die im Schnee wühlen. Schnee, der zu Eis wird und ein Gesicht bedeckt, das er einfach nicht findet. Aber es muss doch irgendwo sein, Meister hält inne, um sich zu orientieren.

Er betastet das Bein, das absurderweise in einem hauchdünnen Nylonstrumpf steckt, und fährt den Oberschenkel ab. Dann verliert er die Geduld, packt die Hüften der eingeschneiten Gestalt und hievt sie nach oben. Wie in einem gewaltigen Spasmus wölbt sich die Frau in seinen Händen hoch, Schnee rutscht zur Seite und gibt einen Unterleib frei, der von einem schwarzen Rock nur notdürftig verhüllt wird. Verdreht wie der Stoff ist, zeigt er mehr, als er verbirgt.

Das ist bestimmt beim Sturz passiert, geht es Meister durch den Sinn, an etwas anderes will er gar nicht denken, wendet lieber den Blick ab, der doch alles aufnimmt, was sich im Bruchteil einer Sekunde offenbart. Nach wie vor ist der Rest des Körpers nicht zu erkennen, sein oberer Teil liegt weiter unter dem Schnee begraben.

Fast achtlos lässt Meister die Hüften los, die er eben mit aller Kraft hochgestemmt hat, und greift nach den Schultern, greift zumindest dahin, wo er sie vermutet. Irgendwie hat sich dort mehr Schnee angesammelt, vielleicht hat der Wind ihn verweht. Aber es ist windstill, nichts rührt sich, und vereinzelt fallende Flocken schweben senkrecht auf ihn und die Leiche hinunter.

Meisters Hände wühlen weiter, wühlen und fassen jetzt von der Seite her unter zwei Schulterblätter, ganz tief muss er sich über den Schnee beugen, um richtig zu greifen, fast sieht es so aus, als sei er bereit für einen Kuss, sollte der Kopf der Frau sich endlich zeigen. Doch das, was Meister emporbringt, ist so schrecklich, dass er es sofort fallen lässt. Da, wo ein Kopf sein sollte, ist nichts. Was er dem Schnee entreißt, ist ein Rumpf.

Meister macht die Augen auf und wischt sich ein paar Schweißtropfen von der Stirn, dann lächelt er. Die Szene ist gut. Die Szene passt in seine Schwertmeister-Reihe.

Bloß an der Bekleidung muss er arbeiten, denkt Meister, schließlich schreibt er keine erotische Fantasy.

Als es an der Tür klingelt, springt Zerberus wie von der Tarantel gestochen auf und rast zum Eingang, wo er auf den Fliesen schlitternd zum Stehen kommt und anschlägt.

Schon wieder Hartenfels. Meister hält Zerberus mit Mühe davon ab, den Kommissar anzuspringen. Obwohl das eigentlich egal wäre, da gibt es nicht viel zu ruinieren. Hartenfels' Schuhe haben weiße Ränder, und die Hose ist bis zu den Waden nass. Meister registriert das alles, ohne es wirklich zu sehen. Er ist in Gedanken noch bei der Frau, die kopflos in ihrem Grab aus Schnee liegt.

»Darf ich Sie noch mal stören?«, fragt Hartenfels und nestelt bereits an seinen Schuhen.

Meister nickt und geht zurück ins Wohnzimmer, Zerberus schickt er ins Körbchen.

Hartenfels lässt sich aufs Sofa fallen. Der Kommissar wirkt müde, findet Meister, der langsam in die Gegenwart zurückfindet. Blaue Augen, unter denen sich noch dunklere Ringe gebildet haben, betrachten ihn. Bei Hartenfels Fett von Muskeln zu unterscheiden, fällt Meister nach wie vor schwer. Hartenfels erinnert ihn an ein Monument, kompakt und undurchdringlich. Selbst seine Waden spannen den Stoff der nassen Hose, von Schultern, Brustkorb und Bauch ganz zu schweigen.

»Hat Ihre Freundin eigentlich einen eigenen Wagen?«, fragt Hartenfels und reißt Meister aus seinen Gedanken.

Meister schüttelt den Kopf. »Wir haben kein Auto. Macht doch hier in der Stadt überhaupt keinen Sinn.«

»Aber sie hat einen Führerschein?«

»Das schon.«

»Wir brauchen eine Liste der Personen, bei denen sie sich aufhalten könnte.«

»Ich habe Ihnen doch vorhin gesagt, dass sie keine Verwandten hat«, sagt Meister, »und die anderen Kontakte sind wahrscheinlich so gut wie alle geschäftlich.«

»Was meinen Sie mit geschäftlich?«

»Ich weiß das nicht genau. Um diesen Aspekt meiner Arbeit kümmere ich mich nicht.«

»Sie kümmern sich nur ums Schreiben?«

»So ist es.«

»Wie kommt es dann, dass es keine lieferbaren Bücher von Ihnen gibt?«

»Wer behauptet denn so etwas?«

Hartenfels erzählt von seinem Besuch in der Buchhandlung direkt nebenan. Er wirkt weiterhin entspannt, hat die Beine weit von sich gestreckt und über den Knöcheln gekreuzt.

»Ach Gott«, sagt Meister, nachdem Hartenfels geendet hat, »Sie meinen die analogen Vertriebswege. Na ja, die bediene ich nicht mehr. Die Zeit ist vorbei.«

»Was machen Sie denn sonst?«

»Das läuft heute alles über Downloads, und es ist auch kein Verlag mehr nötig, schon gar keine Buchhandlung. Frisst doch alles bloß Geld. Wissen Sie, was ein Autor an einem herkömmlichen Buch verdient?«

»Sagen Sie es mir.«

»Weniger als zehn Prozent. Der Rest geht für die Druckerei, den Buchhandel und den Verlag über den Tisch.«

»Und bei Ihrem Modell?«

»Nur ein paar Prozent für die digitale Plattform und die Onlineshops, der Rest ist für mich.«

»Also verlegen Sie sich selbst, kann man das sagen?«

»Evelyn macht das, davon abgesehen haben Sie recht.«

»Und wieso behauptet die Dame aus der Buchhandlung dann, es gäbe nichts Neues von Ihnen?«

»Keine Ahnung«, sagt Meister, »vielleicht hatte sie keine Lust, genauer nachzusehen.«

»So kam sie mir nicht vor«, wendet Hartenfels ein.

»Dann *wollte* sie eben nicht.« Meister wird das Thema langsam langweilig.

»Damit würde sie sich doch selbst schaden«, sagt Hartenfels und zieht die Beine heran, richtet sich auf.

»Wohl nicht«, erklärt Meister, »an mir verdient sie als Buchhändlerin keinen Cent.«

Und das ist auch gut so, denkt er.

»Und wie finden Sie Ihre Leser?«

»Über das Internet. Wie ich schon sagte, gibt es jede Menge Onlineshops, über die man Bücher anbieten kann. Zu tollen Preisen übrigens, viel kostengünstiger als im Buchhandel. Fällt ja alles weg, was sonst noch mitverdient.«

»Sprechen wir von Amazon?«, will Hartenfels wissen.

»Natürlich«, antwortet Meister, »aber die sind nicht die Einzigen und schon gar nicht die Günstigsten. Obwohl Sie da lieber Evelyn fragen sollten.«

Hartenfels' Augen verengen sich und er zieht die Lippen nach innen, was ihm ein vollkommen anderes Aussehen gibt. Wirkt er sonst eher gutmütig und ein bisschen plump, macht er jetzt einen hellwachen, regelrecht gefährlichen Eindruck.

Als hätte er Beute gewittert, denkt Meister.

Sogar die buschigen Augenbrauen hat Hartenfels zusammengezogen. Doch so schnell wie sich seine Mimik verändert hat, verschwindet dieser Gesichtsausdruck wieder, und Meister fragt sich, ob ihm seine Fantasie einen Streich gespielt hat. Das kommt vor, weiß er.

Hartenfels stemmt sich nach oben.

»Ich will Sie nicht weiter stören«, sagt er. »Sollte ich Neuigkeiten über den Verbleib Ihrer Freundin erfahren, melde ich mich sofort. Bleiben Sie sitzen«, wehrt er ab, »ich finde allein nach draußen.«

»Ich muss sowieso eine Runde mit Zerberus drehen«, meint Meister und steht auch auf.

Er fährt zusammen mit Hartenfels und seinem Hund nach unten und macht sich, dort angekommen, gleich aus dem Staub. Richtung Viktoriapark will er ganz bestimmt nicht.

8. KAPITEL

Hartenfels begibt sich sofort zum Antiquariat. Was Meister ihm erzählt hat, muss er überprüfen. Auch wenn die Buchhändlerin seine Bücher nicht besorgen kann oder will, wird sie wissen, wovon die Rede ist.

»Schön, dass Sie noch einmal kommen«, wird Hartenfels begrüßt und fühlt sich gleich wohl.

Bei Meister hat er ständig den Eindruck, dass sich die wichtigen Dinge *in* diesem Mann abspielen und er sie nicht herauslässt, was frustrierend ist.

»Ich bin neugierig geworden«, fährt die Buchhändlerin fort, »und habe ein bisschen recherchiert, nachdem Sie weg waren.«

»Und«, fragt Hartenfels, »haben Sie etwas von Johannes Meister gefunden?«

»Eine ganze Menge sogar.« Die Frau wendet den Blick von Hartenfels ab und widmet sich ihrem Computer. »Dieser Meister veröffentlicht beim Feind.«

»Beim Feind?« Hartenfels hätte nicht gedacht, dass es im Buchhandel so kriegerisch zugeht. Mit Büchern verbindet er eher den sanften Schein einer Stehlampe und ein Glas Wein.

»Amazon«, erklärt die Frau.

»Davon hat er auch gesprochen«, murmelt Meister.

»Wie bitte?«

»Ach nichts. Ich habe bloß laut gedacht, blöde Angewohnheit von mir.«

»Bei Amazon kann man nicht nur Bücher kaufen und verkaufen, sondern auch herausbringen«, erklärt die Buchhändlerin.

»Und das macht Meister?«

»Genau. Schauen Sie«, sie dreht den Bildschirm so, dass Hartenfels ihn einsehen kann, »hier gibt es ein paar komplette Reihen. Die letzte heißt ›Schwertmeister‹.«

»Und das passt Ihnen nicht?«

»Natürlich nicht«, sagt die Frau, »Amazon ist doch auf ganzer Linie darauf aus, Geschäfte wie meins überflüssig zu machen.«

Klar weiß Hartenfels das. Das gilt nicht allein für Bücher, sondern außerdem für Kleidung, Lebensmittel und so gut wie alles andere.

»Wie habe ich mir denn so eine Veröffentlichung im Internet vorzustellen?«, fragt er.

»Da gibt es Programme, in die man seinen Text hochladen kann. Kompliziert ist das nicht, das schafft jeder, der einen Computer hat.«

»Wissen Sie, wie groß der Markt ist, von dem wir sprechen?«

»Keine Ahnung, und ich glaube auch nicht, dass Sie irgendwo belastbare Zahlen finden. Und was würden solche Zahlen überhaupt aussagen?«

»Wie meinen Sie das?«

»Buchstäblich jeder verlegt hier alles. Das geht von Gedichten über Autobiografien bis zu Science-Fiction-Romanen. Qualität sieht anders aus.«

»Qualität?«

»Es existieren doch keinerlei Filter. Keine Agenturen, die vorab Manuskripte prüfen, geschweige denn ein Lektorat. Abgesehen von der Word-Rechtschreibprüfung kümmert sich nichts und niemand um die Texte. Und nicht einmal die benutzt jeder. Wer bei Amazon veröffentlicht, sollte schon wissen, in welchem Umfeld er sich bewegt.«

»Sind Sie nicht ein wenig streng?«

Die Buchhändlerin rollt auf ihrem Stuhl ein Stückchen nach hinten, fasst sich an den Knoten, zu dem ihre Haare geschlungen sind, und sieht Hartenfels an. »Vielleicht«, räumt sie ein, »aber ich mag es nicht, wenn die Leute sich etwas vormachen.«

»Was denn?«

»Als würde jemand dadurch, dass er einen Text hochlädt, zum Schriftsteller. Und verkauft hat sich allein durch das Hochladen auch kein einziges Exemplar.«

»Es gibt doch sicher Ausnahmen?«

»Die gibt es immer.«

»Und? Ist Johannes Meister eine Ausnahme?«

Die Buchhändlerin zieht sich wieder an ihren Tisch und tippt auf der Tastatur. »Also, die Bewertungen bei Amazon sind mies, meist bloß ein oder zwei Sterne von fünf. Das Ranking ist auch unterirdisch«, meint sie, macht eine Pause und runzelt die Stirn, »und da ist noch eine Sache.«

»Was denn?« Hartenfels betrachtet die Buchhändlerin, die völlig versunken ist.

»Meister verlegt nicht bei Amazon, sondern bei einer anderen Plattform, die ihre E-Books über Amazon vertreibt. Habe ich auf den ersten Blick gar nicht bemerkt.«

Mein Gott ist das kompliziert, denkt Hartenfels und wünscht sich ein Buch aus Papier.

»Aber besorgen können Sie mir auch jetzt nichts von Meister?«, fragt er, um das Gespräch zu einem Abschluss zu bringen.

Die Frau blickt ihn an, ihre Augen hinter der schwarzen Brille sind groß und braun.

»Haben Sie einen E-Book-Reader?«, fragt sie.

»Ja«, antwortet Hartenfels, »soll im Urlaub ganz praktisch sein.«

»Stimmt«, sagt die Buchhändlerin und nickt. »Weil ich da ein paar Tricks kenne«, sie lächelt Hartenfels an, »lade ich Meisters Buch herunter und leite die Datei zum Selbstkostenpreis an Sie weiter. Was halten Sie vom ersten Band der Schwertmeister-Reihe?«

»Prima«, sagt Hartenfels, »wann wäre die Datei bei mir?«

»Geben Sie mir Ihre E-Mail-Adresse und es dauert nur ein paar Sekunden.«

»Na großartig«, sagt er und diktiert der Frau seinen privaten Kontakt, den sie gleich eingibt.

»Und los gehts«, sagt die Frau, während sie die Enter-taste drückt, »Ihr Buch ist bei Ihnen.«

»Jetzt haben Sie aber gar nichts verdient?«, fragt Har-tenfels, dem die Transaktion ein bisschen peinlich ist.

»Leider nein«, gibt die Buchhändlerin zu. »Aber viel-leicht kaufen Sie zum Ausgleich ja noch etwas aus mei-nem Geschäft.«

Hartenfels nickt und stöbert ein wenig herum, wählt schließlich einen Maigret-Roman, Simenon mag er. Zumal er insgeheim findet, dass der französische Kommissar ihm ein bisschen ähnlich sieht, nur mit Pfeife und Haa-ren natürlich.

Hartenfels zahlt das reale und das virtuelle Buch und wird freundlich verabschiedet. Draußen dämmert es schon.

9. KAPITEL

Hartenfels' Mordkommission ist versammelt, erste Fotos und Untersuchungsergebnisse liegen auf dem großen Tisch.

»Was haben wir?«, fragt Hartenfels, kaum dass er sich einen Stuhl herangezogen hat.

»Zedernholz«, sagt Baumann, der Spezialist für Tatortberichte, ihr Neuzugang.

Bart, rasierte Schläfen und Schmachtlocke sind etwas, an das sich Hartenfels gewöhnt hat. Was er nicht schafft, ist Baumann einzuordnen. Ist er ein Nerd? Dazu würde die dicke schwarze Brille passen, die er manchmal trägt. Allerdings findet Hartenfels ihn insgesamt viel zu kräftig für einen Computerfreak. Richtig durchtrainiert sieht Baumann aus, breites Kreuz und Oberarme, die sein Jackett sprengen. Vielleicht ist er ein Hipster. Wobei Hartenfels nicht genau weiß, was das bedeutet.

»Petersen hat die Splitter in der Kopfwunde des Opfers bestimmt«, fügt Baumann gerade hinzu.

»Also nichts, was zufällig im Park herumgelegen haben könnte«, vergewissert sich Hartenfels.

Baumann schüttelt den Kopf.

»So wird aus Totschlag Mord«, brummt Hartenfels und entschuldigt sich gleich, laut gedacht zu haben …

… was eine blöde Angelegenheit von ihm sei, wie alle mitsprechen.

»Unger ist schon los, um auf dem Kreuzberg und in Meisters Nachbarschaft nach Zedern zu suchen«, sagt Baumann, sobald es wieder still ist.

Hartenfels nickt, so erwartet er das. Ihm ist wichtig, dass seine Leute selbstständig handeln. Unger ist eigentlich seine Spezialistin für Vernehmungen, dass sie sich um Bäume kümmert, ist eine Premiere.

»Was sonst?«

Reschke, die mit ihm im Viktoriapark war und dort fotografiert hat, hält ein Bild des Toten hoch. »Hat ein bisschen gedauert, weil ich ihn so lebendig wie möglich rüberbringen wollte«, sagt sie, und Hartenfels denkt, dass sich zum Glück alles immer irgendwie erklären lässt.

Die Frau mit den streichholzkurzen Haaren und der großen Nase fährt fort, dass sie gleich nach Kreuzberg will, um dort Zeugen zu suchen, die den Mann kennen.

»Leg den Schwerpunkt auf Restaurants und Kneipen«, gibt ihr Hartenfels mit auf den Weg, »bei dem Wetter, das wir im Augenblick haben, läuft kaum jemand draußen herum.«

Reschke nickt, packt die Aufnahme weg und geht. Eine Weile lauschen alle dem Stakkato ihrer Schritte.

Hartenfels wirft einen Blick in die Runde. Krämer, sein Spurensicherer, hat noch nichts gesagt.

Krämer spürt den Blick und berichtet, dass er bestätigen könne, was Petersen vermutet hat. Fundort und Tatort sind im aktuellen Fall identisch. Neben und unter der Leiche haben sich jede Menge Blutspuren erhalten.

»Und das Parfüm ist auch schon getestet«, fügt er hinzu. Weil Krämer Medikamente gegen hohen Blutdruck nimmt und zu Übergewicht neigt, ist sein Gesicht viel zu rot. Im Widerspruch dazu steht, dass ihn nichts aus der Ruhe bringen kann. Krämer sieht wie ein Choleriker aus, ist aber keiner. Mit seinem Pferdeschwanz könnte er glatt als übrig gebliebener 68er durchgehen, was jedoch genauso wenig stimmt. Hartenfels hat bislang keine Äußerung von Krämer gehört, die annähernd liberal oder gar links wäre.

»Und?«, fragt Hartenfels.

»Eine der Proben passt zu den Spuren auf der Hose des Toten, Petersen kann allerdings nicht ausschließen, dass sie aus einer anderen Flasche stammen.«

»Eher unwahrscheinlich, oder?«

»Sehr unwahrscheinlich. Zumal die Marke ziemlich selten ist.« Krämer kramt in seinen Unterlagen. »›Je reviens‹, glaube ich.«

»Fingerabdrücke?«

»Nur von Meister. Er muss eine Vorliebe für das Parfüm seiner Freundin gehabt haben.«

»Ich habe gesehen, dass er die Fläschchen angefasst hat«, sagt Hartenfels und wundert sich schon, dass Petersen sonst nichts gefunden hat.

»Gar nichts von seiner Freundin?«, fügt er hinzu.

»Meisters Frau ist nicht bei ihm gemeldet«, ergreift Baumann wieder das Wort.

»Es ist nicht seine Frau«, erklärt Hartenfels, »sondern seine Lebensgefährtin.«

»Hast du einen Namen für mich?«

»Evelyn Köhler.«

Baumann befragt seinen Laptop, zuckt dann die Achseln. »Nada«, sagt er.

»Das ist ja seltsam«, meint Hartenfels, der sich keinen Reim darauf machen kann.

»Seltsam ist außerdem, dass die Ortung des Handys, das sie benutzt, nichts ergeben hat. Es scheint den ganzen Tag nicht eingeschaltet gewesen zu sein.«

»Lass doch das Bild, das Meister uns von seiner Lebensgefährtin gegeben hat, durch die Gesichtserkennung laufen. Vielleicht bringt uns das weiter«, überlegt Hartenfels.

»Läuft schon.« Baumann drückt eine Taste und lehnt sich zurück. »Außerdem ist Unger mit dem Foto unterwegs. Sie kombiniert die Zedern mit der verschwundenen Person sozusagen.«

»Mist«, sagt Hartenfels, »Reschke hätte auch ein Foto von dieser Frau mitnehmen sollen.«

»Das hat sie«, beruhigt ihn Baumann und wischt sich die Tolle aus der Stirn.

Hartenfels ist zufrieden. Er weiß wie alle anderen, dass die ersten 48 Stunden sowohl bei einem Mord- als auch bei einem Vermisstenfall entscheidend sind. Verstreicht mehr Zeit, wird es zäh.

»Weil niemand darüber redet, nehme ich an, dass wir immer noch nichts über den Toten wissen?«

»Nein«, sagt Krämer und gähnt, ebenfalls eine Nebenwirkung seiner Tabletten. »Der Mann ist nie erkennungsdienstlich erfasst worden, und einen neuen Reisepass hat er auch nicht beantragt.«

Damit spielt er wohl auf den elektronischen Fingerabdruck an, denkt Hartenfels, es warten wahrhaft goldene Zeiten auf die Ermittler.

»Und die DAD …«, fängt Hartenfels an und meint die DNA-Analyse-Datei.

»… hat bisher nichts ausgespuckt«, ergänzt Krämer.

Dann lehnt sich Hartenfels zurück und erstattet seinen Bericht. Er erzählt von Meister und dessen selbst verlegten Büchern. Nicht ohne Stolz schließt er damit, dass er schon eins zu Hause auf dem E-Reader hat.

»Noch mal zurück zu unserem Toten«, meint er anschließend, »hat Petersen irgendwelche Fremdspuren gefunden?«

»Ach so«, sagt Krämer, der schon wieder gähnt, obwohl er nicht müde ist, wie er ständig betont, »die sind alle von Meister. Ich dachte, das wüsstest du bereits.«

»Was haben wir also?«, fragt Hartenfels, doch bevor er sich selbst antworten kann, klingelt sein Handy.

Hartenfels mag Handys nicht, weshalb man ihn so gut es geht mit Anrufen verschont. Es ist Unger.

»Chef«, hört Hartenfels, der wie üblich abgenommen hat, ohne sich zu melden, und jetzt das Handy auf Lautsprecher stellt, »ich habe einen Treffer. Meisters Frau war in letzter Zeit zweimal bei einem Italiener ganz in der Nähe des Viktoriaparks.« Sie macht eine Kunstpause. »Mit einem Mann.«

»Ruf mal Reschke an.« Hartenfels erspart sich den erneuten Hinweis darauf, dass es sich nicht um Meisters Frau, sondern seine Freundin handelt. »Sie hat ein Bild des Toten bei sich. Vielleicht passt das ja«, fügt er hinzu.

Zumindest würde das erklären, warum sich Evelyn Köhlers Parfüm an den Sachen des Toten befindet, spinnt er seinen Gedanken fort.

»Mail es mir doch«, erwidert Unger, »das geht schneller.«

Na klar, denkt Hartenfels und zeigt auf Baumann, der in seinen Computer tippt. Er fragt Unger, ob sie mit ihrer Suche nach Zedern erfolgreich war.

»Gleich«, unterbricht sie ihn, »da kommt das Foto, ich zeige es dem Wirt, Augenblick.«

Im Besprechungsraum wird es still.

»Bingo«, hören dann alle, »die verschwundene Frau war mit unserem Toten gestern und vorgestern essen. Und weißt du was?«, fügt sie hinzu. »Im Hinterhof des Restaurants, in dem sie waren, wächst eine Zeder.«

»Ich fahre noch mal nach Kreuzberg«, sagt Hartenfels, »und du begleitest mich, Krämer.«

10. KAPITEL

Hartenfels fährt gerne mit Krämer. Erstens lässt er Krämer fahren, und zweitens kann er sich mit ihm über Essen unterhalten. Sie haben beide zu viel auf den Rippen, mit dem Unterschied, dass Krämer ein Gourmet ist und Hartenfels nicht. Hartenfels liebt Hausmannskost. *Viel* Hausmannskost. In letzter Zeit hat Krämer sogar Tipps für ihn. Zum Beispiel ist Hartenfels erst vor Kurzem in einem Neuköllner Restaurant gewesen, das lauter Berliner Gerichte in High-End-Qualität serviert. Weil die Portionen nicht ganz Hartenfels' Vorstellungen entsprachen, hat er den Broiler für zwei, das stand wirklich so auf der Karte, eben alleine gegessen. Heute spricht Krämer allerdings nicht über Essen, sondern den Effekt, wenn man es reduziert.

»Du hast ohne Diät abgenommen?«, fragt Hartenfels gerade.

Krämer antwortet nicht gleich, denn der Verkehr am Landwehrkanal ist erfreulich flüssig, aber dicht.

»Abgenommen nicht«, sagt er, während sie am Technikmuseum vorbeifahren und Hartenfels den riesigen Propeller eines Windkraftrads betrachtet, der direkt vor dessen Eingang platziert wurde. »Es ist so, dass ich kein Gramm *zugenommen* habe.«

»Echt jetzt?«

»Beim Intervallfasten musst du zwischen den Mahlzeiten 16 Stunden Pause einlegen und in den anderen 8 Stunden kannst du so viel essen, wie du willst.«

»Mit ›Pause‹ meinst du ›nicht essen‹, oder?«

»Genau«, Krämer und Hartenfels biegen auf den Mehringdamm, um sofort im Stau zu stehen, Krämer gähnt.

»Und wann muss man diese Pausen machen?«, hakt Hartenfels nach. Das Konzept interessiert ihn, weshalb er sich verzeiht, nicht daran gedacht zu haben, dass er vor wenigen Stunden hier schon einmal warten musste. »Morgens, mittags oder abends?«

»Völlig egal«, antwortet Krämer, der sich Meter um Meter vorwärtsquält, um dann selbst gedankenlos die Kreuzung zuzustellen, was ein wütendes Hupkonzert auslöst. »Hauptsache, es sind 16 Stunden am Stück. Bier oder Wein geht in der Zeit auch nicht, nur Mineralwasser oder schwarzer Kaffee.«

»Weißt du, warum das funktioniert?« Hartenfels muss laut reden, um sich bei dem Krach verständigen zu können. Wenn das so weitergeht, stellt er das Blaulicht aufs Dach.

»Ich hab genauso keine Ahnung, warum der Motor läuft, sobald ich auf diesen Knopf da drücke.«

»Wie lange machst du das schon?« Endlich springt die Ampel auf Grün, doch sie kommen nicht weiter, weil sich inzwischen ein riesiger LKW vor sie geschoben hat.

»Gut zwei Wochen.«

»Aber Abnehmen geht nicht, oder?«

»Ich will nicht abnehmen«, sagt Krämer. »Ich will bloß nicht immer dicker werden.«

Da ist was dran, denkt Hartenfels. Früher haben Krämer und er jedes Jahr mindestens einmal fünf Kilo abgespeckt, eine schreckliche Zeit, in der sie sich lieber aus dem Weg gegangen sind, weil sie so schlechte Laune hatten.

»Was isst du denn in den acht Stunden?« Das Thema lässt Hartenfels nicht los.

»Spielt überhaupt keine Rolle«, erklärt Krämer, »und was das Schönste ist«, fügt er hinzu, »bei unseren Arbeitszeiten ist es doch ganz einfach, 16 Stunden nichts zu essen.«

»Stimmt«, sagt Hartenfels, »da ist es schwieriger, in den acht Stunden genug zwischen die Zähne zu kriegen.«

»Du hast es verstanden.« Krämer gähnt und verlässt endlich die Kreuzung.

Hartenfels stellt sich acht Stunden genussvoller Völlerei vor, auf die endlich einmal kein schlechtes Gewissen folgen oder ihn jener Selbstekel packen würde, den er so hasst.

Stattdessen 16 Stunde Pause, denkt Hartenfels und fragt Krämer, ob die sehr anstrengend seien.

»Ich versuche sie so zu legen, dass ich entweder die meiste Zeit verschlafe oder im Stress bin«, bekommt er zur Antwort, »dann merkst du das kaum.«

»Also werden wir bei dem Italiener, zu dem wir gerade fahren, richtig gut essen und danach das nächste Mal«, Hartenfels schaut auf die Uhr, »um 11 Uhr morgen.«

»Im Prinzip schon«, sagt Krämer.

»Aber?«

»Italiener nur, wenn er was taugt.«

»Wenn er dir nicht gut genug ist, werden wir etwas anderes finden«, meint Hartenfels zuversichtlich.

»Ich gehe hier nicht essen.«

»Wieso denn nicht?«

»Das ist mir hier alles zu alternativ.«

»Zu alternativ?«

»Mongolen, Nepalesen, Tibeter«, zählt Krämer auf, »die kochen doch alle mit Yakbutter.«

»Yakbutter?«

»Und zu trinken gibt es Kumys.«

»Was ist das denn?«

»Pferdemilch«, sagt Krämer und tritt auf die Bremse, weil er von einem Smart geschnitten wird. »Ganz schön mutig, der Kleine«, brummt er und gähnt erneut.

»Hast du das denn alles ausprobiert?«, will Hartenfels wissen, dem apodiktische Urteile egal welcher Art unheimlich sind.

»Ich muss ja nicht durch jeden Gully rutschen, um herauszufinden, dass er stinkt.« Krämer beschleunigt erneut.

»Nun mach mal halblang«, knurrt Hartenfels und tippt im Navi auf Umgebungsfinder. »Restaurant«, sagt er laut.

»Das ist kein Ferngespräch«, mault Krämer und hält sich das rechte Ohr zu.

»Du hast wohl schon lange Essenspause, oder?«

Krämer schaut auf die Uhr. »Bald kann ich wieder«, sagt er.

»In der Nähe sind gleich vier Italiener«, liest Hartenfels die Vorschlagsliste ab.

»Das hatten wir schon.«

»Es gibt auch einen Afghanen.«

»Um Gottes willen.«

»Und was ist das? Lok6?«

»Wir wollen doch essen gehen, dachte ich.«

»Das ist ein Lokal«, beharrt Hartenfels, »früher gab es hier eben jede Menge Zugverkehr.«

»In Kreuzberg?«

»Gleisdreieck, Lokdepot, Anhalterbahnhof«, rattert Hartenfels wie aus der Pistole geschossen herunter.

»Woher weißt du das denn alles?«, will Krämer wissen.

»Ist doch egal.«

Hartenfels hat keine Lust zuzugeben, dass er sich für Beförderungsmittel aller Art interessiert und ganze Tage im Technikmuseum verbracht hat. Er geht nur nicht mehr hin, weil er panische Angst vor den Waggons hat, in denen im Zweiten Weltkrieg die Juden von Berlin in die Vernichtungslager gebracht worden sind. Hartenfels hat einen davon betreten und ihm ist glatt die Luft weggeblieben, regelrecht hysterisch ist er geworden. Ihm war, als hätte der Waggon die Verzweiflung der Menschen, die in ihm waren, gespeichert und würde sie nie wieder los. Menschen, hineingezwängt wie Vieh, ohne Essen oder Trinken, in glühender Hitze oder eisiger Kälte, sodass am Ende der Fahrt mehr als die Hälfte tot waren. Er hatte dagestanden, die Fingerspitzen auf den nackten Holzplanken, die Nase direkt vor dem vergitterten Loch, das als Fenster diente, und um Luft gerungen. Wenn er nicht aufpasst, geht es gleich wieder los. Hartenfels' Brust ist eng, und er muss sich die Jacke aufknöpfen.

Wahrscheinlich ist das der wahre Grund, warum ich nicht über Straßenbahnen und Züge reden will, denkt er.

Um abzulenken, sagt er, dass er nachschauen wird, was in diesem Lokal namens Lok6 zu essen angeboten wird.

Hartenfels kramt sein Handy aus der Hosentasche, staunt über den schlechten Empfang und versucht trotzdem, die Homepage des Restaurants aufzurufen, was nicht geht.

»Ich versuch es später«, meint er, »aber der Plan steht.«

Krämer zuckt die Achseln, biegt genau jetzt in die Hagelberger Straße ein, an der einer der Eingänge von Riehmers Hofgarten liegt.

»Hier wohnt Meister.« Hartenfels deutet in den Innenhof, der tief verschneit und mit Gehwegen, die wie Schneisen wirken, an ihnen vorbeigleitet. Bloß Meisters Penthouse kann man nicht sehen.

Krämer biegt noch einmal ab, fährt auf den Kreuzberg zu, um wenige Sekunden später vor einem Italiener zu halten.

»Nimm deine Flutlichtanlage mit.«

»Was willst du denn beleuchten?«

»Die Zeder, die im Innenhof steht«, sagt Hartenfels, zeigt auf die Toreinfahrt, die sich direkt neben dem Restaurant befindet, und steigt aus.

11. KAPITEL

Während Krämer die Heckklappe öffnet, um seine Ausrüstung zu holen, stürmt Hartenfels, ohne nach links oder rechts zu schauen, durch den Haupteingang ins Restaurant. Es ist leer, das Wetter sorgt für Umsatzeinbußen.

Langsam, langsam, denkt Hartenfels, der sich gerade noch rechtzeitig in Erinnerung ruft, dass er schon wieder Gefahr läuft, in seinem Tunnel zu verschwinden.

Tief durchatmend, bleibt er stehen und wirft einen Blick ins Lokal. Auch unabhängig vom Wetter wirkt es wenig einladend, eher abgenutzt und trist.

Irgendwie übrig geblieben, geht es Hartenfels durch den Kopf, niemand scheint Wert auf Style und Ambiente zu legen. Hier wird Krämer ganz bestimmt nichts essen.

Grüner Teppichboden, der so viele Rotweinflecken hat, dass sie als Muster durchgehen können, schlägt sich mit braunen Gardinen, und auf den Tischen befindet sich jeweils eine dieser dickbauchigen Flaschen, die Hartenfels seit Jahren nicht mehr gesehen hat. Chianti, erinnert er sich, hat er mal getrunken.

Als ich noch in der Ausbildung war, setzt er hinzu.

Entweder wird in diesem Restaurant gegen jede Art von Gentrifizierung gekämpft oder es dient zur Geldwäsche.

Hartenfels wischt sich durch sein Gesicht, erkennt dann am Tresen Reschke, die inzwischen zu Unger gestoßen ist, und er denkt zum wiederholten Male, dass Unger selbst neben ihrer Kollegin, die bestimmt kein Schrank ist, unglaublich zierlich wirkt. Lange blonde Haare umrahmen ein Puppengesicht mit erstaunlich vollen Lippen und Wangen. Dazu große blaue Augen, die Hartenfels mustern.

Reschke hat sich zur Seite gedreht und spricht mit einem Mann, der neben ihr steht.

»Der Besitzer«, sagt Unger und zeigt auf ihn.

Das ist aber kein Italiener, denkt Hartenfels, nachdem der Inhaber des Restaurants Getränke aller Art angeboten hat. Sein Akzent passt besser nach Osteuropa, Hartenfels lehnt ab.

»Würden Sie bitte wiederholen, was Sie uns gesagt haben?«, bittet Unger den Pseudoitaliener.

Der geht zu einem leeren Tisch, greift sich einen Stuhl und fordert alle mit einer Handbewegung auf, Platz zu nehmen. Hartenfels kommt der Einladung nach, die anderen bleiben stehen. Eine Kellnerin taucht mit einem Glas Rotwein auf, das sie vor ihren Chef stellt. Der nimmt es und dreht es in den Händen, offenbar ist ihm der Wein zu kalt.

Hartenfels sieht, dass auf dem Tisch Fotos von Evelyn Köhler und dem unbekannten Toten liegen.

»Die beiden waren gestern und vorgestern bei uns«, erklärt der Mann, der ihm gegenübersitzt, und tippt auf die Bilder.

»Erzählen Sie einfach«, meint Hartenfels und lehnt sich zurück.

Er ist hungrig und realisiert, dass er den ganzen Tag noch nichts Vernünftiges gegessen hat. Wäre nicht sein Deal mit Krämer, würde er sich eine Pizza bestellen. Vielleicht fastet er schon.

»Also, was soll ich sagen?«, fragt der Mann und fährt sich durch seine schwarzen Haare, die er nach hinten gekämmt und im Nacken lang trägt, was auf Hartenfels wie ein Zitat wirkt. Ein Italiener *könnte* so aussehen. Die dunklen Augen würden ebenfalls in das Bild passen.

»Am besten das, was Sie uns vorhin gesagt haben, das war sehr aufschlussreich«, versucht Reschke, den Mann zu motivieren.

»Es war ziemlich voll an den beiden Abenden, und ich habe nicht wirklich auf die zwei geachtet, aber die Frau war vorher schon mal alleine hier.«

Voll, wundert sich Hartenfels, das kann er sich beim besten Willen nicht vorstellen. Dann fragt er, ob die Frau regelmäßig gekommen sei.

»Alle paar Wochen, meistens mit einem großen Hund«, antwortet der Gastwirt und deutet die Höhe mit der Hand an.

Zerberus, denkt Hartenfels.

»War der Hund gestern auch dabei?«, will er wissen.

»Gestern nicht«, erklärt der Inhaber, »aber vorgestern.«

»Wie haben sich die beiden benommen?«

Der Mann lehnt sich seinerseits zurück, nimmt einen Schluck Wein. »Sehr unterschiedlich«, meint er schließlich.

»Was heißt das?«

»Vorgestern hätten sie ein Paar sein können.«

»Und gestern?«

»Da gab es Spannungen.«

»Können Sie das näher beschreiben?«

»Also sie«, der Besitzer des Restaurants zeigt auf das Bild von Evelyn Köhler, »ist einmal zur Toilette gegangen, wobei sie fast den Stuhl umgeworfen hätte, so hat sie ihn gegen den Tisch geknallt.«

»Ein Weinglas ist heruntergefallen«, mischt sich die Kellnerin ein, die neben dem Tisch, an dem die Männer sitzen, stehen geblieben ist.

Alle sehen sie an.

»Ja«, bekräftigt sie, »ich musste einen Lappen holen, um die Sauerei aufzuwischen.«

»Stimmt«, sagt ihr Chef, »fällt mir jetzt auch wieder ein.«

»Wie war die Stimmung, als die zwei gegangen sind?«, will Hartenfels wissen.

»Sie schien sich beruhigt zu haben«, sagt die Kellnerin, »er war die ganze Zeit ziemlich still.«

»Und am Tag zuvor war die Stimmung vollkommen anders?«

»Total«, übernimmt der Besitzer wieder.

»Beschreiben Sie das doch bitte.« Ein bisschen nervt es Hartenfels, dass er jedes Detail herauskitzeln muss.

»Na ja, wie ein Paar eben.«

Hartenfels will mehr. Das ist ihm viel zu beliebig.

»Würden Sie sagen, dass die beiden sich schon länger kannten oder eher frisch verliebt waren?«, fragt er.

»Nicht frisch verliebt«, sagt die Kellnerin, während ihr Chef weiter Rotwein trinkt.

»Setzen Sie sich doch dazu«, fordert Hartenfels sie auf und will dann wissen, wie sie zu dieser Einschätzung kommt.

»Erkennt man an den Augen«, erklärt die Frau und wirkt verträumt, weil ihre Lider halb herabsinken.

»Was würden Sie sagen?«, fragt Hartenfels den Inhaber.

»Wenn sie das sagt …« Er scheint keine eigene Meinung zu haben.

Hartenfels mustert die Kellnerin. Mittelgroß und schlank ist sie und wirkt eher unscheinbar, bis auf einen ziemlich großen Ring in der rechten Augenbraue.

Körperschmuck ist Hartenfels nicht geheuer. Seit er Unger einmal im Badeanzug gesehen hat, weiß er, dass sie tätowiert ist. Hartenfels hat nichts dagegen, muss sich aber immer ihre Haut vorstellen, die da, wo Nadeln sie durchbohrt haben, bestimmt dünner ist. Ein Gedanke, der ihm eine Gänsehaut einjagt. Er selbst würde sich nie tätowieren lassen, von Löchern im Gesicht ganz zu schweigen.

»Haben Sie eine Ahnung, warum sich Ihre Gäste gestritten haben?«, versucht es Hartenfels noch einmal.

Der Inhaber winkt ab und sieht seine Kellnerin an, die nur die Achseln zuckt.

»Kennt jemand von Ihnen Herrn Meister?«, wechselt Hartenfels das Thema.

»Wer soll das sein?«, fragt der Mann, dem das Lokal gehört.

»Der Lebensgefährte von dieser Frau«, Hartenfels zeigt auf das Bild von Evelyn.

»Ach, der da«, der Restaurantbesitzer tippt auf das Foto des unbekannten Toten, »ist gar nicht ihr Mann?«

Hartenfels stöhnt leise. Hier geht nichts mehr, zumal die Kellnerin aufgestanden ist und hinter der Theke Gläser poliert.

»Und jetzt zu der Zeder«, sagt Hartenfels zu seinen Kolleginnen, die die Fotos vom Tisch nehmen.

»Direkt hinter dem Fenster da«, sagt Unger und deutet Richtung Innenhof.

»Aber Vorsicht«, wirft der Inhaber ein, »der Baum ist krank. Wir sind dabei, ihn zu fällen.«

Draußen ist es hell, Hartenfels schirmt seine Augen ab, um überhaupt etwas zu erkennen. Nachdem er sich an das gleißende Licht gewöhnt hat, sieht er Krämer, der neben dem großen Baum kniet und den Boden betrachtet.

»Was suchst du da?«, fragt Hartenfels und tritt näher heran.

»Hier ist kaum Schnee«, sagt Krämer und richtet sich auf. »Ich denke, die Spuren sind so frisch, dass sie von gestern stammen.«

»Welche Spuren?«

»Sägespäne. Jemand hat an dem Baum herumgesägt.«

»Das hätte ich dir gleich sagen können«, meint Hartenfels. »Der Wirt hat uns eben erklärt, dass die Zeder krank ist und man sie deshalb jetzt fällt.«

»Stimmt«, sagt Krämer, »das, was da noch an Ästen ist, wirkt ziemlich mitgenommen.«

»Wer auch immer sich darum kümmert, ist nur noch nicht fertig geworden.«

»Aber das da«, Krämer deutet an die Wand des Restaurants, »haben sie immerhin geschafft.«

Hartenfels betrachtet den großen Stapel abgeschnittener Äste, auf den Krämer zeigt, geht dann näher heran. Hartenfels nimmt einen davon und wiegt ihn in der Hand.

Das ist ein kapitaler Knüppel, denkt er, zumal zurechtgeschnitten und ohne störendes Blattwerk.

»Da braucht man ja bloß zuzugreifen«, sagt er zu Krämer, der inzwischen neben ihm steht.

»So ein Ast könnte in der Tat die Waffe sein«, meint der und nimmt Hartenfels das Stück Holz aus der Hand. »Nicht zu lang und nicht zu kurz, dazu hart und«, er führt einen Schlag wie mit einem Baseballschläger aus, »stabil.«

»Wir müssten die Schnittstellen am Baum zählen und mit dem, was auf dem Haufen liegt, vergleichen«, sagt Hartenfels.

»Oder noch mal am Tatort suchen«, meint Unger, die zusammen mit Reschke auch herausgekommen ist.

»Das kannst du vergessen«, sagt Krämer zu ihr, »bei all dem Schnee.«

»Dann also zählen«, entscheidet Reschke.

Hartenfels betrachtet sie. Ihre Stachelfrisur steht in herbem Kontrast zu Ungers blondem Engelshaar. Trotzdem macht Reschke auf Hartenfels einen irgendwie zugänglicheren, ja sanfteren Eindruck. Obwohl so zierlich, strahlt

Unger etwas Hartes aus. Was Hartenfels vielleicht aber nur denkt, weil er ihre Tattoos gesehen hat.

»Aussichtslos«, sagt Reschke, nachdem sie den Baum mehrmals umkreist hat, »so weit kann ich gar nicht schauen.«

Es stimmt. Die Zeder ist mehrere Meter hoch entastet und kahl. Wenn Hartenfels nicht alles täuscht, fehlt sogar ein Stück an der Spitze.

»Hol mal den Chef«, sagt er zu Reschke, die kurz danach mit dem Inhaber durch die Toreinfahrt in den Innenhof zurückkehrt.

»Habt ihr da oben auch schon gesägt?«, fragt Hartenfels.

Der Mann kneift die Augen zusammen und nickt. »Da gings los«, sagt er.

»Und alles, was ihr abgesägt habt, ist auf dem Haufen da gelandet?«

»Genau.«

»Sind die Frau und der Mann zusammen weggegangen?«

»Ich denke, ja.«

»Ist das eine Vermutung?«

»Doch, doch«, erinnert sich der Besitzer, »er hat die Rechnung bezahlt und danach sind sie gemeinsam nach draußen.«

»Wann war das?«

»So gegen elf.«

»Wissen Sie das genau?«

»Wir haben danach Schluss gemacht. Sie waren die Letzten.«

»Ist es hier draußen sonst dunkel?«

»Nein, wir haben eine Beleuchtung, aber die ist nicht so hell. Würde ja jeden blenden.«

»Den Stapel da«, Hartenfels zeigt auf die zurechtgesägten Äste, »konnte man also sehen?«

»Bestimmt.«

»Ich brauche Sie nicht mehr«, sagt Hartenfels, »vielen Dank.«

Der Mann geht zurück in sein Restaurant und die Beamten sind allein.

»Hock dich mal hinter den Haufen«, bedeutet Hartenfels Krämer, »du hast ungefähr die richtige Statur, zumindest was die Größe angeht.«

»Verglichen mit wem?«, fragt Krämer, während er Richtung Hauswand geht.

»Und schalt deine Festbeleuchtung ab.«

Krämer dreht sich wieder um und hantiert an einer Lampe, woraufhin alles schlagartig dunkel wird.

Es dauert einen Moment, bis sich Hartenfels an die neuen Lichtverhältnisse gewöhnt hat, aber dann stellt er fest, dass der Besitzer des Lokals recht gehabt hat. Es ist hell genug, um den Weg durch die Toreinfahrt hinaus auf die Straße zu erkennen. Nur da, wo die Äste aufgestapelt sind, gibt es eine abgeschirmte Ecke, in die jetzt Krämer abtaucht.

»Kannst du von dort aus ins Lokal sehen?«, ruft Hartenfels.

Wie in einem Puppentheater erscheint Krämers Kopf über der Kante des Stapels, weil er sich auf die Zehenspitzen stellt.

»Geht«, ruft er zurück, und Hartenfels erkennt, dass er in der Tat vom Hof ins Restaurant späht.

Der ideale Platz, um unbemerkt auszuspionieren, was im Inneren des Lokals vor sich geht.

»An wen denkst du?«, fragt Reschke, die nah bei Hartenfels steht.

»An jemand, der beobachtet, wie Meisters Freundin und ihr Bekannter hier zu Abend essen«, meint Hartenfels.

»Und den sie garantiert nicht bemerken, als sie das Haus verlassen, selbst wenn er einen von den Knüppeln, die da liegen, in der Hand hält«, ergänzt Reschke.

»Johannes Meister, der seiner Freundin auf die Schliche gekommen ist und ihr folgt, um seinen Rivalen zu erschlagen«, sagt Unger leise.

12. KAPITEL

Hartenfels will Meister auf der Stelle mit den Neuigkeiten, die sie herausgefunden haben, konfrontieren, aber als er zusammen mit Reschke und Unger bei Riehmers Hofgarten ankommt, ist er nicht da. Er reagiert nicht auf die Klingel und sein Handy ist tot. Fünf Stockwerke steigen, nur um wieder herunterzugehen, will Hartenfels ganz bestimmt nicht.

»Ausgeflogen«, sagt er zu Unger.

»Sollen wir ihn zur Fahndung ausschreiben?«, fragt sie.

Hartenfels schüttelt den Kopf. Das ist ihm zu früh.

»Lasst uns erst einmal etwas essen, wir versuchen es später noch mal«, entscheidet er, »einverstanden?«

»Heute nicht, Chef«, sagt Unger, ohne groß nachzudenken, und Hartenfels fragt sich, wann sie denn zum letzten Mal mit ihm essen war? Das muss Monate her sein.

Er sieht Reschke an.

»Passt mir auch nicht so gut«, erklärt sie, klingt jedoch viel weniger forsch als ihre Kollegin.

Hartenfels hat keine Lust auf lange Debatten, außerdem ist er ja mit Krämer verabredet, der gerade seine Sachen verstaut und anschließend nachkommen wird.

»Also gut«, meint er, »dann bis morgen. Ihr könnt den Wagen nehmen, ich fahr mit Krämer.«

Kaum dass der eingetrudelt ist, macht er den Vorschlag, Lok6 zu vergessen und stattdessen gleich um die Ecke in ein Restaurant zu gehen.

»Bar Centrale«, meint er, »gleich neben dem Kino da vorn. Ist mir eingefallen, als ich eben meinen Kram weggepackt habe.«

»Hört sich nach Italiener an«, gibt Hartenfels zu bedenken.

»Aber nach einem Italiener, der was taugt.«

Hoffentlich kein Edelitaliener, denkt Hartenfels. Viele kleine Portionen und Grüße aus der Küche sind nichts für ihn, er hat inzwischen großen Hunger.

»Na los«, sagt er und verlässt den Innenhof Richtung Yorckstraße, links abgebogen und da sind sie schon.

Warme Luft schlägt ihnen entgegen, und ein Kellner begleitet sie zu einem freien Tisch, nachdem er sich um ihre Garderobe gekümmert hat. So viel Fürsorge ist Hartenfels nicht gewohnt, er findet den Aufwand ein bisschen peinlich. Die Karten, die ihnen gereicht werden, wirken entsprechend edel, wobei die für die Weinauswahl als Buch durchgehen könnte.

Ganz schön teuer, denkt Hartenfels, nachdem er das Angebot studiert hat. Es wird gehobene Küche geboten, Hausmannskost ist nicht dabei. Aber die Einrichtung gefällt ihm, besonders die langgezogene Holzbank, die eine ganze Seite des Restaurants einnimmt. Vor ihr ein paar eingedeckte Tischchen, die leider allesamt besetzt sind. Der Kellner hat sie nicht umsonst woanders platziert.

Ohne sich lange mit der Karte zu beschäftigen, bestellt Krämer das Vier-Gänge-Menü mit Weinbegleitung, und Hartenfels fragt, ob er auch zwei Hauptgerichte essen könne.

Der Kellner vergewissert sich, ob er richtig verstanden habe, und nickt dann ungerührt.

»Wer fährt?«, fragt Krämer dazwischen.

»Na du«, sagt Hartenfels.

»Bestimmt nicht«, empört sich Krämer, »das leckere Essen und kein Wein dazu wäre Sünde.«

Hartenfels wollte eigentlich Bier trinken, doch wahrscheinlich hätte das zu den Kalbsbäckchen, auf die er ein Auge geworfen hat, sowieso nicht gepasst. Und zu dem Lammkarree ebenfalls nicht.

»Ich fahre«, sagt er und bestellt Apfelsaftschorle.

»Was haben wir bis jetzt?«, fragt Krämer, nachdem sein erster Wein und Hartenfels' Apfelsaftschorle auf dem Tisch stehen.

»Unger tippt auf Eifersucht und den Ehemann als Täter«, antwortet Hartenfels.

»Das älteste Motiv der Welt«, meint Krämer, »und das bewährteste.«

Hartenfels nickt, nimmt einen Schluck von seinem Getränk.

Krämer bekommt eine Vorspeise, die so kompliziert zusammengesetzt ist, dass Hartenfels die Bestandteile schon wieder vergessen hat. Er greift nach der Karte, die der Kellner dagelassen hat.

»Tatar von der Mediterranen Bernsteinmakrele mit Büffelmozzarella und Granatapfel«, liest er halblaut, und Krämer nickt zufrieden.

»Willst du mal?«, fragt er und hält Hartenfels einen vollen Löffel hin.

»Nein danke«, sagt Hartenfels, so ein Löffelchen würde ihn nur hungriger machen. Das Brot, das der Kellner mit irgendwelchen exotischen Buttersorten auf den Tisch gestellt hat, rührt er lieber nicht an. Er will Fleisch.

»Dazu würde passen, dass der Hund nicht dabei war«, sagt Hartenfels mehr zu sich selbst.

Krämer blickt auf. »Er hat einen Hund?«, fragt er.

»Einen wahren Höllenhund.«

»Höllenhund?«

»Der Typ nennt seinen Hund Zerberus.«

»Ist der denn optisch einer?«

»Und ob.«

»Und zu was würde es passen, dass dieser Höllenhund nicht dabei war?«

»Falls Johannes Meister wirklich seiner Freundin und ihrem Freund gefolgt ist, hätte Zerberus ihn verraten. Wobei wir noch gar nicht mit Sicherheit wissen, ob sie mit dem Mann, der bei ihr war, befreundet ist.«

»Damit Unger recht hat, muss sie mit ihm nicht nur befreundet gewesen sein«, sagt Krämer und schiebt den leeren Teller weg. »Und jetzt die Meeresfrüchte.«

Zuerst bekommt er einen neuen Wein. Hartenfels bestellt eine weitere Schorle.

»Wir müssen unbedingt herausfinden, wer dieser Mann ist«, sagt er.

»Und woher er Meisters Freundin kannte«, fügt Krämer hinzu. »Den Wein solltest du probieren.«

»Wenn ich fahre, trinke ich nie.«

»Draußen ist eine Bushaltestelle, und die U-Bahn hält hier auch.«

»Hast du deinen Wagen ordentlich geparkt?«, fragt Hartenfels und mustert seinen Kollegen, dessen Gesicht so rot ist wie noch nie.

»Tipptopp«, antwortet Krämer.

»Ein Bier«, ruft Hartenfels und hält sein leeres Glas hoch.

»So ist es richtig«, meint Krämer, der seinen Wein inzwischen ausgetrunken hat.

Die Meeresfrüchte werden gebracht, und – er hatte die Hoffnung schon aufgegeben – Hartenfels' erstes Hauptgericht, das Kalb.

Es ist unglaublich. So zart, so geschmackvoll, so butterweich. Hartenfels tunkt mit einem Stückchen Brot die Soße auf, um bloß nichts zu verschwenden. Das kann nicht allein der Hunger sein, das ist einfach perfekt. Irgendetwas hat der Koch mit diesem Fleisch angestellt, Kalb schmeckt doch sonst nach nichts. Hartenfels würde Krämer probieren lassen, aber das geht nicht, sein Teller ist leer. Und nun der Nachschlag.

Dann denkt Hartenfels, dass er zweimal Gerichte von Jungtieren bestellt hat, und ihn plagt der Anflug eines schlechten Gewissens.

»Was bekommst du als Nächstes?«, fragt er Krämer.

»Auch das Kalb«, antwortet er, und Hartenfels erkennt Gier in Krämers Augen, so starrt er auf Hartenfels' leeren Teller.

Er behält seine Vorbehalte bezüglich der Jungtiere lieber für sich.

»Verträgt sich der Wein eigentlich mit deinen Tabletten?«, fragt er stattdessen.

Krämer winkt ab. »Das ist mir egal«, sagt er, »ich lebe jetzt, und das will ich genießen.«

»Hast du schon einmal daran gedacht, dich vegetarisch zu ernähren?«

Krämer sieht auf und mustert Hartenfels. »Wie kommst du denn darauf?«, will er wissen.

»Nur so«, sagt Hartenfels, vor dessen innerem Auge Lämmer und Kälbchen auf der Wiese spielen.

»Es gibt tolle vegetarische Restaurants in Berlin«, sagt Krämer, »sogar vegane.«

»Tatsächlich?«

Krämer zählt ein paar auf, Hartenfels hat keinen der Namen jemals gehört. In diesem Moment trägt der Kellner sein Lamm auf.

Heute ist nicht der Tag, um sich das Fleischessen abzugewöhnen, denkt Hartenfels und schiebt sich einen großen Bissen in den Mund. Göttlich.

Krämer, der jetzt das Kalb hat, verdreht die Augen.

»Traust du Meister denn einen Mord zu?«, fragt Krämer, nachdem sein Teller nicht einfach leer, sondern spülmaschinensauber ist.

»Ach«, sagt Hartenfels, »einen Schriftsteller hatte ich noch nie.«

»Stimmt«, überlegt Krämer, »die sind in unserem Beruf selten.«

»Petersen lässt die DNA des Toten durchs System laufen. Vielleicht finden wir so etwas, wenn schon die Fingerabdrücke nichts hergeben«, sagt Hartenfels.

Irgendwie ist die Unterhaltung sprunghaft geworden, denkt er. Liegt bestimmt am Alkohol, noch ein Bierchen, danach ist Schluss.

Krämer wird sein Nachtisch serviert und dazu ein edelsüßer Wein, wie er erklärt. Hartenfels versteht bloß »Auslese«, fragt aber nicht nach. Er hat öfter gehört, dass Essen im Alter den Sex ersetzt, und möchte deshalb kein Aufheben machen. Er hat auch so schon viel zu wenig Sex.

Vielleicht reicht heute ein Glas Bier, denkt er und dreht das zweite in der Hand.

»Sag mal«, hört er Krämer, der seltsame kleine Bällchen aus Gott weiß was für Zutaten weggeputzt hat, »was hältst du eigentlich von Unger?«

»Von Unger?«

»Findest du nicht auch, dass sie immer dünner wird?«

Das hat Hartenfels selber bereits gedacht, doch er lehnt es ab, über jemand zu reden, der nicht da ist. Also brummt Hartenfels etwas, das alles bedeuten kann.

»Die isst bestimmt so gut wie nichts«, redet Krämer weiter.

»Im Gegensatz zu uns«, sagt Hartenfels und klopft sich auf den Bauch. Es wäre schön, das Thema damit zu beenden.

»Im Bett holst du dir bei der blaue Flecken.« Krämer trinkt seinen Wein aus und grinst.

Hartenfels hasst diese Art von Gesprächen. Er hat es schon oft erlebt, dass Männer über Frauen herziehen, sobald sie unter sich sind. Eigentlich ist es die Regel, denkt er. Dabei ist das, was Krämer gesagt hat, geradezu harmlos. Meist sind die Sprüche unter aller Sau.

Hartenfels hat da nie mitgemacht. Er kommentiert nicht einmal das Outfit von Frauen. Macht er bei Männern ja auch nicht.

Vielleicht ist das der Grund, warum er keine Freunde hat. Irgendwie ist Frauenbashing die Grundlage eines echten Männergesprächs.

Dann lieber keine Gespräche, denkt Hartenfels und lässt sich die Rechnung bringen, ohne noch etwas zu Krämer zu sagen.

»Kannst du mir bis morgen aushelfen?«, fragt Krämer.

Hartenfels fragt sich, ob Krämer überhaupt gemerkt hat, dass er auf seinen Spruch nicht reagiert hat.

»Klar«, sagt er und fügt hinzu, dass er noch mal zu Meister will. »Du kannst nach Hause fahren«, erklärt Hartenfels, nachdem er für sie beide bezahlt hat, »hol aber morgen gleich den Wagen ab.«

13. KAPITEL

Meister ist wieder zu Hause. Er hat eine lange Runde mit seinem Hund gedreht, wobei er statt in den Viktoria- bis zum Gleisdreieckpark gelaufen ist. Da ist es viel übersichtlicher und nicht so verwinkelt. Seit es dauernd schneit, gibt es jede Menge Wolken am Himmel, die den Vollmond verdecken, was vorher anders war. Vor dem Schneefall reichte das Licht, um mitten in der Nacht querfeldein über den Kreuzberg zu spazieren.

Meister betrachtet Zerberus, der sich viel gewälzt und jede Menge Schnee gefressen hat, eine Marotte von ihm. Hoffentlich pinkelt er nicht in die Wohnung, denkt er, dann fällt ihm auf, dass er schon seit zwölf Stunden nicht ein Wort zu Papier gebracht hat. Vielleicht jetzt? Es klingelt an der Tür, und Zerberus stürzt bellend in den Flur.

»Wir haben an der Hose des Toten das Parfüm Ihrer Freundin gefunden«, sagt Hartenfels, kaum dass er zu Atem gekommen ist.

Fünf Stockwerke ohne Aufzug sind gar nicht so ohne.

»Geh in den Korb!«, kommandiert Meister, weil Zerberus nicht aufhört, Hartenfels zu belagern, während er sich die Schuhe auszieht.

Zerberus ist ein dominanter Hund, es ist wichtig, ihm zu zeigen, wer der Erste in der Rangordnung seines Rudels ist. Sobald Zerberus meint, dass diese Rolle ihm gehört, dreht er durch.

»Haben Sie mich verstanden?«, fragt Hartenfels.

»Was haben Sie gefunden?«

»Parfüm von Ihrer Freundin«, wiederholt Hartenfels und fügt hinzu, dass das noch lange nicht alles ist.

»Was denn noch?«

»Ihre Freundin kannte den Toten.«

Meister setzt sich aufs Sofa, Hartenfels bleibt stehen.

»Weil an seiner Hose ihr Parfüm war?«, will Meister wissen.

»Weil man sie bei einem Italiener, der nicht weit von hier entfernt ist, zusammen gesehen hat.«

»Bei einem Italiener?«

»Ja.«

»Wann?«

»Gestern und vorgestern.«

Meister schweigt. Statt etwas zu sagen, betrachtet er seine Knie. Sein Kopf ist leer. Wie soll ich in diesem Chaos je wieder schreiben, fragt er sich. Dabei ist *nicht* zu schreiben keine Option. Wenn Meister nicht schreibt, entsteht in ihm eine Art Druck, der anfängt, alle seine Gedanken zu blockieren. Warum das so ist, kann er nicht erklären. Meister weiß nur, dass seine Vorstellungen von dem, was er schreiben will, übermächtig werden, wenn er sie nicht zu Papier bringt. Hält man ihn lange genug vom Schreiben ab, fühlt er sich wie ein Besessener. Besessen von seinen eigenen Figuren und Geschichten, Schreiben ist das einzige Ventil. Nachdem Meister geschrieben hat, ist eine Leere in ihm, die sich nur langsam füllt. Während er leer ist, ist er unbefangen und umgänglich, bis der Pegel von Neuem steigt. Im Augenblick sind alle Pegel überschritten.

Meister reibt sich die Stirn, weil er Kopfschmerzen bekommt. Wenn er nicht bald ein bisschen Ruhe findet, um seine Gedanken zu Papier zu bringen, wird aus den Kopfschmerzen eine Migräne. Das ist alles schon passiert.

»Bleiben Sie dabei, dass Sie dem Mann noch nie begegnet sind?«, hört er Hartenfels. So laut wie er klingt, fragt er nicht zum ersten Mal.

»Kannten sie sich gut?«, fragt Meister zurück.

»Der Wirt sagt, dass sie sehr vertraut miteinander waren. Waren Sie selbst einmal in diesem Lokal?«

»Ich gehe nicht aus.«

»Nie?«

»Nein. Und jetzt möchte ich gern allein sein«, sagt Meister.

»Sie machen sich Sorgen um Ihre Freundin?«

»Ja, ja.« Meister bemerkt selbst, wie mechanisch das klingt, aber er kann es nicht ändern.

»Eine letzte Frage.«

»Was denn noch?«

»Warum ist Evelyn Köhler nicht bei Ihnen gemeldet?«

»Ist sie nicht?«

»Nein.«

»Keine Ahnung, ich bin fest davon ausgegangen, dass sie angemeldet ist. Wir waren doch zusammen auf dem Bürgeramt. Post hat sie auch regelmäßig bekommen.«

»Haben Sie gesehen, dass sie sich angemeldet hat?«

»Wie meinen Sie das?«

»Waren Sie zum Beispiel mit im Zimmer?«

»Im Bürgeramt?«

»Ja.«

»Das weiß ich nicht mehr, und außerdem bitte ich Sie, zu gehen.«

»Ihr Handy hat sie auch nicht benutzt. Haben Sie dafür eine Erklärung?«

Meister steht auf, tritt direkt vor Hartenfels, der daran schuld ist, dass sich der Druck in seinem Kopf aufbaut und aufbaut. Natürlich springt Zerberus hoch und bellt. Meister verliert die Geduld, fasst Hartenfels am Arm und versucht, ihn aus dem Wohnzimmer zu schieben, was tatsächlich gelingt.

Eigentlich erstaunlich bei dem Klotz, aber vielleicht habe ich ihn überrascht, denkt Meister, nur nicht nachlassen und ab in den Flur. Meister braucht sich nicht einmal anzustrengen, so mühelos geht das, fast wie ein Tanz. Das hätte er schon viel früher machen sollen. Hätte er es früher gemacht, würde er sich besser fühlen. Meister bückt sich und hält Hartenfels die Schuhe hin.

»Anziehen«, befiehlt er, seine Stimme ein gewaltiger Sturm. Sogar Zerberus duckt sich und winselt. Hartenfels gehorcht, was bleibt ihm anderes übrig? Ein letzter Schub und der Mann ist aus der Tür, die Meister krachend zuwirft. Es tut ihm leid, dass Hartenfels bei seinen letzten Schritten gestolpert ist, doch es ist seine eigene Schuld. Ob er hingefallen ist?

Egal, denkt Meister, während er Zerberus zurück in seinen Korb scheucht.

Und jetzt schreiben.

14. KAPITEL

Unger sitzt neben Reschke im Wagen und betrachtet ihre Oberschenkel. Erst heute Morgen hat sie vor dem Spiegel gestanden und an sich Partien entdeckt, mit denen sie wohl nie zufrieden sein wird. Wie kann es sein, dass sie an den Hüften so unglaublich fett ist? Sie achtet wirklich auf ihre Ernährung, eigentlich tut sie nichts anderes. Manchmal hat Unger schon gedacht, dass sie zunimmt, sobald sie gutes Essen *riecht*. Wenn man etwas riecht, hat man schließlich Moleküle dessen, von dem der Geruch ausgeht, in der Nase. Das ist auch der Grund, warum sie einen großen Bogen um die Rechtsmedizin macht. Da stinkt es erbärmlich. Doch obwohl es in ihrer Küche duftet, unterscheidet sich der Mechanismus nicht. Unger fährt sich verstohlen über ihren Bauch, der flacher sein könnte. Manchmal denkt sie, dass sie einen Kübelarsch hat. Das sind die Tage, an denen es ihr schlecht geht. Heute geht es ihr ganz gut.

Stoßen ihre Oberschenkel im Schritt wirklich nicht zusammen? Unger greift nach unten und presst durch ihre Skinny-Jeans ihr Fleisch zusammen. Wenn sich das nicht nach Orangenhaut anfühlt, frisst sie einen Besen. Wo kommt die denn her? So schrumplig hat sie sich noch nie angefühlt. Kann man über Nacht Reithosen bekommen? Ungers Finger wandern von der Innenseite ihrer Oberschenkel nach außen und wiederholen die Prozedur. Eindeutig Zellulitis.

Dabei hat sie sich am Morgen erst gewogen und keinen Unterschied zu gestern festgestellt, aber das beruhigt sie nicht. Ihr Freund konnte sie genauso wenig beruhigen, weshalb er jetzt ihr Exfreund ist. Waagen gehen kaputt und ihr Exfreund hat gelogen. Unger erinnert sich an den Tag, an dem er sie verlassen hat. Es ist ein paar Monate her und inzwischen sieht sie besser aus. Wenn sie noch mit ihrem Ex zusammen wäre, wäre sie fett wie eine Kuh. Zum Glück hat sie einen stressigen Job, der alles von ihr fordert.

Wenn sie am Montag aus dem Haus geht, ist es, als würde sie in einen ICE einsteigen, der sie erst Freitagabend wieder ausspuckt. In der Zwischenzeit kann sie höchstens an Essen denken, was sie sowieso am liebsten tut. Sie kocht auch gern, aber nicht für sich, höchstens auf Vorrat. Was sie allerdings nervt, sind Nachbarn, die ihre Geschenke nicht wollen.

»Essen Sie mal selbst«, hat erst kürzlich jemand zu ihr gesagt, dem sie ein Stück ihrer berühmten Möhrensahnetorte angeboten hat. »Sie haben es nötig.«

Heute Morgen hat sie nichts gegessen, weil sie sich nicht entscheiden konnte, was ihr öfter passiert. Sie hat in ihren randvoll gefüllten Kühlschrank gestarrt und kleine Döschen und Tiegelchen herumgeschoben, sie geöffnet und daran geschnuppert, um irgendwann an die verdammten Moleküle zu denken, weshalb sie lachen musste. Natürlich weiß Unger, dass sie vom Geruch einer Olive nicht zunimmt. Andererseits steht sie offenbar kurz davor, sich einen Wolf zu laufen.

Das ist der Moment, an dem sich Unger wünscht, ihr Freund wäre noch da und sie könnte ihm trauen. Dann würde sie sich nackt vor ihn stellen und ihn fragen, ob es jene kleine Lücke zwischen ihren Beinen noch gibt, die ihr so wichtig ist. Obwohl er zum Schluss regelmäßig ausgeflippt ist, wenn sie ihm etwas gezeigt hat, was sie echt fertiggemacht hat. Als sie frisch verliebt waren, hat er ihr hundertmal am Tag gesagt, dass sie perfekt ist, wie sie ist, keine Dellen an den Schenkeln hat und nicht den Anflug eines Doppelkinns, weshalb sie nicht genug von ihm bekommen konnte. Irgendwann hat er sie bloß noch abblitzen lassen. Unger weiß nicht, wann alles gekippt ist. Inzwischen wiegt sie zehn Kilo weniger als an dem Tag, an dem er sie verlassen hat, und fühlt sich immer noch nicht richtig. Gibt es *richtig* überhaupt? Und wenn ja, braucht sie nicht jemand, der es ihr bestätigt? Dass sie richtig ist, kann sie sich nicht selber beweisen.

Unger träumt von einer Tasse Kaffee. Tee und schwarzer Kaffee sind ungefährlich und schön warm. Seit Winter herrscht, ist Unger dauernd kalt. Gestern Abend hat sie sich eine heiße Wanne eingelassen und darauf gewartet, dass die Hitze ihre Knochen erreicht. Es hat ziemlich lange gedauert. Es würde schneller gehen, wenn sie nicht so dick wäre. Wenn sie nicht so dick wäre, würde Duschen reichen.

Unger schielt zu Reschke, die neben ihr sitzt und sich aufs Fahren konzentriert. Ob sie sie fragen kann, was mit der Lücke zwischen ihren Oberschenkeln ist? Ihre Oberschenkel machen sie ganz verrückt. Sobald sie sich nur ein bisschen bewegt, spürt sie deutlich, dass Haut an Haut reibt.

Na gut, denkt sie, ich sitze und vielleicht ist das der Grund.

Unger überlegt, ob sie ihren Ex anrufen kann. Das hat sie schon mehrmals gemacht, zuerst hat er jedes Mal aufgelegt, dann ist er gar nicht mehr ans Telefon gegangen, obwohl sie ihre Rufnummer unterdrückt hat.

Wenn sie sich solche Sorgen wegen der Lücke zwischen ihren Oberschenkeln macht, hilft eigentlich nur zusätzliches Training, überlegt sie. Das Fleisch zwischen ihren Beinen muss straffer werden. Unger hat einen Crosstrainer und einen Stepper zu Hause. Blöderweise hat sie Baumann davon erzählt, der einen Fitnesswahn zu haben scheint, was sie nicht mag. Unger ist zwar sportlich und trainiert wie blöd, will aber keinen Hard Body. Zu unterscheiden, wo die Muskeln anfangen und das Fett aufhört, traut sie sich im Leben nicht zu.

Heute Abend gibt es Hüfte, Beine, Po und dazu Rohkost. Unger liebt Rohkost, weil sie beim vielen Kauen spürt, dass sie Kalorien verbrennt. Baumann hat ihr Eiweißdrinks empfohlen. Allein von diesem Wort dreht sich Unger der Magen um.

Reschke will in eine Pizzeria, Unger ist alarmiert. Wieso ist ihre Kollegin dann nicht mit Hartenfels mitgegangen? Hat sie nun Hunger oder nicht? Wo sind sie überhaupt? Unger erkennt den Koppenplatz, wenigstens hat Reschke sie wie versprochen fast bis nach Hause gebracht. Unger wohnt in der Torstraße, ein Katzensprung von dort, wo sie halten.

»Ich hab keinen Hunger«, sagt Unger und steigt aus.

»Da vorn«, Reschke zeigt auf einen Laden. »Früher gab es hier Burger, jetzt Pizza.«

»Ich bin hundemüde.«

»Na los«, sagt Reschke und klopft aufs Autodach, »nur ein Häppchen.«

Unger denkt an ihre Rohkost und die taffe Trainingseinheit, die ihr vorschwebt, während Reschke ununterbrochen weiterredet und erzählt, dass der Hamburgerladen damals »Fräulein Burger« hieß, was sie echt witzig fand. Inzwischen habe sie allerdings den Eindruck, dass fast alle Lokale in Mitte Pop-up-Restaurants seien, so schnell wie sie kommen und gehen.

»Mal sehen, wie lange es diese Pizzeria gibt«, meint sie.

Während sie Konversation macht, ist Reschke um den Wagen gelaufen, hat Unger untergehakt und zieht sie mit sich fort. Unger ist überrumpelt.

»Geh du vor«, sagt Reschke und schiebt sie ins Lokal.

Unger und Reschke sind noch nie zusammen essen gewesen. Unger hat es nicht gern, wenn ihr jemand beim Essen zusieht. Sie weiß auch nicht, was in sie gefahren ist.

Wieso bin ich bloß mitgegangen, fragt sie sich und betrachtet die Treppe, die in das Restaurant führt, das sich über mehrere Ebenen zu erstrecken scheint. Oben steppt der Bär, unten ist es leer.

»Nach unten?«, fragt sie und Reschke nickt.

Aus den Augenwinkeln sieht Unger einen Kellner, der zwei Pizzen serviert. Jede Pizza gleicht einem Wagenrad. Von einem LKW.

Sie bekommen die Karte und Reschke bestellt zwei Prosecco. Unger wird später zu Fuß nach Hause gehen. Was Reschke macht, ist ihr egal.

»Können wir uns eine Pizza teilen?«, fragt Unger.

»Klar«, antwortet Reschke, und Unger merkt, dass sie sie mustert.

Reschke wirkt angespannt, irgendwie wie auf Speed. Sie schiebt die Karte, die aus einem einzigen laminierten Blatt besteht, planlos herum, dann fummelt sie an der Kerze auf dem Tisch.

Unger überlegt, ob Reschke immer schon rote Haare hatte oder ob sie färbt. Keine Ahnung, denkt sie, was solls.

Sie nimmt die Karte und das Drama seinen Lauf. Natürlich kann sie sich nicht entscheiden, das kann sie nie, sobald sie etwas aussuchen muss.

»Was sollen wir bestellen?«, fragt Reschke, wobei sie mit den Fingern trommelt. Sie hat sich Unger gegenüber-gesetzt und die Karte endgültig weggeschoben.

Unger sagt nichts. Wie auch? Bei der Auswahl.

»Die mit Meeresfrüchten ist gut«, sagt Reschke.

»Ist die mit Knoblauch?«

»Glaub schon.«

»Dann lieber nicht.« Von Knoblauch bekommt Unger einen trockenen Mund. Sie hasst es, nachts wach zu wer-den, weil sie dabei ist, zu verdursten.

»Vielleicht eine Margherita?«

»Bisschen langweilig, oder?«

»Sag du was.« Reschke rubbelt sich die Stoppelhaare.

»Mal sehen«, sagt Unger und der Kellner, der den Pro-secco bringt, geht wieder weg.

»Prost«, sagt Reschke und hält ihr Glas hoch.

Unger stößt an und nimmt einen kleinen Schluck, Reschkes Glas ist fast leer.

»Tanzt du?«, fragt Reschke unvermittelt.

Unger blickt auf, eine komische Frage. »Sporadisch«, antwortet sie.

»Wir könnten nachher in Clärchens Ballhaus gehen, das ist gleich um die Ecke.«

Unger weiß, dass Clärchens Ballhaus gleich um die Ecke ist, sie wohnt schließlich in der Gegend. Was ist bloß los mit Reschke? Will sie jemand aufreißen und traut sich nicht allein?

»Jetzt noch?«, fragt Unger.

»Los«, sagt Reschke und schlägt mit der flachen Hand auf den Tisch, »ist doch noch früh.«

Unger schaut auf die Uhr, während sie anfängt, an einer Haarsträhne zu kauen, was sie gleich wieder sein lässt, schlechte Angewohnheit. 21 Uhr, aber sie haben ja noch nicht gegessen. Andererseits geht es bei Clärchen nicht vor 22 Uhr los.

Der Kellner kehrt zurück und Reschke bestellt eine Capricciosa, Unger ist ärgerlich und dankbar zugleich. Sie nippt an ihrem Prosecco, Reschkes Glas ist leer.

»Was wird da heute getanzt?«, fragt Unger.

»Lass mich überlegen«, Reschke legt die Stirn so tief in Falten, dass es übertrieben wirkt, »ich glaube Swing. Magst du Swing?«

Unger mag Swing und bekommt langsam kalte Füße. Das kann doch alles kein Zufall sein. Dass sie Swing tanzt, weiß jeder, der sie nur ein bisschen kennt. Im Clärchens war sie zwar lange nicht mehr, weil sie es da immer viel zu voll findet, aber auf der letzten Weihnachtsfeier hat sie Swing getanzt. Reschke war dabei. Wenn sie sich recht erinnert, war es sogar Reschke, die den DJ bequatscht hat, Swing zu spielen.

»Das weißt du doch«, sagt sie.

»Stimmt«, meint Reschke und schaut Unger an, »hatte ich vergessen.«

Wers glaubt.

Die Pizza wird gebracht und ist riesig. Reschke bestellt zwei weitere Prosecco, Unger interveniert, weil sie lieber einen Weißwein will. Außerdem ist ihr Glas längst nicht leer.

Von ihrer Pizzahälfte isst Unger nur den Belag und selbst Reschke lässt vom Rand das meiste übrig. Irgendetwas scheint ihr auf den Magen geschlagen zu sein. Statt angespannt wirkt sie auf einmal schweigsam und in sich gekehrt. Reschke schaut Unger überhaupt nicht mehr an, spielt mit einem Pizzarest.

»Komischer Fall, oder?«, fragt sie.

»Johannes Meister, ein unbekannter Toter und eine verschwundene Frau«, resümiert Unger und verspeist die letzten Oliven, die sie auf ihrer Hälfte findet. Viel mehr hätte sie gar nicht gebraucht.

»Glaubst du wirklich, dass er es war?«, fragt Reschke, während sie weiter ein Stück vom Rand der Pizza herumschiebt.

»Rein statistisch ist es wahrscheinlich«, sagt Unger und lehnt sich zurück, wobei sie ihre langen Haare hinter die Ohren klemmt.

»Stimmt«, sagt Reschke und sieht Unger direkt an.

Reschkes Augen sind tiefbraun, fast schwarz, und passen überhaupt nicht zu ihren roten Haaren.

»Clärchens Ballhaus?«, fragt Reschke, ohne den Blick abzuwenden.

»Ohne Partner?«, fragt Unger zurück.

Darauf zu hoffen, dass ein Traumprinz sie zum Tanz bittet, hat sie keine Lust. Beim Swing fordert zwar jeder jeden auf, aber Unger glaubt nicht an Wunder, gute Planung ist alles.

»Ich kann führen«, sagt Reschke und senkt den Blick, was irgendwie verlegen wirkt.

Unger denkt kurz an ihren Exfreund und die Stelle zwischen ihren Oberschenkeln, die sie verrückt macht. Sie hätte so gern wieder jemand, auf den sie sich verlassen kann. Sie mustert Reschke, ihre blasse Haut mit den vielen Sommersprossen und die viel zu große Nase.

»Lass mal«, sagt sie dann, »ich will nur noch nach Hause.«

15. KAPITEL

Was war das denn, fragt sich Hartenfels, während er durch den Innenhof Richtung Mehringdamm läuft, wo die U-Bahn fährt. Obwohl es ziemlich spät ist, sind die Straßen voll. Vielleicht ist gerade das Kino zu Ende, denkt er und weicht Passanten aus, die nicht ganz nüchtern wirken.

Meister von einer neuen Seite zu erleben, hat ihm nicht gefallen. Unverdächtig wirkt das nicht. Natürlich kann Hartenfels verstehen, dass der Schriftsteller sich angesichts der Ereignisse nicht im Griff hat, aber ihn so aus dem Haus zu scheuchen?

Ich wäre um ein Haar gegen die Wohnungstür geknallt, denkt er und reibt sich schon wieder die Knie. Ein Flurläufer hat seinen Ausrutscher, als er versuchte, der Tür auszuweichen, nicht wirklich gemildert. Der schwarze Höllenhund hat auch verrückt gespielt. Einmal in der U-Bahn, geht es zum Glück relativ schnell.

Hartenfels wohnt in Wilmersdorf, ganz in der Nähe einer roten Backsteinkirche, die den Namen »Kraftwerk Gottes« trägt. In der Wohnung angekommen, zieht er sich als Erstes die Schuhe aus. Sie sind in einem erbärmlichen Zustand. Hartenfels beschließt, sie mit Zeitungspapier auszustopfen, vielleicht hilft das ja. Seine Lederjacke wirft er achtlos über einen Stuhl. Dass seine Hose bis mindestens Wadenhöhe klamm ist, ist ihm egal.

Hartenfels steht in der Küche, die wie bei Meister in sein Wohnzimmer integriert ist, nur dass er sich in einer Art Miniaturausgabe aufhält, so eng ist es. Seine Wohnung verfügt noch über eine Galerie, auf der er schläft, und das war alles, einmal abgesehen von dem großen Balkon, der zur Straße hinausgeht. Hartenfels benutzt ihn selten, weil der Hohenzollerndamm ihm viel zu nah ist. Wenn er sich zu Hause aufhält, will er keinen Lärm.

Hartenfels macht den Kühlschrank auf und denkt, dass ein Würstchen immer gehe. Und dazu Kartoffelsalat von Pfennig, Senf ist auch noch da. Statt die Würstchen warm zu machen, isst er sie gleich aus der Büchse.

Während er systematisch eine Wurst nach der anderen vertilgt und dabei Kartoffelsalat direkt aus dem Eimerchen löffelt, schiebt er mehrere Geländekarten, die einen großen Teil des Tisches bedecken, hin und her. Es ist Mittwoch und am Freitag endet seine Rufbereitschaft. Also könnte er am Samstag oder Sonntag wandern gehen.

Er greift sich eine der Karten und betrachtet sie. Wandlitz, Liepnitzsee und Umgebung. Keine schlechte Idee, denkt er, nicht zu weit weg, was bei dem vielen Schnee von Vorteil ist. Außerdem war er lange nicht mehr da, dieses Jahr noch gar nicht. Hartenfels wandert gern, als Letztes hat er den Pilgerweg nach Wilsnack bewältigt. In Wilsnack gibt es zwar nichts Heiliges mehr, weil die Wunderhostien während der Reformation verbrannt worden sind, dafür ist es kein bisschen überlaufen.

Seit er seine Wanderkarten in den Fingern hat, ist Hartenfels ein anderer Mensch, der über Kleidung, passendes Schuhwerk und adäquate Kopfbedeckung nachdenkt, statt wie in Trance im Bürooutfit durch den Schnee zu laufen. Einzig seine Bärennatur verhindert, dass er sich regelmäßig erkältet.

Vielleicht schaffe ich es ja um Liepnitzsee *und* Hellsee, überlegt Hartenfels, er muss nur aufpassen, dass er einen sinnvollen Verbindungsweg findet. Bei seiner letzten Wanderung in der Gegend ist er glatt an der bescheuerten Autobahn gelandet, die nicht weit weg von den Seen mitten durch den Wald führt. Hartenfels hat keine Würstchen mehr, und der Kartoffelsalat ist ebenfalls alle. Mit seinen dicken Fingern, die er sich sorgfältig abgeleckt hat, fährt er schmale Waldwege und forstwirtschaftliche Straßen ab. So könnte es gehen. Wenn nicht, ist es auch nicht schlimm. Zurücklaufen kann man immer, obwohl ihm Rundwege natürlich lieber sind. Hartenfels macht sich ein Bier auf und trinkt es in einem Zug aus.

Es ist ja ein toller Zufall, dass der Tote, den Meister gefunden hat, ein Bekannter von dessen Freundin ist.

Petersen hält nichts von Zufällen, fällt ihm dann wieder ein. Zufälle gibt es nur, solange unser Wissen unvollständig ist, sagt er regelmäßig. Hartenfels hat seine Schwierigkeiten mit dem deterministischen Weltbild, das sich hinter dieser Ansicht verbirgt. Sein Weltbild ist anders, ohne dass er begründen könnte, warum. Manchmal denkt Hartenfels sogar, dass er die Lücken in der Abfolge von Ereignissen braucht, um weiterzukommen. Fast wie beim Wandern machen sie für ihn das eigentliche Abenteuer aus. Also packt er die Karten weg und beschließt, auf gut Glück den Verbindungsweg zwischen Liepnitzsee und Hellsee zu finden.

16. KAPITEL

Beim Frühstück, das aus einer Tasse Instantkaffee besteht, versucht Hartenfels, in Meisters Buch zu lesen. Einfach ist das nicht. Dabei geht es nicht um den Inhalt, sondern um Hartenfels' E-Book-Reader. Eigentlich muss er den Text lediglich von seinem Laptop an den Reader schicken, aber das klappt nicht. Hartenfels aktualisiert und aktualisiert das Ding, ohne dass es Meisters Buch findet. Er hat das schon öfter erlebt, manchmal hilft Ausschalten, was er tut. Nachdem Hartenfels den Reader wieder hochgefahren hat, findet er den Schwertmeister. Trotzdem ist Hartenfels frustriert. Er schaut auf die Uhr und steht auf, das hat eine gute Viertelstunde gedauert.

Schöne neue Welt, denkt Hartenfels. Ein Buch aus Papier hätte er in der Zeit bereits zur Hälfte gelesen. Na ja, fast.

Hartenfels blickt aus dem Fenster, sein Balkon versinkt im Schnee. Wenn er nicht wüsste, dass auf ihm ein Tisch und zwei Stühle stehen, könnte er nur raten.

Hartenfels kann sich nicht vorstellen, dass Meister sich sein Penthouse mit Büchern erwirtschaftet hat. Was ist mit seiner Freundin? Vielleicht hat sie ja Geld oder einer von den beiden hat geerbt.

Hartenfels wird klar, dass er mehr über die finanziellen Verhältnisse Meisters herausfinden muss. Geld ist ein Schlüssel, genauso wie Eifersucht. Indem Meister ihn aus der Wohnung geworfen hat, hat er in Hartenfels' Augen seine Unschuld verloren, auch abgesehen von seiner merkwürdigen Frisur. Meister steht mächtig unter Strom, Hartenfels würde zu gern etwas unternehmen, was diesen Druck erhöht. Er holt sein Handy aus der Jacke, die immer noch auf dem Sessel liegt, und ruft Baumann an.

»Sag mal, Baumann, kennst du dich mit Self-Publishing aus?«

Statt einer Antwort hört Hartenfels undefinierbaren Lärm.

»Was ist das denn für ein Krach bei dir?«, fragt er und muss brüllen, damit Baumann ihn versteht.

»Mein Kaffeeautomat«, gibt Baumann zurück, »fährt gerade hoch.«

Hartenfels stellt sich eine dieser riesigen Maschinen vor, die er schon oft in Bars und Restaurants gesehen hat. Es knackt ein letztes Mal, dann ist es still bei Baumann.

»Fertig?«, fragt Hartenfels.

»Bereit für den ersten Kaffee«, antwortet Baumann.

»Warte«, sagt Hartenfels, der eine neue Lärmorgie vermeiden will, »kennst du dich damit aus oder nicht?«

»Womit?«

O Gott, denkt Hartenfels, vielleicht sollte er Baumann doch seinen Kaffee trinken lassen, dann wiederholt er die Frage.

»Im Prinzip schon«, meint Baumann, »was willst du denn wissen?«

»Kannst du herausfinden, was Meister mit seinen selbst verlegten Büchern verdient?«

»Das ist schwierig.«

»Wieso?«

»Es gibt ja keinen Verlag, den ich anrufen könnte.«

»Ach so«, sagt Hartenfels, »aber der Provider könnte uns doch Auskunft geben, oder?«

»Du meinst den Betreiber der Plattform?«

»Genau.«

»Weißt du denn, welche Plattform Meister benutzt?«

»Amazon?«

»Vermutest du das oder bist du dir sicher?«

»Der Name ist jedenfalls gefallen.«

»Freiwillig rücken die bestimmt keine Daten raus.«

Da wird Baumann recht haben, denkt Hartenfels, während er in seinem Gedächtnis nach einer Information kramt, die ihm die Buchhändlerin im Kreuzberger Antiquariat gegeben hat, ohne dass er recht darauf geachtet hätte. Was hat sie bloß gesagt?

»Bist du noch dran?«, hört er Baumann, dessen Stimme erneut in einem Lärminferno untergeht. Der erste Kaffee.

»Ich denke nach«, schreit Hartenfels, was seine Bemühungen nicht gerade fördert. »Ich war gestern in einem Antiquariat und habe dort etwas aufgeschnappt. Wenn ich mich recht erinnere, veröffentlicht Meister seine Bücher nicht direkt bei Amazon«, sagt er und macht eine Pause.

»Wie ich schon gesagt habe – ich brauche einen Namen«, meint Baumann.

»Aber wenn du diesen Namen hast, könntest du etwas über Meister und seine Umsätze in Erfahrung bringen, oder?«, fragt Hartenfels.

»Wahrscheinlich. Versprechen kann ich nichts. Die Szene ist absolut neu für mich.«

»Für uns alle«, meint Hartenfels.

»Dann versuche ich mal herauszufinden, um was für eine Art Plattform es überhaupt geht«, sagt Baumann.

»Brauchst du nicht«, meint Hartenfels, »ich besorge dir lieber gleich die Telefonnummer.«

Bei der Buchhändlerin in der vollgestopften Buchhandlung war es doch ganz nett.

»Wenn du mich einsammelst«, fügt Hartenfels hinzu, bevor er auflegt. Anschließend geht er zum Tisch zurück und schnappt sich seinen Reader. Bis Baumann kommt, kann er lesen.

17. KAPITEL

Baumann ist das Nesthäkchen der 6. Mordkommission, so hat ihn zumindest Reschke genannt. Baumann hasst diesen Namen. Er ist zwar sowohl der Jüngste als auch der Neue, aber bestimmt kein Nesthäkchen. Baumann ist zur Polizei gegangen, weil ihm etwas an Gesetz und Ordnung liegt, da spielt sein Alter keine Rolle. Eigentlich wundert es Baumann nicht, dass ausgerechnet Reschke ihn so genannt hat. Die 6. Mordkommission ist für ihn eine Enttäuschung und Reschke ganz besonders. Vielleicht weiß er nur noch nicht genug über die anderen Kollegen, um sie ebenfalls enttäuschend zu finden.

Das fängt gleich oben an. Hartenfels, der sich um nichts zu kümmern scheint und dann wie aus dem Handgelenk Fälle löst, an denen sich seine Truppe die Zähne ausbeißt. Baumann würde es vorziehen, in diesen Lösungsprozess einbezogen zu werden, wie soll er sonst dazulernen? Hartenfels ist überhaupt schwer einzuschätzen. Tut er bloß kollegial und sieht in Wahrheit auf seine Mitarbeiter herab? Bestimmt ist er mit seinen Gedanken oft völlig woanders, vermutet Baumann, selbst wenn es keinen Fall gibt, den er gerade auf geheimnisvolle Weise löst.

Baumann setzt den Blinker und biegt in die Straße ein, in der Hartenfels wohnt. Auch im aktuellen Fall könnte er nicht sagen, was in dem Mann vorgeht. Da ist ihm Krämer lieber, von dem er *weiß*, dass er immer allein an sich denkt.

Gesetz und Ordnung sind keine Egoshow, sondern das glatte Gegenteil davon. Natürlich nur, wenn man konsequent ist. Baumann braucht bloß an die Clans in Neukölln zu denken, die die Polizei seit Jahren in Ruhe lässt, damit ihm die Galle hochkommt. Wenn man ganze Familien von der Strafverfolgung ausnimmt, geht doch alles vor die Hunde. Krämer passt allerdings ziemlich gut dazu. Baumann glaubt zwar nicht, dass er korrupt ist, aber abgestumpft. Jede Wette, dass es ihn überhaupt nicht stört, was da in Neukölln geschieht. Baumann ist erst kürzlich in Zivil durch die Hasenheide gelaufen und ihm wurden im Minutentakt Drogen aller Art angeboten. Am liebsten hätte er alle verhaftet, doch das darf er nicht. Einer Polizei, die das ausführende Organ einer rot-rot-grünen Regierung ist, sind die Hände gebunden. Seine Kollegen fahren Streife und schauen zu, sollten sie überhaupt jemand festnehmen, ist der in ein paar Stunden wieder frei. Wenn die Drogen erst legalisiert sind, womit Baumann jederzeit rechnet, brauchen sie sich um die Zustände in der Hasenheide oder im Görlitzer Park gar nicht mehr zu kümmern. Damit hätte Krämer gewonnen.

»Kein Stress«, hat er letztens gesagt, als Baumann angehalten hat, um vor einem Schulhof einen offensichtlichen Schuldealer hochzunehmen.

Andererseits ist Krämer noch harmlos. Am schlimmsten ist Reschke. Nicht weil sie ihn Nesthäkchen genannt hat, da steht er drüber. Reschke ist bei der Polizei *und* lesbisch. Baumann könnte kotzen, wenn er daran denkt. Wenn es stimmt, dass die Polizei immer auch ein Abbild der Gesellschaft ist, dann gute Nacht. Wie soll er sich mit einer solchen Truppe gegen all die Perversionen durchsetzen, die ihnen ständig begegnen? Fehlt bloß noch, dass er Transmänner als Kollegen hat, ohne es zu wissen. Dass Reschke Verständnis für Dinge hat, gegen die sie eigentlich vorgehen müsste, liegt doch auf der Hand. Baumann wird jedes Mal ganz anders, wenn er mit ihr zusammen ist, dienstlich, versteht sich. Es kann nicht jeder sein eigenes Süppchen kochen, es muss so etwas wie allgemein verbindliche Regeln geben, sonst versinkt alles im Sumpf. Wenn es nicht gelingt, die Gesellschaft vor Infiltrationen zu schützen, liegt es auch daran, dass die Polizei längst infiltriert ist. Was für eine perfide Strategie. Baumann ist kein Verschwörungstheoretiker, diese Typen kann er nicht leiden, aber er will, dass es in seinem beruflichen Umfeld sauber ist. Wenn Krämer mit seinem mangelnden Einsatz schon nicht sauber ist, was soll er dann von Reschke sagen? Die kann sich anstrengen, wie sie will, und bleibt doch ein Sargnagel für die innere Disziplin. Reschke ist eine Art Trojanisches Pferd, in dessen Bauch genau das steckt, was sie eigentlich bekämpfen müsste. Zum Glück sind weder Hartenfels noch Krämer schwul, jedenfalls nicht dass Baumann wüsste. Es gibt allerdings Schwule bei der Polizei, ein Unding.

Eine Weile hatte er gedacht, bei Unger andocken zu können, das ist jedoch genial danebengegangen. Sie scheint allgemein ein Problem mit Männern zu haben, vielleicht ist sie deswegen so dünn. Baumann möchte die Perversion, die sich dahinter verbirgt, gar nicht aufdecken. Warum musste Unger zur Polizei gehen? Sie hätte stattdessen Model werden können. Aber bestimmt ist sie dafür zu klein, denkt er.

Für Baumann steht fest, dass er in seinem Beruf nichts erreichen wird, solange es dabei bleibt, dass die Polizei ein Querschnitt der Gesellschaft ist, denn die Gesellschaft ist krank. Solange die Gesellschaft ein Sammelbecken von Abweichlern ist, muss die Polizei *anders* sein. Auch wenn der neue Präsident alles wieder rückgängig macht, wurden in den USA Transmenschen aus dem Militärdienst entfernt, was wenigstens ein Anfang war. In Deutschland wird das nie passieren, solange es bei den Parteien bleibt, die seit dem Zweiten Weltkrieg regieren. Zum Glück weiß Baumann, dass er mit seinen Ansichten nicht allein ist. Nur in der 6. Mordkommission ist er isoliert. Baumann hält in zweiter Spur, steigt aus und klingelt bei Hartenfels.

»Du glaubst nicht, worüber der Mann schreibt«, sagt sein Chef, kaum dass er sich zu ihm ins Auto fallen lässt.

Baumann ist alles andere als interessiert. Er war gestern zu lange im Fitnessstudio und spürt jeden Knochen. Aber er muss trainieren, ohne Training wird er hilflos und schwach. Baumann mustert seinen Chef aus den Augenwinkeln. Hartenfels' Schuhe haben Schneeränder und seine Hose auch, die Flecken, die auf der Lederjacke sind, mag er gar nicht zuordnen. Baumann ist besser angezogen, obwohl er immer das Gleiche trägt. Hose mit Hosenträgern, Jacke und darunter Muscle-Shirt, Schuhe – Hauptsache, schwarz und ganz bestimmt ohne Schneeränder. Baumann kann Hartenfels' Schuhe und Hose nicht ansehen, ohne dass es mit ihm durchgeht. Er schüttelt sich.

»Ist dir kalt?«, fragt Hartenfels, ohne eine Antwort zu erwarten, weil er gleich weiterredet, um von irgendeinem Buch zu erzählen.

Baumann setzt den Blinker und fährt los.

Seit er sich mit Hartenfels während einer Fahrt von Berlin nach Hamburg über Musik unterhalten hat, ist ihr Verhältnis einigermaßen entspannt. Hartenfels hört Gitarrenmusik, was Baumann für sein Alter recht in Ordnung findet. Lustig war, dass er Hartenfels erst einmal erklären musste, *dass* es Gitarrenmusik ist. Sein Chef schien den Begriff noch nie gehört zu haben. Seitdem gibt er ihm den einen oder anderen Tipp. Weil Baumann selbst andere Musik bevorzugt, werden sie sich auf Konzerten zum Glück nie begegnen.

»Soweit ich bis jetzt gelesen habe, geht es bei Meister um ein Volk, das einen Anführer mit magischen Kräften hat. Dieser Anführer besitzt ein Schwert, das Menschen in eine andere Dimension versetzen kann.«

»Wie das denn?«, fragt Baumann, um ein bisschen Interesse zu bekunden.

»Tja, das ist der Knaller«, sagt Hartenfels und klatscht in die Hände. »Jemand muss sterben, damit ein anderer Mensch verschwindet.«

»Verschwindet?«

»In diese andere Dimension, sagte ich gerade.«

»Und was ist das für eine Dimension?«

»Das ist doch egal, Baumann. Erkennst du die Parallele denn nicht?«

»Welche Parallele?«

»Jemand stirbt und jemand anderes verschwindet. Das ist genau das, was mit Meisters Freundin passiert ist. Sie ist weg und ein Toter ist zurückgeblieben.«

Dann sollten wir in Zukunft lieber Bücher lesen, statt zu ermitteln, denkt Baumann.

Hartenfels scheint selber in einer anderen Dimension zu sein. Er wirkt wirklich mitgenommen, irgendwie übernächtigt und aufgekratzt zugleich. Dunkle Ringe unter den Augen, gestikuliert wild, fuchtelt mit den Händen, während er weiter von diesem Anführer redet, der »Schwertmeister« heißt.

»Nächste Woche spielen die Rival Sons im Huxleys«, versucht Baumann den Redefluss seines Chefs in eine andere, weniger spekulative Richtung zu lenken.

»Rival Sons?«, fragt Hartenfels und wischt sich über das Gesicht, was wirkt, als würde er erst jetzt richtig wach.

»Die wirst du lieben«, sagt Baumann.

»Ja?«

»Bestimmt. Jede Menge Gitarren und ein Sänger wie von Led Zeppelin.«

Baumann weiß, dass sein Chef eine Schwäche für 60er-Jahre-Bands hat, wofür selbst Hartenfels eigentlich zu jung ist. Falls das überhaupt geht, so alt, wie er aussieht.

»Wie Robert Plant?« Hartenfels hat die Augen aufgerissen und die Stirn in tiefe Falten gelegt, was ungläubig *und* interessiert wirkt. Außerdem hält er endlich die Hände still.

»Die haben schon als Vorgruppe von Aerosmith in der Waldbühne gespielt.«

»Auch nicht schlecht«, meint Hartenfels, was Baumann bezweifelt.

Aerosmith sind ihm zu oldschool. Die Tournee, auf der die Rival Sons sie begleitet haben, war nicht umsonst ihre letzte. Hoffentlich.

Hartenfels scheint ebenfalls auf einer Abschiedstour zu sein, denkt Baumann, als er merkt, dass sein Chef schon wieder über Meisters Buch redet. Abschied von der Realität. Einer Realität, die Baumann in Form des neu einsetzenden Schneefalls einholt, der den Verkehr noch vor den Yorckbrücken zum Erliegen bringt.

Ohne weiter auf Hartenfels zu achten, macht Baumann das Radio an. Am besten Star FM, die spielen Musik, wie sein Chef sie mag, Baumann kann damit leben. Und so kommt es, dass er mit Hartenfels zu infernalischem Rock langsam Richtung Kreuzberg schleicht und das Schweigen genießt.

Als sie die Hagelberger Straße erreichen, ist es fast Mittag. Baumann klingeln die Ohren, Hartenfels wirkt vergnügt, schlägt, obwohl das Radio aus ist, irgendeinen Takt mit. Dann wuchtet er seinen schweren Körper aus dem Wagen und geht die wenigen Schritte zum Antiquariat vor. Ein Glockenspiel begleitet seinen Einmarsch, und Baumann denkt, dass jeder Ladenbesitzer bei Hartenfels' Anblick Angst bekommen muss. Er füllt fast das ganze Geschäft aus, das allerdings so gut wie keinen freien Platz bietet, Baumann passt kaum noch neben ihn.

Baumann kann sich nicht vorstellen, wie eine solche Buchhandlung überlebt. Er wirft einen Blick auf den

Inhalt der Regale, die vollgestellten Tische, setzt beides in Beziehung zur Verkaufsfläche, schätzt die Miete und erhält als Ergebnis verheerende Zahlen. Die Inhaberin muss permanent am Abgrund stehen.

Baumann bemerkt, dass sich ihre Augen kurz weiten, als er und Hartenfels den Laden betreten. Dann lächelt sie, Hartenfels lächelt auch.

Die zwei halten viel zu lange Blickkontakt, denkt Baumann, was geht denn hier ab?

Als die Buchhändlerin sich erhebt, sticht ihm ins Auge, dass sie ganz schön füllig ist. Ist es das, was Hartenfels gefällt? Baumann achtet fanatisch auf sein Gewicht, hat ein Abo fürs Fitnessstudio und kann sich eine solche Vorliebe nicht einmal vorstellen. Immerhin ist die Frau, die für ihn so alt wie sein Chef aussieht, was nichts heißen muss, da Baumann ab 30 keinen Unterschied mehr macht, von oben bis unten schwarz gekleidet. Die ebenfalls schwarzen Haare hat sie in einem Knoten nach hinten gebunden.

Vielleicht mag Hartenfels ja die Frisur, hofft Baumann.

»Haben Sie das E-Book erhalten?«, fragt die Buchhändlerin und Hartenfels nickt, während er sich gemeinsam mit Baumann vorwärtskämpft, darauf bedacht, keine Bücher umzuwerfen.

»Ich habe sogar schon darin gelesen«, sagt er und steht jetzt fast vor ihrem Tresen.

Baumann fleht den Himmel an, dass er nicht noch einmal den Inhalt wiedergibt.

Manche Gebete werden erhört.

»Ich wollte Sie etwas zu einer Sache fragen, über die wir gestern geredet haben und die mir nicht ganz klar geworden ist«, sagt Hartenfels und sieht sich um.

Wahrscheinlich sucht er einen Stuhl oder Sessel, was es beides nicht gibt. Wo auch?

»Was kann ich für Sie tun?«, fragt die Buchhändlerin und rückt ihre Brille zurecht, die ebenfalls schwarz ist, wie Baumann anerkennend feststellt.

Er hat selbst so ein Teil, trägt es aber selten, weil er ausgezeichnet sieht. Wenn er die Brille aufhat, kommt das allerdings cool rüber. Ein bisschen wie Clark Kent in Zivil.

»Wir sprachen doch über E-Books im Selbstverlag, erinnern Sie sich?«

Die Frau nickt, und Baumann registriert, dass ihr Lächeln eine Spur dünner wird.

Was hat sie denn gedacht, weshalb wir hier sind, fragt er sich.

»Sie sagten, dass Sie in der Regel solche E-Books nicht besorgen können.«

»Nur so wie Sie«, wirft die Buchhändlerin ein.

»Wie meinen Sie das?«

»Als Endverbraucher. Bei selbst verlegten E-Books ist kein Zwischenhändler, also jemand wie ich, vorgesehen.«

»Stimmt.« Hartenfels fährt sich mit der Hand durchs Gesicht, reibt sich die Augen. »Sie sagten, dass Sie daran nichts verdienen.«

Wieder nickt die Frau, deren Lächeln fast verschwunden ist.

Baumanns Blick wandert von ihr zu Hartenfels und zurück. Er könnte schwören, dass es knistert. Da herrscht eine große Spannung zwischen den beiden, obwohl das, was sie reden, unglaublich langweilig ist. Jedenfalls für Baumann.

»Aber dann waren Sie so nett und haben mir doch das E-Book besorgt.« Hartenfels klingt derart begeistert, als wären gerade Ostern und Weihnachten auf einen Tag gefallen, seine Stimme ist ganz rau.

»Stimmt«, sagt die Frau und greift sich an den Knoten, zu dem sie ihre Haare geschlungen hat.

Hartenfels schweigt und Baumann vermutet, dass ihn irgendetwas, was die Buchhändlerin macht, gefangen nimmt.

Vielleicht lag ich mit den Haaren richtig, denkt er und bemerkt, dass die Frau auf einmal verlegen wird. Sie fängt an, verschiedene Dinge auf ihrem Schreibtisch herumzuschieben, ohne wirklich hinzusehen.

»Und es war die Rede von einer Plattform, über die Meister verlegt«, sagt Hartenfels, nachdem er sich geräuspert hat, was aber nichts bewirkt hat. Er klingt weiter heiser.

»Und?«, kommt die Antwort genauso zeitverzögert, und Baumann fragt sich, was wohl in den Pausen geschieht.

»Können Sie mir den Namen dieser Plattform nennen?«, fragt Hartenfels.

»Moment«, sagt die Frau und widmet sich ihrem PC. »Bei Amazon steht, woher die E-Books stammen«, kommentiert sie, was sie gerade macht.

Es ist still im Antiquariat, außer dem leisen Geräusch, das angeschlagene Tasten erzeugen, hört Baumann nichts. Alle scheinen den Atem anzuhalten.

Mein Gott, denkt er, als würde eine Bombe entschärft.

»Mybook«, hört er die Buchhändlerin sagen.

»Mybook?«, wiederholt Hartenfels.

»Habe ich noch nie gehört«, erklärt sie ihm, eine Hand wieder an ihrem Haarknoten.

Wenn Hartenfels darauf steht, hat sie ihn ganz schön an der Angel, denkt Baumann und verkneift sich ein Grinsen.

»Dann können Sie sicher auch keine Verkaufszahlen sehen?«, will Hartenfels wissen.

»Leider nein«, sagt die Frau und schaut auf.

»Und wer hätte die?«

»Der Autor?«

Zwei Dinosaurier, die sich auf Tinder unterhalten, denkt Baumann.

»Der Betreiber der Plattform«, wirft er ein und der Zauber erlischt.

Es ist, als würden Hartenfels und die Buchhändlerin aus einer mitteltiefen Trance erwachen. Beide starren Baumann an, als hätten sie vergessen, dass außer ihnen noch jemand im Laden ist. Hartenfels räuspert sich erneut und die Buchhändlerin setzt sich hin.

»Moment mal«, sagt die Frau und fängt an, in einer Schublade zu suchen, »ich glaube, ich müsste irgendwo ein neues Prospekt über Fantasybücher haben. Das interessiert Sie doch sicher, oder?«

Fantasy? Baumann fasst es nicht. Fehlt nur, dass sein Chef »Ja« sagt.

Sie bringt ein kleines Heft zum Vorschein, das sie Hartenfels hinhält, aber so, dass er einen Schritt in ihre Richtung machen muss, um es zu nehmen.

Zu Baumanns grenzenlosem Erstaunen macht Hartenfels den Schritt, der ihn unmittelbar vor den Tresen befördert. Genau in dem Moment, in dem er das Heft greifen will, streckt die Buchhändlerin ihren Arm aus und Hartenfels und ihre Hand berühren sich, das Heft hingegen fällt zu Boden. Was dazu führt, dass beide nach ihm suchen und zweifellos weiter zusammenstoßen.

Baumann kann überhaupt nicht mehr hinsehen.

Außerdem fragt er sich, ob Hartenfels und er wirklich nach Kreuzberg gefahren sind, um einen Prospekt zu bekommen? Und was ist mit der Telefonnummer? Na ja, denkt Baumann, wenigstens haben wir jetzt einen Namen.

Mybook.

18. KAPITEL

Vor dem Antiquariat fragt Hartenfels sich, warum Baumann wohl so schlecht gelaunt ist. Eigentlich müsste er selbst es sein, der schlecht gelaunt ist. Hartenfels schaut auf die Uhr. Es ist 13 Uhr und er hat, wenn er die Würstchen als Mahlzeit rechnet, seit 13 Stunden nichts gegessen. Waren die Würstchen eine Mahlzeit? Hartenfels befürchtet es. Also muss er noch drei Stunden durchhalten, sein Magen ist ein schwarzes Loch. Doch statt schlecht gelaunt zu sein, schlendert er ein paar Schritte Richtung Straße, dreht sich dann einfach um. Die Buchhändlerin steht tatsächlich direkt hinter ihrer Ladentür. Hartenfels hebt kurz die Hand und lässt sie fallen, er will sich ja nicht lächerlich machen. Sie winkt zurück. Wenn das ein Test war, hat sie ihn bestanden.

»Und jetzt zu Meister«, sagt Hartenfels zu Baumann und dirigiert ihn zum Hofgarten.

»Was wollen wir da?«, fragt Baumann, nachdem er den Wagen ordentlich verriegelt hat.

»Ich muss ihn unbedingt zu seinem Buch befragen, das, was Meister schreibt, geht mir nicht aus dem Kopf. Hab ich doch erzählt.«

Hat er richtig gesehen, und Baumann verdreht die Augen?

»Willst du schon zurück?«, fragt Hartenfels.

»Wie du meinst, Chef.«

»Komm lieber mit«, entscheidet Hartenfels, »und tu mir einen Gefallen. Geh bei Gelegenheit die Treppe nach oben und versuch, einen Blick in den Raum zwischen Bade- und Schlafzimmer zu werfen. Den hat Meister mir nicht gezeigt.«

»Welche Treppe?«, fragt Baumann und Hartenfels erklärt es ihm, deutet dann in einen Innenhof, an dem sein Kollege glatt vorbeigelaufen wäre. Dabei ist er riesig.

Baumann scheint es nichts auszumachen, fünf Stockwerke nach oben zu klettern. Hartenfels hat ganz schön lange am Aufzug gewartet. Immerhin bestand die Hoffnung, dass Meister ihn nach unten schickt, aber keine Chance. Während sie Stufe um Stufe nehmen, bellt Zerberus das ganze Haus zusammen, was wahrscheinlich niemanden stört. Weil manche Türen offen sind, erkennt Hartenfels, dass hier fast alle Wohnungen leer stehen. Er sieht eingerissene Wände, freigelegte Decken und tatsächlich eine Betonmischmaschine. Der Hausflur ist so schmutzig, dass Hartenfels die Holzsplitter, die überall herumliegen, erst nach einer Weile auffallen. Zerberus bellt und bellt.

Guter Junge, denkt Hartenfels und klopft an der Tür zum Penthouse.

Es dauert lange, bis geöffnet wird, weshalb Hartenfels vermutet, dass Meister seinen Hund vom Flur zurück ins Wohnzimmer und in sein Körbchen schafft. Als Meister endlich erscheint, ist er kaum wiederzuerkennen. Die Haare gegelt und nach hinten gekämmt, was sie zwar nicht voller macht, aber weniger struppig, trägt er eine Art schwarzen Morgenmantel, auf dem sich lauter seltsame Zeichen befinden. Hartenfels erkennt Runen und Symbole, die ihm nichts sagen, jedoch bedeutungsvoll wirken.

Das Teil kann Meister unmöglich irgendwo gekauft haben, denkt Hartenfels, das hat er selbst gemacht. Oder seine Freundin. Meister fragt, ob es Neues über Evelyn gibt.

»Leider nein«, sagt Hartenfels und stellt Baumann vor. »Dürfen wir hereinkommen?«, schließt er.

Meister tritt einen Schritt zur Seite und Hartenfels sieht, dass er in der Hand, die bis jetzt von der Tür verborgen war, ein Schwert hält, das alt und echt zu sein scheint.

Mein Gott, denkt er, wo sind wir denn hier hineingeraten?

Er tut so, als hätte er nichts bemerkt, und Meister geht voraus ins Wohnzimmer, wo er das Schwert gegen eins der Sofas lehnt.

»Lassen Sie die Schuhe an«, sagt er über die Schulter, »Zerberus hat sowieso alles verdreckt.«

Was stimmt. Hartenfels ist erstaunt, welches Chaos ein Hund anrichten kann. Der Fußboden ist voller Wasserflecken, wahrscheinlich geschmolzener Schnee, sowie Holz-stückchen und Erde.

»Wo kommt denn das alles her?«, fragt er Meister.

»Zerberus hat wieder gegraben«, sagt Meister und setzt sich auf das Sofa, an dem das Schwert lehnt.

»Aber er hat doch nicht …?«, fragt Hartenfels unwill-kürlich.

»Was?«

»Noch eine Leiche?«

»Nein, nein«, winkt Meister ab, »bloß irgendeinen Ast, der ihn völlig verrückt gemacht hat.«

»Ein Ast?«

»So ein langes Teil, das selbst für ihn viel zu schwer war. Er hat es trotzdem bis nach oben geschleppt. In den Auf-zug hat es nämlich nicht gepasst.«

»Wo ist der Ast jetzt?« Hartenfels sieht sich um und ihm fällt auf, dass der Kamin brennt.

»Wahrscheinlich hinter dem Sofa da.« Meister weist auf das Möbel, auf dem Hartenfels Platz genommen hat, und Hartenfels wirft einen Blick über die Schulter.

Stimmt, denkt er, da liegt mitten vor einem der Fenster ein gewaltiger Knüppel. Daher also der Dreck im Trep-penhaus und in der Wohnung.

»Ist das Zedernholz?«, fragt Hartenfels.

»Keine Ahnung«, sagt Meister.

»Und wie kommt das Ding ins Wohnzimmer?«

»Er wollte den Stock nicht abgeben«, sagt Meister und zuckt die Achseln.

»Zerberus?«

Meister nickt.

»Wo hat er den Stock gefunden?«

»Im Viktoriapark, wo sonst?«

»Die Stelle will ich sehen.«

»Sind Sie verrückt? Ich laufe da bestimmt nicht gleich wieder hin.«

»Dann sagen Sie mir wenigstens, wo ungefähr ich suchen muss.«

»Da, wo wir gestern die Leiche gefunden haben, vielleicht noch ein bisschen näher am Denkmal, würde ich sagen. Aber Sie müssen sich beeilen. Es hört ja einfach«, Meister schaut aus dem Fenster, »nicht auf zu schneien.«

»Gut«, Hartenfels schlägt sich mit beiden Händen auf die Knie, »vorher noch kurz zu Ihren Büchern. Sind Sie der Schwertmeister?«

Meister lächelt irritiert, schüttelt den Kopf. »Der Schwertmeister?«, fragt er zurück, sein rechtes Auge zuckt.

»Na, so, wie Sie sich angezogen haben, und nach dem, was Sie schreiben, komme ich zu der Ansicht, dass Sie das, was Ihrer Freundin passiert ist, längst vorausgesehen haben.«

»Wie bitte?« Meister ist im Begriff, aufzustehen, Zerberus wird unruhig.

»Sie beschreiben doch in Ihren Büchern eine Art magische Praxis, die dazu dient, einen Menschen in eine andere Dimension zu versetzen, habe ich das richtig verstanden?«

»Schon«, sagt Meister und lehnt sich wieder zurück.

»Dabei stirbt gleichzeitig jemand«, fährt Hartenfels fort.

»Und Sie meinen, dass ich das gestern mit meiner Freundin und dem Toten gemacht habe?«, fragt Meister.

»Die Idee drängte sich mir auf.«

Da beugt sich Meister vor und lacht. Er lacht so lange, dass Hartenfels bereits befürchtet, es könnte sich um etwas anderes als Lachen handeln.

»Das ist nicht Ihr Ernst«, bringt Meister in genau dem Moment hervor, in dem Hartenfels aufstehen will, um nach ihm zu sehen. Obwohl er sich Tränen aus den Augen wischt, zittert Meister.

»Darf ich Ihre Toilette benutzen?«, fragt Baumann.

Hartenfels findet den Augenblick unpassend, jetzt, wo Meister so aufgewühlt ist, aber er kann es nicht ändern.

Mensch, Baumann, denkt er, schlechtes Timing.

Meister nickt, wobei er in seinem Umhang nach einem Taschentuch sucht, putzt sich damit die Nase. Seine Hände zittern weiterhin.

»Was ist so lustig?«, fragt Hartenfels.

»Das ist doch bloß ein Buch«, sagt Meister.

»In dem Sie genau beschreiben, was gestern passiert ist.«

»Sie glauben also, dass meine Freundin in einer anderen Dimension ist, oder was?« Meister klingt ärgerlich, ein paar Strähnen sind ihm in den Mund geraten und er wischt sie beiseite, streicht seine Haare zurück.

»Was glauben Sie?«

»Dass Sie verrückt sind«, sagt Meister.

Wer hier verrückt ist, wird sich noch zeigen, denkt Hartenfels.

Dann sieht er, wie sich der zugleich belustigte und verängstigte Autor, der lacht, weint und zittert, in seiner Sofaecke aufrichtet und ihn mit fast schwarzen Augen fixiert. Draußen bricht die Sonne aus den Wolken und spiegelt sich in Meisters Pupillen, was Hartenfels zurückfahren lässt. Meister muss irgendwelche Kontaktlinsen tragen, so werfen seine Augen das Licht zurück.

Er *ist* der Schwertmeister, denkt Hartenfels.

»Wir sollten gehen, Chef.« Baumann ist zurück.

»Den Stock nehmen wir mit«, sagt Hartenfels.

»Warum das denn?«, fragt Meister.

»Weil es sich bei ihm um die Tatwaffe handeln könnte, ist Ihnen das überhaupt nicht in den Sinn gekommen?«

Weil Meister nicht antwortet, steht Hartenfels auf und geht einen Schritt in Richtung Knüppel, wobei er schon die Hand ausstreckt.

Da stürzt Zerberus aus seinem Körbchen und schnappt nach ihm. Hartenfels hört Zähne aufeinanderschlagen, ein scharfer Laut, der ihn auf der Stelle bewegungslos macht. Zerberus lauert mit gesenktem Kopf vor ihm und knurrt, das Fell auf seinem Rücken ist gesträubt. Aus den Augenwinkeln bemerkt Hartenfels, dass Baumann seine Waffe zieht.

»Nicht«, sagt er leise und geht einen Schritt rückwärts, Zerberus knurrt weiter.

Und jetzt, fragt sich Hartenfels. Sich umdrehen und dem Hund den Rücken zuwenden, wird er ganz bestimmt nicht.

»Zerberus!« Die Stimme kommt aus dem Nichts, und Hartenfels beobachtet Meister, der sein Schwert gepackt hat und sich in seinem schwarzen Umhang mit den aufgestickten Hieroglyphen aus dem Sofa stemmt. Zerberus wirbelt herum, sieht dann das Schwert und kriecht winselnd zurück in sein Körbchen.

Der Hund ist auf das Schwert abgerichtet, schießt es Hartenfels durch den Kopf.

Er zieht sich einen Einweghandschuh über, hebt schnell den Stock auf und geht. Baumann, der noch immer die Pistole in der Hand hält, folgt ihm.

19. KAPITEL

»Chef«, Baumann befindet sich mit Hartenfels im Innenhof, »das musst du dir selbst ansehen.«

»Was?«, Hartenfels hält den Stock in der Hand und scheint nicht zu wissen, was er mit ihm anfangen soll, sein Blick wandert umher.

»In dem Zimmer sind lauter Bilder, riesige Bilder.«

»Und?«

»Meister ist gar kein Schwertmeister oder wie das heißt. Er ist ein Henker.«

»Ein Henker?«

»Auf diesen Bildern köpft er Menschen. Sie halten genau den Moment fest, in dem sein Schwert einen Kopf von den Schultern schlägt. Blut spritzt und alles.«

»Er *köpft* sie?«, fragt Hartenfels. »So weit habe ich nicht gelesen.«

Baumann berichtet weiter, dass es auf den Bildern stets eine dritte Gestalt gebe, die wie in Nebel gehüllt über dem Boden schwebt.

»Hast du mal ein Foto von Meisters Freundin gesehen?«, wirft Hartenfels ein.

»Flüchtig. Aber ja«, überlegt Baumann, »das könnte sie sein. Die Person, die da in die Luft steigt, ist auf jeden Fall weiblich und hat Gesichtszüge, die passen. Ziemlich ernst und streng, würde ich sagen.«

»Und was ist das für eine Person, die geköpft wird?«

»Ein Mann, eindeutig. Da war allerdings nirgendwo ein Gesicht zu erkennen. Die abgeschlagenen Köpfe sind immer so gemalt, dass man sie nicht von vorne sieht, wenn ich mich richtig erinnere.«

»Das schauen wir uns noch genauer an«, sagt Hartenfels, »jetzt gehen wir erst einmal das Loch suchen, das der verdammte Hund gegraben hat, und sichern es. Wenn wir das nicht tun, findet die Spurensicherung überhaupt nichts mehr.«

Hartenfels hält den Stock hoch, marschiert die wenigen Meter zum Wagen und verstaut ihn im Kofferraum, nachdem er ihn mit ein paar Plastiktüten notdürftig gesichert hat.

Gut, dass ich einen Kombi habe, denkt Baumann und steigt ein.

Hartenfels sagt ihm, wie er fahren soll, und schon sind sie da, verlassen das Fahrzeug, stapfen durch den Schnee.

»Moment«, sagt Baumann nach wenigen Schritten, so geht das nicht.

Er läuft zum Wagen zurück und holt Springerstiefel hervor, die er gegen seine Lederschuhe tauscht. Hartenfels verzieht keine Miene. Er scheint gar nicht zu wissen, was für Schuhe er selbst trägt.

Daher also die Schneeränder, denkt Baumann, während sie an den Tiergehegen vorbei Richtung Freifläche laufen.

Der Aufstieg ist kurz, aber mühsam. Es schneit ohne Unterbrechung, und Flocken nehmen ihnen die Sicht.

»Wo sollen wir suchen?«, fragt Baumann. Die Bilder bei Meister haben ihn aufgerüttelt. Er versteht inzwischen, dass Hartenfels nach ein paar Sätzen, die er in dessen Buch gelesen hat, so aufgeregt war.

»Meister hat gesagt, ganz oben«, sagt Hartenfels und zeigt auf das Denkmal, das alles überragt.

Die Sonne bricht durch und beleuchtet das Schneetreiben. Hartenfels und Baumann laufen weiter, weniger angestrengt jetzt, weil sie die steilste Stelle der Wiese hinter sich haben. Baumann dreht sich um und blickt zurück. Die Schneedecke glitzert im Licht, und er schließt, von der Helligkeit geblendet, kurz die Augen. Als er sie wieder öffnet, fällt sein Blick auf eine Polizeiabsperrung, die fast im Schnee versinkt.

Da lag die Leiche, denkt Baumann.

Hartenfels ist schon ein Stück voraus und Baumann hört ihn fluchen. Was ist denn los? Er legt ein paar Laufschritte ein, die ihm in seinen Springerstiefeln schwerfallen, und schließt auf. Rings um sie herum ist die Schneelandschaft unversehrt. Es gibt kein Loch, das der verdammte Hund gegraben haben könnte.

»Ob das Loch zugeschneit ist?«, fragt er Hartenfels, der nicht reagiert. »Irgendetwas müsste man doch sehen«, fährt Baumann fort.

»Los, komm«, sagt Hartenfels und geht noch ein Stückchen weiter, so hoch, dass er den ganzen Park im Blick hat.

Aber da ist nichts aufgewühlt, überall ist unberührter Schnee. Schnee über Schnee, der alles bedeckt, dunkel und matt nun wieder, weil Wolken vor die Sonne ziehen.

»Der verarscht uns«, sagt Hartenfels und dreht sich um, rennt in großen Sätzen nach unten, Baumann hat Mühe, ihm zu folgen.

Zurück am Auto, lässt er die Springerstiefel einfach an, kann nicht schaden bei dem, was sie wahrscheinlich vorhaben.

Kaum dass Baumann angehalten hat, ist Hartenfels schon aus dem Wagen, hastet in den Innenhof und von da zum Aufgang, der in Meisters Penthouse führt. Obwohl sie nicht geklingelt haben, schlägt der Hund an.

Nicht schon wieder, denkt Baumann und tastet unwill-
kürlich nach seiner Pistole. Dann denkt er, dass es immer
wieder unbegreiflich ist, zu welchen Energieleistungen
Hartenfels in der Lage ist. Die letzten Stufen nehmen sie
mit einem Sprung und hämmern an die Tür. Als sie sich
endlich öffnet, ist das Gebell verstummt und nur Meister
zeigt sich.

Der Henker erscheint, denkt Baumann, dem die grauen-
vollen Bilder nicht aus dem Kopf gehen. Sie haben etwas
ausgestrahlt, das sich ihm eingeprägt hat.

Gewalt und Verklärung, denkt er, eine unselige
Mischung. Eine Mischung, die schon immer Mord und
Totschlag hervorgebracht hat.

»Im Namen des Herrn«, flüstert Baumann, der in Meister mittlerweile eine Art bewaffneten Jesus sieht, der Menschen erschlägt, um andere in den Himmel auffahren zu
lassen.

Stoff für eine schwarze Messe, denkt er.

»Da ist kein Loch«, blafft Hartenfels, immerhin atmet
er schwer, pumpt Luft in gewaltigen Zügen.

»Der Schnee ...«, fängt Meister an, aber Hartenfels stößt
ihm den Zeigefinger seiner rechten Hand gegen die Brust.

»Da ist absolut nichts«, beharrt er. »Sie lügen, Mann.
Hören Sie endlich auf damit.«

Meister schweigt. Er verharrt in der Tür und reagiert
nicht.

»Wo ist der Stock her, den ich mitgenommen habe?«,
herrscht Hartenfels ihn an.

»Vom Spielplatz«, sagt Meister, und Baumann hat den
Eindruck, er würde ein Stück zusammensinken.

»Zeigen Sie mir die Stelle«, zischt Hartenfels und nimmt
seinen Finger weg. Zu dritt fahren sie mit dem Aufzug

nach unten, stehen einen Augenblick im Innenhof, um dann dorthin zu gehen, wo sich früher der nicht wiederaufgebaute Seitenflügel befand.

»Dort«, sagt Meister und zeigt auf ein paar Tannen, die am Rand eines großen Kinderspielplatzes wachsen.

Hartenfels umrundet ein Klettergerüst und entdeckt dabei jede Menge Totholz, das sich im Lauf des Winters unter den Bäumen angesammelt hat. Viel Schnee gibt es hier nicht, dieser Winkel des Innenhofs wirkt geschützt.

»Wie haben Sie den Stock in diesem ganzen Durcheinander gefunden?«, fragt Hartenfels.

»Ich habe ihn nicht gefunden«, antwortet Meister und streicht sich seine Haare aus der Stirn, »das war Zerberus.«

Baumann kann den Namen langsam nicht mehr hören.

Hartenfels kehrt zu ihnen zurück und Baumann kann ihm ins Gesicht sehen. Es ist rot und die Augen treten vor. Hartenfels ist sauer.

»Was hatten Sie denn mit dem Stock vor«, fragt er, »ihn verbrennen?«

Meister sagt nichts, steht mit hängenden Schultern da.

»Er wollte nicht loslassen«, sagt er nach einer Weile und Hartenfels stöhnt auf.

»Sagen Sie jetzt nicht, dass Sie mit Ihrem Hund um den Stock gekämpft haben«, sagt er.

»Doch.«

»Na prima«, ruft Hartenfels aus, »dann ist ja klar, wessen DNA wir an ihm finden werden.« Er macht eine Pause und stößt erneut mit seinem Finger vor. »Ihre! Wie bei dem Toten und den Parfümfläschchen. Ich will Ihnen mal was sagen, Meister. Das perfekte Verbrechen gibt es nicht. Das können Sie sich abschminken.«

»Ich verstehe Sie nicht«, sagt Meister.

»Zugegeben«, knurrt Hartenfels, »die Idee ist nicht schlecht.«

»Welche Idee?«

»Sie haben einfach *auf allem* Ihre DNA oder Ihre Fingerabdrücke hinterlassen. Nur der Stock hat Ihnen Kopfzerbrechen bereitet. Wie sollten Sie erklären, dass Sie die Mordwaffe angefasst haben? Das hätte in kein Bild gepasst, und da haben Sie entschieden, den Stock zu verbrennen. Aber dann ist Ihnen Zerberus dazwischengekommen. Warum bloß? Hat er etwas gerochen? Vielleicht haben Sie nicht nur den Bekannten Ihrer Freundin, sondern auch Ihre Freundin erschlagen.«

»Wie bitte?« Meister weicht einen Schritt zurück, so erschrocken ist er.

»Das Schwert haben Sie doch herausgeholt, um Zerberus den Stock abzunehmen, stimmts? Er hat Angst vor dem Ding, oder? Erzählen Sie mir also nicht, dass Sie mit Ihrem Hund kämpfen mussten. Das ist Quatsch.«

Meister starrt Hartenfels an, sagt aber nichts.

»Die Geschichte haben Sie sich doch erst ausgedacht, nachdem wir aufgetaucht sind und Sie Ihren Plan, den Stock zu verbrennen, vergessen konnten. Da haben Sie sich umentschieden und die Geschichte anders erzählt. Und schon ist Ihre DNA wieder im Spiel.«

»Ich habe das Schwert erst geholt, nachdem ich vergeblich versucht hatte, Zerberus den Stock abzunehmen.«

»So wie sich Ihr Hund vorhin angestellt hat, hätte er Sie nicht einmal in die Nähe des Stocks gelassen.«

»Was wollen Sie damit sagen?«, fragt Meister, seine Worte klingen leise.

»Dass sich DNA von Ihnen an dem Stock befindet.«

»Ja und?«

»Und das, obwohl Sie ihn heute gar nicht angefasst haben.«

»Wann denn sonst?«

»Als Sie mit ihm den Bekannten Ihrer Freundin erschlagen und danach den Stock hier im Innenhof versteckt haben.« Hartenfels' Stimme ist emotionslos geworden, sie klingt hart und kalt.

Baumann hofft, nie so von seinem Chef angesprochen zu werden.

»Sie kommen mit, Meister«, sagt Hartenfels und fasst den Mann am Arm.

»Und wenn ich mich weigere?«

»Dann nenne ich Ihnen Gründe wie wiederholte Manipulation von Beweismitteln oder, wenn Ihnen das nicht reicht, Verdacht auf Mord.«

Baumann zieht die Augenbrauen hoch und legt die Hand an seine Waffe, um allen Eventualitäten vorzubeugen, doch es passiert nichts. Meister lässt sich widerstandslos zur Straße und von da zum Auto führen. Bevor Meister einsteigt, fragt er, was aus seinem Hund wird.

»Wo ist er denn?«, will Hartenfels wissen.

»Ich habe ihn oben im Badezimmer eingeschlossen«, antwortet Meister, hält sich an der Tür des Wagens fest und richtet sich auf. »Sie glauben also allen Ernstes, dass ich einen, nein zwei Morde begangen und die Mordwaffe anschließend in diesem Innenhof versteckt habe?«, fragt er.

»Ja«, sagt Hartenfels, »wo sonst? Den Stock haben Sie schließlich angefasst, und weil Sie klug sind, wissen Sie, dass DNA nicht verschwindet, jedenfalls kann man da nie sicher sein. Also konnten Sie den Knüppel nicht im Viktoriapark liegen lassen und auch sonst nirgendwo, wo jemand ihn hätte finden können. Diesen Ast«, er zeigt in den Kofferraum, »bei sich in der Nähe zu verstecken, bis Sie ihn entsorgen konnten, war nur clever. Und was Ihren Hund angeht, um den kümmere ich mich später.«

Meister schüttelt den Kopf, senkt ihn dann und steigt ein, während Hartenfels zögert und sich durch die offene Tür in den Wagen beugt.

»Warum haben Sie uns erzählt, dass Ihr Hund den Knüppel auf dem Kreuzberg gefunden und ausgebuddelt hat?«, fragt er Meister, der auf der Rückbank sitzt und vor sich hin starrt.

Er wird nichts mehr sagen, das erkennt Baumann. Irgendetwas arbeitet in Meister, das er tief in sich vergräbt. Seine Augen zucken so sehr, dass Baumann nicht mehr hinsehen mag.

»Den Wohnungsschlüssel«, sagt Hartenfels und hält seine geöffnete Hand direkt vor Meisters Gesicht.

Meister starrt Hartenfels an, wühlt in einer seiner Taschen und gibt ihn ihm. Hartenfels macht kehrt, stapft zurück und verschwindet im Riehmers Hofgarten, um ein paar Minuten später mit einem Laptop zurückzukommen.

Da hat der Schlüssel wohl auch für den Aufzug gepasst, denkt Baumann, sonst wäre sein Chef noch unterwegs.

»Sie wollten uns ablenken, um Zeit zu gewinnen«, sagt Hartenfels, nachdem er sich in den Wagen geworfen hat, »jede Wette, dass es damit zu tun hat.« Er klopft auf den Computer. »Schau mal nach«, fordert er Baumann auf, »ich fahre.«

Hartenfels steigt wieder aus und sie tauschen die Plätze, Baumann streift sich Handschuhe über. Weil der Akku fast leer ist, stöpselt Baumann den Laptop mit einem USB-Kabel in den dafür vorgesehenen Steckplatz ein und legt los.

»Letzte Aktivitäten vor gut zehn Minuten, Chef. Ziemlich genau, als du und ich auf dem Kreuzberg waren«, informiert er Hartenfels, der nickt.

Baumann öffnet den Ordner, den Meister als letzten bearbeitet hat, aber der ist leer. »Schwertmeister 23«, wie der Ordner heißt, hilft ihm nicht weiter. Was soll das bedeuten? Im Papierkorb ist auch nichts.

»Sie haben Dateien nicht nur in den Papierkorb verschoben, sondern komplett gelöscht«, sagt Baumann nach hinten.

Meister schaut ihn nicht an, blickt aus dem Fenster.

»Soll ich versuchen, die Dateien wiederherzustellen?«, fragt er Hartenfels.

»Unbedingt.«

»Dafür brauche ich Recuva«, sagt Baumann, »ist auf diesem Laptop nicht drauf.«

»Kannst du das nicht von irgendwo herunterladen?«

»Ich habs auf meinem Handy.«

»Also los«, sagt Hartenfels.

Kurz nachdem sie den Landwehrkanal erreicht haben, ist Baumann fertig und Recuva listet sämtliche von Meister gelöschten Dateien auf. Es sind nicht viele, Meister scheint seinen Computer selten aufzuräumen. Und was das Schönste ist: Die letzte Datei, die er entsorgt hat, hat Recuva grün hinterlegt, also ist sie rekonstruierbar.

Baumann nimmt einen USB-Stick aus dem Handschuhfach und überspielt die Datei, was keine zwei Minuten dauert. Ohne weiter auf Hartenfels oder Meister zu achten, fängt Baumann an zu lesen, und es geht ihm wie seinem Chef vor ein paar Stunden – er ist fasziniert.

Meister schreibt über eine Leiche, die im Schnee liegt, und einen Mann, der versucht, sie auszugraben.

Hört sich autobiografisch an, denkt Baumann und erinnert sich an das, was Meister gestern widerfahren ist.

Dann kommt der Clou: Die Leiche hat keinen Kopf. Was der Mann freilegt, ist nur noch ein Rumpf.

»Das bekannte Setting«, sagt Baumann zu Hartenfels, »ein Torso, dieses Mal im Schnee.«

»Also hat der Schwertmeister wieder zugeschlagen?«, will Hartenfels wissen.

»Genau«, sagt Baumann, liest noch einmal nach, »doch es gibt einen Unterschied.«

»Und welchen?«

»Anders als auf den Bildern ist die geköpfte Person kein Mann, sondern eine Frau.«

»Warum haben Sie das gelöscht?«, fragt Hartenfels über die Schulter nach hinten.

Baumann dreht sich um. Meister hat die Augen geschlossen und seine Hände zwischen die Knie geklemmt, seine Lippen sind ganz dünn, so presst er sie zusammen. Seine Augen zucken.

»Was haben Sie mit Ihrer Freundin gemacht?«, fragt Hartenfels weiter.

Aber Meister schweigt.

20. KAPITEL

Krämer muss unbedingt an Geld kommen. Es ist erst Mitte des Monats und er ist blank, sein Gehalt reicht einfach nicht. Dabei führt er ein eher bescheidenes Leben, kein Auto, nur der Dienstwagen, keine Reisen und auch keine Familie, die er alimentiert. Krämer war nie verheiratet, holt sich bloß manchmal jemanden vom Escort. Womit die Probleme schon anfangen. Ein Escortservice mit Niveau ist teuer, doch in ein Bordell zu gehen, ist allein aufgrund seines Berufs ausgeschlossen. Krämer kann es sich nicht leisten, erpressbar zu werden, und verzichtet auf entsprechende Besuche. Dass eine Escortbegleitung meist mit einem Essen anfängt, muss er eben akzeptieren, es macht ihm an sich nichts aus. Gutes Essen ist seine eigentliche Leidenschaft.

Krämer ist in einem Alter, in dem ihn der Samenstau schon lange nicht mehr täglich plagt. Es gibt Tage, wenn nicht Wochen, an denen er überhaupt nicht an Sex denkt. Essen geht immer. Und Krämer isst nicht irgendetwas, sondern gut. Natürlich nur ausnahmsweise Sterneküche, die Preise in den angesagten Restaurants, die noch keinen Stern haben, sind allerdings auch nicht zu verachten. Dazwischen gerne einen Burger, zum Runterkommen sozusagen.

Erst vorgestern hat er einen kleinen Laden in der Torstraße ausprobiert, der Noto heißt. Er war allein, trotzdem waren 90 Euro schnell weg. Für drei Gänge und die Weinbegleitung eher günstig. Es gab Muscheln mit Chorizo, was er mutig fand und nicht ganz überzeugend, eher originell als perfekt. Danach gönnte er sich ein Hirschsteak, das butterzart und auf den Punkt gebraten war, an den Nachtisch kann er sich schon nicht mehr erinnern.

Krämer sitzt hinter seinem Schreibtisch und betrachtet seinen Bauch, über den das T-Shirt spannt. Mehr darf nicht sein, aber da ist er ja dran. Intervallfasten heißt das Zauberwort, er erzählt allen davon, was ihn zusätzlich motiviert. Die Sache klappt, er nimmt zwar nicht ab, dafür jedoch kein Gramm zu. Krämer schaut auf die Uhr. Noch knapp eine Stunde und er darf wieder. Im Kühlschrank hat er sogar ein paar gut belegte Brote, allerdings nur für den Notfall.

Krämer schiebt die Tabletten, die statt Toast und Brötchen auf seinem Teller liegen, hin und her. Er hat zu hohen Blutdruck und schluckt Betablocker, egal ob er etwas isst oder nicht. Krämer nestelt an seinem Pferdeschwanz und trinkt einen Schluck Kaffee. Kaffee darf er, natürlich ohne Milch oder Zucker.

Neben dem Teller mit den Tabletten liegt seine Geldbörse und sie ist leer. Krämer weiß wirklich nicht, wie er über den Rest des Monats kommen soll. Umschulden geht nicht, das hat er bereits dreimal gemacht, und ein weiteres Konto zu eröffnen, um den Neukundenbonus abzugreifen, ist ebenfalls keine Option.

Eine Weile hat Krämer gezockt und war oft im Casino am Potsdamer Platz, aber da hat er sich sperren lassen. Jede Glückssträhne ist irgendwann zu Ende, seine hat nie richtig angefangen. Gleiches gilt für Sport- und Pferdewetten. Nein, Krämer ist verdammt solide geworden, weshalb es ihn besonders wurmt, dass er schon wieder pleite ist. Eigentlich sollte er bei seinem Beruf doch im

Geld schwimmen, wenn man den vielen Filmen über korrupte Cops glaubt. Er bekommt nicht einmal einen Restaurantbesuch spendiert, geschweige denn die Escortbegleitung. Krämer ermittelt eindeutig im falschen Milieu, bei der Sitte oder in der Drogenfahndung liefe es viel besser.

Krämer grinst. Das sind nichts als nette Fantasien, oder? Bis jetzt hat ihm kein Mörder je ein Angebot gemacht. Im Gegensatz zu den Serien im Fernsehen ermittelt er auch nur selten in Kreisen mit Geld. Krämer wird sich etwas anderes einfallen lassen müssen, um flüssig zu werden, bloß was? Seinen Chef hat er schon angepumpt und steht bei ihm in der Kreide.

Warum kann ich nicht wie Unger sein, fragt er sich und klatscht sich auf den Bauch.

So wie Unger aussieht, isst sie bestimmt so gut wie nichts. Sex fällt wahrscheinlich auch aus. Wer mit Unger in die Kiste steigt, hat sie doch nicht alle. Dabei hat sie ein niedliches Gesicht, wenn man auf blaue Kulleraugen samt blondem Engelshaar steht. Und obwohl sie so dünn ist, hat sie echt geile Titten. Krämer spürt, dass er scharf wird, und überlegt, wie lange es her ist, dass er einen weggesteckt hat. Wenn er sich richtig erinnert, über zwei Wochen.

Lange her, denkt er, dafür aber klasse.

Er war mit der Dame vom Escort zuerst im Golvet, dem Sternerestaurant hoch über der Stadt, Ecke Potsdamer Straße und Landwehrkanal, und danach im Hyatt gleich um die Ecke. Hotel muss sein, Krämer nimmt niemand mit zu sich nach Hause, was mehrere Gründe hat. Zum einen ist seine Bude ein Saustall und zum anderen will er nicht, dass eine Gewerbliche weiß, wo er wohnt.

Da kann er ja gleich mit Ausweis in den Puff gehen. Ein Hotelzimmer ist unverbindlich und schön aufgeräumt, dazu ein Schluck aus der Minibar und los geht's.

Der Service, bei dem er Stammkunde ist, garantiert ein gewisses Niveau. Einen Haken hat er, wie alles im Leben, natürlich auch. Die Damen *müssen* nicht. Was nach dem Essen passiert, ist Verhandlungssache. Das verteuert die Angelegenheit zwar, verleiht ihr aber einen zusätzlichen Kick. Bis jetzt ist es Krämer erst einmal passiert, dass eins der Mädchen Nein gesagt hat. Weil er an Tagen mit Date nicht nur Betablocker schluckt, war das ziemlich bescheuert. Zum Glück kann man ja seinen Vorsätzen untreu werden und sich auf dem Strich umsehen.

Krämer steht auf und greift nach seinem Portemonnaie, zieht an seinen Kreditkarten. Wenn er bloß wüsste, ob er noch ein bisschen Spielraum hat. Weil er es nicht weiß und keinen Ärger will, entscheidet er sich für den Winterfeldtplatz und eine Currywurst. Eine Kantine hat das LKA nämlich nicht. Heute wäre es ganz schön, zerkochtes Gemüse und trockenen Braten in dicker Soße zu essen. Wenigstens bräuchte er so nicht hinaus in den Schnee.

Krämer ist immer noch sauer auf Hartenfels, der ihn gestern Abend einfach nach Hause geschickt hat, weil er – was eigentlich? Es kann ja wohl nicht die Bemerkung über Unger gewesen sein, die Hartenfels dazu gebracht hat. Dass man sich bei Unger blaue Flecken holt, ist doch ein Kompliment. Schließlich muss man, um sie zu bekommen, mit ihr ins Bett gehen.

Krämer stellt sich Unger nackt vor und schüttelt den Kopf. Dann lieber Reschke, die alte Kampflesbe.

Reschke sieht heute wirklich heiß aus, denkt Krämer. So einen kurzen Rock kennt er an ihr gar nicht. Wenn er ehrlich ist, ist sie ihm aber viel zu durchtrainiert. Brüste hat sie auch keine, da hat ja Unger mehr.

Eine Frau mit so vielen Muskeln und Sehnen wie Reschke stellt sich Krämer schlecht zu kontrollieren vor. Wer weiß, was passiert, wenn sie heiß wird? Er will bestimmt keiner Gottesanbeterin in die Quere kommen.

Miese Aussichten in der SoKo Kreuzberg, wie Hartenfels' Truppe neuerdings heißt. Überhaupt Hartenfels. Hart wie Fels ist bei dem gar nichts. Der kippt ja schon um, sobald es irgendwo eng wird. Hat Krämer alles mit ihm bereits erlebt. Er ist froh, dass er in den letzten Tagen wenigstens von Petersen verschont geblieben ist. Petersen bringt jeden zur Weißglut.

Krämer steht am Winterfeldtplatz und überlegt, welchen Imbiss er heute besucht. Es gibt reichlich Auswahl und er entscheidet sich für die Currywurst vom Havelländer Apfelschwein. Dazu extrakrosse Pommes mit Spezialsoße, deren Rezept der Koch nicht verrät. Seis drum.

Während Krämer wartet, fällt ihm auf, wie still es ist. Der Schnee dämpft alle Geräusche. Krämer nimmt seinen Hut ab und klopft ihn aus. Was da vom Himmel fällt, ist pappig und feucht.

Die Straßen sind ja auch frei, denkt er und mustert den nassen Asphalt. Fehlt nur noch Blitzeis.

Sein Essen ist fertig, und er trägt das Schälchen an einen trockenen Platz. Dank des Wetters ist es rund um die Pommesbude menschenleer.

Sind wahrscheinlich alle im KaDeWe und schlürfen Austern, denkt Krämer, was ihm gestohlen bleiben kann. Austern schmecken wie Schnupfen, und außerdem haben die Franzosen seit einiger Zeit ein Problem mit irgendwelchen Keimen. Krämer spießt ein Wurststückchen auf und steckt es in den Mund.

Dann hört er Ungers Stimme. Krämer dreht sich um und sieht, dass sie sich auch etwas kauft. Ist ihm nicht recht, eigentlich wollte er seine Ruhe haben.

»Na, Krämer«, sagt Unger und stellt sich neben ihn, »sind die 16 Stunden um?«

Krämer stöhnt leise. Hätte er ihr nur nichts von seiner Diät erzählt, aber er kann einfach nicht die Klappe halten. Selbst Hartenfels weiß inzwischen Bescheid.

Hoffentlich fasst er das nicht als Kritik an seiner eigenen Fresserei auf, denkt Krämer und erwägt kurz, ob sein Chef ihn vielleicht deswegen nach Hause geschickt hat.

»Hast du ja nicht nötig«, brummt er mit vollem Mund, und Unger zieht die Augenbrauen hoch. Eigentlich ist sie ja süß mit ihrem Puppengesicht.

»Du isst bloß verkehrt«, sagt Unger, und Krämer bemerkt, dass sie sich eine saure Gurke bestellt hat. Die sind zwar lecker hier, aber als Beilage.

»Ist nicht dein Ernst«, sagt er und zeigt mit seinem Pikser, den er gleich mit vier Pommes beladen hat, auf ihr Schälchen.

Unger zuckt die Achseln, beißt dann ein winziges Stückchen von der Gurke ab.

»Die Größe macht es nicht«, sagt sie.

Krämer verschluckt sich fast. Irgendwie hat er seine langen Haare, die er als Pferdeschwanz trägt, zu fest gebunden, seine Kopfhaut tut weh. Unger beißt ein zweites Mal zu, das Stück ist womöglich noch kleiner. Krämer geht ihre Geziertheit auf den Geist. Unger isst, wie manche Espresso trinken. Mit abgespreizten Fingern. Krämer überlegt, wie alt Unger wohl ist. Na ja, sie könnte seine Tochter sein.

»Reschke sieht heute heiß aus, findest du nicht?«, fragt er, um sie zu provozieren.

Unger schaut ihn mit ihren blauen Kulleraugen an und wird tatsächlich rot.

Krämer weiß, dass ihr das manchmal passiert, und freut sich.

»Und du siehst scheiße aus wie immer«, sagt Unger.

Aber hallo, denkt Krämer, da bin ich ja auf eine Goldgrube gestoßen.

»Kann ja nicht jeder so eine Granate sein wie du«, gibt er zurück. »Bisschen zugenommen? Steht dir gut.«

Unger wechselt ihre Gesichtsfarbe abrupt, statt rot ist sie jetzt weiß.

Krämer spekuliert darauf, dass Unger wie wohl alle anderen Magersüchtigen tickt und sich zu dick findet. Bingo.

»Ich lad dich mal zum Essen ein«, sagt er, »hast du Lust?«

»Ich steh nicht auf Typen wie dich.«

»Na ja«, sagt Krämer, »Frauen mag ich auch.«

Unger lässt den Rest ihrer Gurke stehen und geht. Obwohl man eigentlich nicht von Rest sprechen kann, eher von drei Vierteln. Krämer stößt mit seinem Pikser zu und lutscht ein bisschen an der angebissenen Gurke.

Hm, denkt er, so nah an einem Date mit Unger war ich noch nie.

21. KAPITEL

Reschke hat sich mit Hartenfels im Kriminaltechnischen Institut getroffen, um zu besprechen, was die Untersuchung dieses seltsamen Knüppels ergeben hat, den er aus Kreuzberg mitgebracht hat. Ihr ist das ganz recht, kann sie sich hier draußen in Tempelhof doch sicher sein, nicht auf Unger zu treffen. Nicht weil Reschke ein schlechtes Gewissen hat, sondern weil sie echt verknallt ist. Der gestrige Abend hat alles noch schlimmer gemacht, trotz der Abfuhr. Unger war *so* süß. Reschke kriegt sie nicht aus dem Kopf. Die langen Haare, die vollen Lippen und die großen Augen machen sie völlig fertig.

Unger hat etwas von einem Engel, findet Reschke. Aber sie ist kein heiliger, sondern ein sexy Engel. Besonders deshalb, weil sie trotz ihres superschlanken Körpers ziemlich große Brüste hat. Seit Reschke von Newtons »Big Nudes« begeistert ist, hat sie einen Blick dafür.

Mehr als ich hat sie auf jeden Fall, denkt sie, und dann ihr Mundwerk! Unger kann herrlich vulgär sein, was Reschke bei Engeln einfach umwerfend findet.

Wenn sie im Besprechungszimmer sitzen, fällt es Reschke schwer, ihren Blick von Unger zu wenden. Sie hat sich tatsächlich verliebt, verdammte Scheiße, in eine Kollegin. Was für ein Mist. Reschke wird alles tun, um eine zweite Chance zu bekommen.

Eine Abfuhr ist keine, denkt sie, während sie den in Folie gewickelten Ast in der Hand hält, um Hartenfels zu erklären, wie er wahrscheinlich verwendet wurde und wozu.

»Siehst du die Markierung hier im oberen Drittel?«, fragt sie.

Hartenfels betrachtet den Stock und nickt. Der rote Fleck, den jemand vom KTI auf die Folie gemalt hat, ist mehr als offensichtlich.

»Da waren Blutspuren. Die Untersuchung läuft noch, aber gehen wir davon aus, dass sie von unserem unbekannten Toten stammen.«

Hartenfels nickt wieder und Reschke fällt auf, dass er sich die ganze Zeit auf die Innenseite seiner Backen beißt, was wirkt, als hätte er Hunger.

»Aufschlagwinkel und Kopfverletzung passen zusammen, wenn man das Teil«, sie packt den Ast am entgegengesetzten Ende, »ungefähr so hält.«

Hartenfels stemmt die Hände in die Seiten und kaut weiter.

»Und dann zuschlägt.« Reschke hebt den Ast auf Schulterhöhe und vollführt eine kreisende Bewegung, indem sie sich elegant über die Hüfte dreht.

Wie beim Aikidō, hatte der Mitarbeiter des KTI ihr erklärt.

»Kann das Opfer gekniet haben?«, fragt Hartenfels.

»Nein«, sagt Reschke und wiederholt den Hieb.

Sie hört das pfeifende Geräusch, mit dem der Stock durch die Luft schneidet. Um das zu demonstrieren, hätte man niemand Besseres als sie aussuchen können, findet Reschke. Sie ist durchtrainiert und kennt sich mit Kampfsport aus. Wenn jemand dort gestanden hätte, wo sie hingeschlagen hat, wäre er tot.

»Ist übrigens Zedernholz, Chef«, sagt sie und lässt den Knüppel sinken.

»Mach das noch mal«, fordert Hartenfels sie auf, und Reschke drischt zum dritten Mal drauflos.

Elegant war eben, denkt sie, während ihr eigener Schwung sie fast von den Füßen holt.

»Weißt du, wie das aussieht, Reschke?«, fragt Hartenfels und hört endlich auf, an seinen Wangen zu kauen.

Reschke zieht die Brauen hoch. In ihren Achseln hat sich Schweiß gebildet, es ist warm im KTI.

»Als würdest du jemand köpfen«, sagt Hartenfels.

Stimmt, denkt Reschke, wenn das kein Ast, sondern ein Schwert wäre, wäre der Kopf jetzt ab.

»Ein Schwert würde ich genau so und nicht anders halten«, sagt sie.

»Jetzt ist Meister aber wirklich dran«, meint Hartenfels und greift nach dem Stock. »Gibt es denn sonst noch Spuren?«, will er wissen.

»Leider nein«, antwortet Reschke, »der Schnee und dann die Tatsache, dass irgendein Tier an ihm herumgenagt hat, haben nichts Verwertbares übrig gelassen. Manche Bisse waren sogar schon da, bevor das Teil als Mordwaffe benutzt worden ist.«

»Wie kann man das denn feststellen?«, fragt Hartenfels.

»Weil Blut auf ihnen ist?« Auch Reschke lässt ihre Antwort wie eine Frage klingen.

»Zerberus«, brummt Hartenfels und fängt wieder an, auf seinen Backen zu kauen.

»Baumann sagt, Meister habe alles dafür getan, um den Ast anzufassen«, sagt Reschke.

»Was zu ihm passt«, erwidert Hartenfels und lächelt, »das ist sein Modus Operandi, wie man so schön sagt.«

Wenn Hartenfels lächelt, weiß Reschke nie, was sie denken soll. Hartenfels kann lediglich mit dem Mund lächeln, was ein grausiges Bild abgibt, oder so dass seine Augen mitlächeln, und dann geht eine Herzlichkeit von ihm aus, an die sie nicht zu glauben wagt, weil sie weder seiner Statur noch seiner beruflichen Stellung entspricht. Eigentlich findet Reschke die zweite Sorte Lächeln schlimmer.

Wenn ich bloß Unger einmal so anlächeln könnte, denkt sie. Oder von ihr so angelächelt würde. Aber das ist wohl zu viel verlangt.

Im Moment lächelt bei Hartenfels nur der Mund, seine Augen sind knallblau und kalt.

Verschlagen wirkt das, findet Reschke. Jemanden, der so lächeln kann, will sie um alles in der Welt nicht zum Feind.

»Wo ist Meister jetzt?«, fragt sie mit belegter Stimme.

»Unger nimmt ihn in die Mangel«, antwortet Hartenfels, und allein durch die Erwähnung des Namens wird Reschke ganz heiß.

22. KAPITEL

Hartenfels' Magen knurrt. Obwohl die 16 Stunden längst vorbei sind, hat er noch immer nichts zu essen bekommen.

Diese Methode ist eindeutig nichts für mich, denkt er. Er muss essen, sobald es sich ergibt. Er kann keine einzige Gelegenheit zur Nahrungsaufnahme verstreichen lassen, bloß weil der Zeitpunkt nicht passt. Eine verpasste Chance kann 20 Stunden Hungern bedeuten, was er gerade erlebt. Wenn er wenigstens gefrühstückt hätte.

Hartenfels schaut in die Runde, alle sind da. Und satt.

»Wir haben Glück, Chef«, sagt Baumann, der hinter einem Laptop klemmt, »auf Meisters Computer sind auch seine Einkünfte. Das ist alles vollkommen unkompliziert.«

»Und?«, will Hartenfels wissen.

»Er rechnet mit Mybook ab, das ist die Plattform, auf die er seine Texte hochlädt.«

»Angeblich macht das seine Freundin«, wendet Hartenfels ein. Ein Einwand, den ihm sein leerer Magen diktiert. Eigentlich ist er kein Korinthenkacker.

»Apropos Freundin«, sagt Baumann, »ich habe ihr Foto durch die Gesichtserkennung laufen lassen, aber keinen Treffer erhalten. Wir finden einfach nichts, was uns auf ihre Spur bringt.«

»Ich rede noch mal mit Meister über sie«, entscheidet Hartenfels, »irgendeinen Hinweis muss er uns liefern.«

»Okay«, sagt Baumann, »dann zurück zu Mybook. Es gibt da weder für Meister noch für seine Freundin viel zu tun.«

»Wie meinst du das?«

»Mybook übernimmt alles. Ist der Text erst einmal hochgeladen, sorgt Mybook dafür, dass er an sämtliche E-Book-Shops weitergeleitet wird. Amazon, Thalia, Booklooker und wie sie alle heißen. Darum brauchen sich Meister oder seine Freundin nicht zu kümmern.«

Hartenfels überhört die Spitze, obwohl es ihn allein schon ärgert, dass er sie wahrgenommen hat. Mit vollem Magen passiert ihm das nicht.

»Sobald über einen dieser Shops ein E-Book von Meister verkauft wird«, fährt Baumann fort, »klingelt es in seiner Kasse. Mybook überweist den Anteil, der ihm gehört, so ziemlich in Echtzeit.«

»Das heißt also, dass Meister selber gar keine Ahnung hat, woher das Geld kommt?«

»Nein«, sagt Baumann, »und ich denke, dass es ihn auch nicht weiter interessiert. Fraglich, ob Mybook darüber so genau Bescheid weiß.«

»Bist du mit denen in Kontakt?«

»Ja, Chef«, Baumann rollt seinen Stuhl ein wenig nach hinten, sieht Hartenfels an, »und da wird es jetzt ein bisschen seltsam.«

»Wieso?«

Bitte keine Rätselspiele, denkt Hartenfels, dazu bin ich nicht in der Verfassung.

»Ich bin bei einer Buchhandlung in Neukölln gelandet, die Mybook betreibt.«

»Und was ist daran seltsam?«, stöhnt Hartenfels.

Baumann wirft ihm einen erstaunten Blick zu, der eindeutig nicht der Unwissenheit seines Chefs, sondern seiner Ungeduld gilt.

»Zu Mybook gehört eine Seite, auf der man die Bücher kaufen kann, die hochgeladen werden.«

»Na und?«

»Die Buchhandlung aus Neukölln ist selbst ihr bester Kunde.«

»Wie das denn?« Hartenfels trommelt mit den Fingern, er ist am Ende mit seiner Geduld.

»Indem sie wie wild Meisters Romane bestellt. Was andere Bookshops ordern, ist nicht der Rede wert«, beeilt Baumann sich mit seiner Antwort.

Hartenfels schweigt. Wenn ich nicht solchen Hunger hätte, würde ich vielleicht begreifen, worauf Baumann hinauswill, geht es ihm durch den Kopf. Wahrscheinlich liegt es für alle anderen auf der Hand.

»Warum, Baumann«, platzt es aus Hartenfels heraus, »warum?«

»Keine Ahnung. Aber das ist doch spannend, oder?«

»Spannend?«

»In der Tat, Chef«, sagt Baumann und versucht ein Lächeln, das ihm misslingt, weil er zu nervös ist. Er fährt wieder näher an den Tisch, setzt sich aufrecht hin und erklärt, dass sie sich auf jeden Fall diese Buchhandlung in Neukölln näher ansehen müssten.

Hartenfels überlegt. Was soll das bedeuten? Eigentlich leuchtet ihm nicht ein, warum das wichtig oder gar spannend sein soll. Was hat Baumann im Sinn? Hartenfels schaut seinen Mitarbeiter an und schweigt.

»Wie hast du das überhaupt herausgefunden?«, fragt Krämer dazwischen, was Hartenfels wie ein Beruhigungsversuch vorkommt.

Baumann dreht sich schwungvoll zur Seite, offenbar froh über die Frage.

Also liege ich richtig, denkt Hartenfels. Sein Magen bringt ihn noch um. Fehlt nur, dass die zwei sich über Haute Cuisine unterhalten.

»Das war nicht so einfach«, meint Baumann, »ich musste bis in den Shop hineinrecherchieren, um herauszubekommen, dass der Betreiber von Mybook seine eigenen E-Books bestellt.«

»Hineinrecherchieren?«, fragt Krämer und grinst.

Hartenfels ist klar, was er damit ausdrücken will. Wahrscheinlich hat Baumann seine Kompetenzen überschritten.

»War das mit MyBook abgesprochen?«, fragt er.

»Die wissen nichts davon«, sagt Baumann und sieht Hartenfels in die Augen.

»Also war es illegal?«

Baumann zuckt nur die Achseln.

Hartenfels beschließt, der Sache ein Ende zu bereiten, indem er Baumann beauftragt, mit der fraglichen Buchhandlung Kontakt aufzunehmen.

»Und zwar so, *dass* sie es merkt«, fügt er hinzu.

»Hab ich versucht, Chef«, sagt Baumann, »da reagiert niemand. Alle Kanäle sind tot sozusagen. Ich habe schon Kollegen vor Ort gebeten, vorbeizufahren, aber sie haben auch nur festgestellt, dass der Laden geschlossen ist.«

»Dann gehen wir halt selbst vorbei«, entscheidet Hartenfels und steht auf, wirft einen Blick in die Runde. »Unger und Reschke, ihr macht das. Noch Fragen?«

»Ich habe Meister zwei volle Stunden verhört«, sagt Unger, die rot angelaufen ist.

Er setzt sich wieder hin und stützt den Kopf in beide Hände.

Nie wieder eine Besprechung mit leerem Magen, denkt Hartenfels. Wie konnte er das bloß vergessen? Kein Wunder, dass Unger vor Ärger rot geworden ist.

»Hat jemand etwas zu essen für mich?«, fragt er und alle starren ihn an.

Krämer verlässt den Besprechungsraum. Es wird still, niemand sagt ein Wort. Ungers Gesichtsfarbe normalisiert sich, Reschke klappert mit ihrem Kugelschreiber und Baumann scheint zu überlegen, ob er noch etwas sagen soll, tippt sich mit dem Zeigefinger gegen seine Schneidezähne. Er holt tief Luft und entscheidet sich dafür.

»Chef«, fängt er an und wendet sich Hartenfels zu, dem das alles ziemlich peinlich ist, »willst du wissen, was Meister verdient?«

Und ob, denkt Hartenfels, eigentlich hat er das ganze Gespräch mit Baumann nur geführt, um das zu erfahren. Wie konnten sie bloß so vom Thema abkommen?

Ist das meine oder Baumanns Schuld, überlegt er und nickt dann einfach, weil Schuldfragen niemanden weiterbringen.

»Über 30.000 im Monat.«

Nicht schlecht, findet Hartenfels. Er denkt darüber nach, was Meister sich davon alles leisten kann. Es wäre interessant zu wissen, wie das Penthouse, in dem er wohnt, finanziert worden ist.

Doch bevor Hartenfels seinem Gedanken weiter folgen kann, kehrt Krämer zurück und bringt ihm ein aufwendig belegtes Brot. Hartenfels sieht Käse und ein Salatblatt, Tomate und Zwiebel. Genauer untersucht er das Sandwich nicht, sondern beißt hinein. Fast augenblicklich verschwindet das Hungergefühl, sein Körper hat verstanden.

Hartenfels' Kollegen schweigen, während er zu Ende isst. Es ist ein fast sakraler Akt, andächtig und wahrscheinlich voller Hoffnung. Hoffnung darauf, dass sich Hartenfels, nachdem er satt oder zumindest nicht mehr ausgehungert ist, von seiner gewohnten Seite zeigt und nicht länger wie ein Raubtier um seine Mitarbeiter schleicht.

»Und?«, fragt er Unger, schluckt den letzten Bissen herunter, während er Krümel von der Tischplatte tupft, um sie zu essen.

»Meister hat nichts entscheidend Neues gesagt, doch er brütet etwas aus, da bin ich mir sicher«, meint Unger.

»Was brütet er denn deiner Meinung nach aus?«, fragt Hartenfels und merkt selbst, dass er sanft wie ein Lamm klingt.

Das Lamm gestern war wirklich gut, geht es ihm durch den Kopf. Richtig satt ist er bei Weitem nicht.

»Ich kann es natürlich nicht beweisen, aber wie ich ihn erlebe, ähnelt Meister weniger einem Täter als einem Opfer.«

Jetzt fängt Unger auch noch an, denkt Hartenfels und spürt neuen Ärger in sich aufsteigen. Was haben denn alle? Wieso würdigt niemand, dass er, Hartenfels, über eine lückenlose Indizienkette verfügt, die eindeutig zu Meister führt?

»Ich glaube, dass er die ganze Zeit darüber nachdenkt, wer ihn hereingelegt hat, und dass er inzwischen einen Verdacht hegt«, fährt Unger fort.

»Vielleicht denkt er ja darüber nach, wie er den Kopf aus der Schlinge ziehen kann«, fällt Hartenfels ihr ins Wort. Ihm ist nicht bekannt, dass Unger telepathische Fähigkeiten besäße.

163

»So wirkt es auf mich nicht, Chef«, sagt Unger, ohne sich beirren zu lassen. Sie sieht Hartenfels in die Augen, der zurückstarrt.

Ihm passt die Richtung nicht, die die Besprechung nimmt.

»Was willst du damit sagen?«, fragt er Unger.

»Dass es sein könnte, dass jemand die Tatwaffe bei ihm in der Nähe versteckt hat, um ihn zu belasten.«

»Könnte sein, könnte sein«, brummt Hartenfels, »sicher ist jedenfalls, dass wir ihn dabei erwischt haben, wie er sie entsorgen wollte.«

»Das ist das Einzige, worüber er geredet hat.«

»Ach ja?«

»Er sagt, dass er den Stock verbrennen wollte, von seinem Hund und euch daran gehindert worden ist.«

»Also doch«, ruft Hartenfels und klatscht in die Hände, was alle zusammenzucken lässt, »und da meinst du, er hätte nichts entscheidend Neues gesagt.«

»Aber nur, weil er Angst hatte, dass der Stock ihn belasten würde«, konkretisiert Unger, deren Stimme lauter wird.

»Was er ja tut.«

»Meister bleibt dabei, dass jemand ihn ihm untergeschoben hat. Sein Plan, ihn zu verbrennen, war eine Panikreaktion. Er habe nicht nachgedacht, behauptet er.«

»Klar behauptet er das.«

Hartenfels ist sich nicht sicher, wie er die Lage einschätzen soll. Seine Leute sehen den Fall offenbar weniger klar als er. Es ist normalerweise nicht sein Stil, über solche Einwände hinwegzugehen. Hartenfels bevorzugt einvernehmliche Vorgehensweisen.

»Hast du noch ein Brot, Krämer?«, fragt er.

Krämer geht erneut hinaus, wieder wird es still. Reschke, die bisher keinen Ton gesagt hat, klappert weiter mit dem Kugelschreiber, Baumann betrachtet angelegentlich seinen Bildschirm und Unger stiert ins Leere. So scheint es jedenfalls. Hartenfels hat ein komisches Gefühl. Warum tut sie so unbeteiligt? Es wäre doch normal, wenn sie ihren Standpunkt verteidigen würde, macht sie aber nicht. Unger macht auf Hartenfels denselben Eindruck, wie Meister ihrer Aussage nach auf sie gewirkt hat.

Sie brütet etwas aus, denkt Hartenfels. Irgendetwas beschäftigt Unger, über das sie schweigt.

Vielleicht traut sie sich nicht, mir offen zu widersprechen, überlegt Hartenfels, verwirft den Gedanken jedoch. Das hat sie in der Vergangenheit schon oft getan.

Krämer kommt mit einem zweiten Brot zurück und Hartenfels wirft einen Blick auf den Belag. Mayo, Salatblätter und Roastbeef – der Himmel auf Erden. Er darf nicht vergessen, Krämer bei nächster Gelegenheit zum Essen einzuladen. Andererseits hat der noch Schulden bei ihm. Hartenfels isst das Brot und wird langsam satt.

»Was schlagt ihr also vor?«, fragt er mit vollem Mund in die Runde.

»Ich würde gern mitfahren«, sagt Baumann.

»Wohin?«

»In die Buchhandlung. Da gibt es bestimmt den einen oder anderen PC, den ich mir anschauen kann.«

»Gut«, sagt Hartenfels, »dann fährst du mit Reschke.«

Ein Kugelschreiber fällt zu Boden, Hartenfels achtet nicht darauf, weil der Tisch voller Krümel ist, denen er sich widmet.

23. KAPITEL

Reschke fährt und Baumann sitzt daneben. Natürlich wäre Reschke viel lieber mit Unger unterwegs. Sie hätten über gestern Abend reden können oder auch nicht. Reden ist nicht so wichtig, denkt Reschke, viel wichtiger wäre die Nähe gewesen.

Sie wendet sich kurz zur Seite und spürt Baumann regelrecht, seinen durchtrainierten Körper, die breitbeinige Art, es sich bequem zu machen. Reschke ärgert sich, dass sie einen viel zu kurzen Rock anhat. Der war nicht für Baumann bestimmt. Zum Glück scheint er ihn gar nicht wahrzunehmen. Reschke biegt zum Lützowufer ab und sieht den Landwehrkanal, auf dem Eisschollen treiben.

»Was versprichst du dir eigentlich von der Buchhandlung?«, fragt sie.

»Keine Ahnung«, sagt Baumann und fängt an, mit seinem Bart zu spielen, »ich bin neugierig, wer Meisters Bücher kauft. Und das in diesen Mengen. Wozu? Gibt es in Neukölln einen Fanclub?«

»Wie ist Meister denn?«

»Schräg«, antwortet Baumann, »Typ Intellektueller, wenn du verstehst, was ich meine.«

Meint er, ich sei doof, fragt sich Reschke.

»Gleichzeitig irgendwie weggetreten. Nicht von dieser Welt«, fährt Baumann fort.

»Traust du ihm einen Mord zu?«

»Schon.« Er zwirbelt und zwirbelt, rollt Barthaare um sämtliche Finger. »Du hättest die Bilder sehen sollen.«

»Bilder?«

Baumann holt sein Handy aus der Hosentasche und zeigt sie ihr.

»Ach du Scheiße«, entfährt es Reschke, nachdem sie einen Blick auf den schwertschwingenden Mann geworfen hat, der Meisters Züge trägt.

Sie erzählt Baumann, wie sie den Stockschlag nachgeahmt hat, an dem ihr unbekannter Toter wohl gestorben ist.

»Wenn ich ein Schwert statt des Stocks gehabt hätte, wäre sein Kopf genauso durch die Luft geflogen wie auf diesen Bildern«, sagt sie.

Als linker Hand die Altbauten des Urbankrankenhauses auftauchen, fällt Reschke ein, dass genau auf der anderen Straßenseite das ehemalige Offizierskasino steht, in dem sie Anfang des Jahres ihren Swingkurs gemacht hat.

Vielleicht würde es Unger dort besser gefallen als in Clärchens Ballhaus, überlegt sie.

Soweit Reschke weiß, gibt es im Nachbarschaftshaus, wie das Kasino heute heißt, Swingabende. Nicht so stylisch wie Clärchen, aber dafür nicht zu voll.

Einen Versuch ist es wert, denkt sie.

Sie haben jetzt den Kottbusser Damm überquert und machen sich bereit, nach Neukölln vorzustoßen. Reschke ist immer wieder fasziniert, wie sich das Stadtbild in dieser Gegend verändert. Türkische Namen an türkischen Geschäften und eine U-Bahn, die Balkan-Express genannt wird. Dazwischen unzählige Bars und Restaurants, junge Leute ohne Ende und Touristen. Wer hätte je gedacht, dass es in Neukölln einmal Touristen geben würde, fragt sie sich und hört Baumann irgendetwas flüstern. Reschke hofft, dass sie sich verhört hat.

»Wie?«, fragt sie und sieht ihren Kollegen ostentativ an.

»Neu-Istanbul«, wiederholt Baumann.

»Finde ich gut so«, sagt Reschke, und weil sie sowieso an einer roten Ampel stehen, fixiert sie Baumann weiter.

»Was ist denn gut daran?«, will Baumann wissen, den Blick stur geradeaus gerichtet.

»Weißt du, wie es früher hier war?«

»Wie denn?«

»Lauter Prolls.«

»Immerhin deutsche Prolls«, korrigiert Baumann.

Reschke fasst es nicht. Der Kerl ist zehn Jahre jünger als sie.

»*Besoffene* deutsche Prolls«, sagt sie.

Zum Glück sind die Eckkneipen verschwunden, in denen sie sich volllaufen ließen.

»Nach 22 Uhr konntest du als Frau nicht mehr auf die Straße gehen«, fügt sie hinzu.

»Sag mal, Reschke«, Baumann sieht sie endlich an, »wie alt bist du eigentlich, dass du das noch weißt?«

Reschke verdreht die Augen. Immer das Gleiche. Wenn sie nicht mehr weiterwissen, werden sie anzüglich. Baumann ist auch bloß ein alter weißer Mann, obwohl er gerade 20 ist. Wenn überhaupt.

»Werd du erst mal so alt wie ich«, sagt sie, »dann kann man dir vielleicht nicht mehr alles erzählen.«

»Wieso nicht?«

»Weil du dich erinnern kannst und es besser weißt.«

»Was denn?«

»Türken saufen nicht«, sagt Reschke.

»Dafür haben sie Messer dabei«, gibt Baumann zurück.

Reschke denkt, dass sie im falschen Film ist. Baumann

ist neu in ihrer Mordkommission, da wartet eine Menge Arbeit.

»Du weißt aber schon, dass in Berlin zurzeit so wenig Menschen wie noch nie bei Messerstechereien umkommen, oder?«, fragt sie.

»Wird doch alles vertuscht«, sagt Baumann leise, und Reschke hofft, dass er sich in der Defensive befindet.

Genug für heute, entscheidet sie, zu viele Fakten verkraften Typen wie Baumann nicht.

Außerdem sind sie gleich da. Kurz von der Karl-Marx-Straße abgebogen und einen Parkplatz gesucht, zweite Reihe tut es auch. Machen hier alle.

24. KAPITEL

Natürlich weiß Baumann, dass er der Jüngste in der 6. Mordkommission ist, außerdem ist er neu. Aber muss er sich deswegen dumm anreden lassen? Noch dazu von Reschke? Eigentlich ist es ihm egal, was sie für Ansichten hat, sie soll sie nur für sich behalten. Er hat keine

Lust, sich für das, was er sagt, zu rechtfertigen. Wie sie ihn angesehen hat. Als ob er nicht bis drei zählen könnte.

Respekt, denkt er, ich brauche Respekt. Wenn ich mir bei den Kollegen keinen Respekt verschaffe, kann ich einpacken.

Reschke hält an und er steigt aus, inzwischen ist es vollkommen dunkel geworden. Baumann findet es seltsam, dass die Buchhandlung in einer kleinen Nebenstraße liegt. Die Geschäftsidee, die dahinterstecken könnte, leuchtet ihm nicht ein. Hier gibt es keine Laufkundschaft und kaum andere Läden, entsprechend klein ist das Schaufenster, vor dem er und Reschke stehen.

»Neuköllner Buchhandlung«, liest Baumann vor und mustert die Auslage, versucht es zumindest.

Im Innern des Ladens ist es finster, nur eine Straßenlaterne spendet ein bisschen Licht. Baumann glaubt, ein paar Bücher und einen Dekoaufsteller zu erkennen. Für einen Harry-Potter-Roman! Selbst er weiß, dass Harry Potter längst Schnee von gestern ist.

Echt lieblos, denkt er und rüttelt an der Tür. Abgeschlossen. Baumann tritt mehrere Schritte zurück, um sich einen Überblick zu verschaffen. Die Buchhandlung befindet sich in einem heruntergekommenen Altbau, wie es sie in Neukölln bis vor Kurzem massenhaft gab. Inzwischen nicht mehr.

Mitte, Friedrichshain, Prenzlauerberg – die Karawane zieht weiter, denkt Baumann.

»Vielleicht finden wir einen zweiten Eingang«, hört er Reschke sagen.

Das kann sein. Baumann kennt viele Ladenlokale, die man noch von der Seite oder von hinten betreten kann. Reschke hat sich schon auf den Weg gemacht und schiebt die schwere Tür auf, die den Zugang zum Innenhof versperrt, Baumann folgt ihr.

Es gibt schöne Innenhöfe in Berlin – der, den sie gerade betreten, gehört nicht dazu. Baumann erkennt Mülltonnen und diverse Fahrräder, sonst nichts. In alle Ecken reicht das Licht hier zwar nicht, aber Baumann bezweifelt, dass eine bessere Beleuchtung etwas ändern würde. Kein Baum, kein Strauch, dafür mehrere Eingänge in diverse Hinterhäuser beziehungsweise Seitenflügel. Baumann schaut einmal im Kreis. Alle Türen stehen offen bis auf eine, die zudem viel kleiner ist, von der Lage passt sie auch.

»Die da«, sagt er und Reschke nickt.

Sie gehen zu der Tür und bleiben stehen. Die verrostete Eisenklinke hängt schief, das ganze Ding wirkt irgendwie verzogen.

Als hätte sich jemand dagegengeworfen und aufgegeben, denkt Baumann, während Reschke den Griff nach unten drückt, was dazu führt, dass er abfällt.

»Handschuhe«, flüstert Reschke und versucht, die Tür zu bewegen.

Sie gibt tatsächlich nach. Entweder haben sich die Kollegen nicht genug Mühe gegeben oder jemand war nach ihnen da, überlegt Baumann. Er sieht, dass Reschke ihr Holster aufknöpft, und beschließt, seine Waffe zu ziehen.

»Mach mal halblang«, sagt Reschke, und er ärgert sich schon wieder, steckt die Pistole aber weg.

»Hallo«, ruft Reschke und schiebt sich in die Buchhandlung, »Polizei.«

Keine Antwort. Baumann tastet nach dem Lichtschalter. Als er ihn findet, fällt trübes Licht in den Raum.

Baumanns erster Eindruck ist, dass er winzig ist. Vereinzelte Regale finden sich darin, in denen so gut wie keine Bücher stehen, und ein Tisch mit einem Stuhl. Er kann sich beim besten Willen nicht vorstellen, dass hier ein reguläres Geschäft betrieben wird. Er fährt mit dem Finger über ein Regalbrett und hinterlässt eine deutliche Spur.

Das ist das Gespenst einer Buchhandlung, denkt er.

Nur der Bildschirm, der auf dem Tisch steht, scheint neu zu sein.

»Da ist eine Treppe nach unten«, sagt Reschke, und Baumann erkennt die Öffnung, um die ein wenig vertrauenerweckendes Geländer läuft.

Mit entschiedenen Schritten geht Baumann an Reschke vorbei und tritt auf die erste Stufe, die laut knackt.

»Ich check das«, sagt er, »fahr du mir schon mal den Computer hoch.«

Reschke bringt keine Einwände hervor, weil sie entweder zu überrascht oder einfach fügsam ist.

Na also, denkt Baumann, geht doch.

Auf der Treppe gibt es kein Licht und ein Schalter ist nicht zu finden, vorsichtig setzt Baumann Fuß vor Fuß, tastet sich voran.

So geht das nicht, entscheidet er dann und holt sein Handy aus der Manteltasche, wischt über das Display, aktiviert die Taschenlampe.

Noch bevor sie aufleuchtet, schießt eine Gestalt nach oben, packt Baumanns Hand, die das Handy hält, und reißt ihn nach unten. Von der Abwärtsbewegung völlig überrascht, stolpert Baumann die verbliebenen Stufen herab, kracht auf den Boden. Die Gestalt ist schon an ihm vorbei und auf dem Weg nach oben.

Baumann will Reschke eine Warnung zurufen, aber seine Lunge ist leer. Statt eines Tons stößt er ein Krächzen aus, das niemand hört. Im Verkaufsraum weiteres Poltern und Handgemenge, dann ein gedämpfter Schrei.

Baumann rappelt sich mühsam auf. Sein Handy ist weg und er sieht so gut wie nichts, nur das Loch in der Decke, wohin die Treppe führt. Endlich ist er auf den Beinen und versucht, hinaufzukommen, sein linker Knöchel tut derart weh, dass er nicht richtig auftreten kann. Hüpfend und sich am Geländer hochziehend, bewältigt Baumann Stufe um Stufe, in der Buchhandlung ist es totenstill.

Verdammte Scheiße, denkt Baumann und streckt seinen Kopf ganz langsam nach oben. Von da, wo Baumann kauert, blickt er Reschke direkt ins Gesicht.

Reschkes Augen sind offen und ihre Lippen zittern, sie wirkt unnatürlich blass. Baumann hält sein Ohr nah an ihren Mund.

»Mein Bauch«, flüstert Reschke.

O nein, denkt Baumann, quetscht sich an Reschke vorbei aus dem Keller. Kaum dass er aufrecht steht, das linke Bein angewinkelt, um es zu entlasten, entdeckt er die Blutlache, in der Reschke schwimmt. Eine Blutlache, die im schwachen Licht der Buchhandlung eher schwarz als rot wirkt und größer wird.

Baumann dreht Reschke von der Seite auf den Rücken, drückt ihre Hände weg und erkennt einen Stich rechts unterhalb des Zwerchfells. Ihr Mantel steht offen und das Shirt ist zerfetzt, sie blutet stark. Baumann reißt sich seinen Mantel vom Leib und presst ihn auf die Wunde, abbinden kann man da nichts.

»Wo ist dein Handy?«, schreit Baumann, aber Reschke reagiert nicht.

Baumann greift in ihre Innentasche und da ist es. Mit vom Blut glitschigen Fingern setzt er einen Notruf ab. Mit einer Hand seinen Mantel weiter auf Rechkes Körpermitte pressend, dreht er mit der anderen ihr Gesicht so, dass er ihr in die Augen sehen kann. Ihre Lider flattern.

»Bleib bei mir«, sagt Baumann, »mach mir jetzt nicht schlapp.«

25. KAPITEL

Krämer rast durch die abendliche Stadt. So voll wie die Straßen sind, ist Hartenfels froh, nicht selber fahren zu müssen. Er starrt aus dem Fenster, redet kein Wort. Er hat Baumann und Reschke nur ungern nach Neukölln geschickt und, um die Wahrheit zu sagen, gegen seinen Willen. Er versteht nicht, was vor sich geht. Es gibt für Hartenfels keine Logik im Ablauf der Ereignisse. Seiner Meinung nach haben sich Baumann und Reschke lediglich um eine Art Nebenschauplatz gekümmert. Und jetzt das.

Weil Baumann es wollte, denkt er bestimmt zum zehnten Mal, aber es hilft nichts. Hartenfels leitet die 6. Mordkommission, und er ist verantwortlich. Niemand anderes und schon gar nicht ihr jüngstes Mitglied.

Krämer hat das Blaulicht aufgesetzt und überfährt eine rote Ampel nach der anderen, Hartenfels nimmt kaum Notiz davon. Wie er es auch dreht und wendet, er wäre nie auf die Idee gekommen, dass Baumanns und Reschkes Einsatz gefährlich sein könnte.

Was habe ich übersehen, fragt er sich.

Hartenfels setzt sich gerade hin. Es ist ja nicht einmal sicher, dass der Angriff auf Reschke überhaupt mit Meister, seiner verschwundenen Freundin und dem unbekannten Toten zu tun hat.

Das ist Unsinn, ruft sich Hartenfels zur Ordnung. Er denkt an Petersen und dessen Meinung, was Zufälle betrifft. Nein, Hartenfels muss sich der Tatsache stellen, dass der Fall Meister und die Gewaltexplosion in einer Neuköllner Buchhandlung zusammengehören, alles andere wäre unprofessionell und reines Wunschdenken.

Wen haben sie aufgestöbert? Hartenfels fällt eine Muräne ein, die in ihrem Versteck hockt. Wehe dem, der seine Hand in dieses Loch steckt.

Die Fahrt scheint Hartenfels endlos, irgendwann fängt er an, die Kreuzungen zu zählen, über die sich Krämer quält. Immer wieder versperren Fahrzeuge ihnen den Weg. Obwohl die Fenster geschlossen sind, dringt aus Wagen, die sie besonders hartnäckig blockieren, laute Musik, wenn auch hauptsächlich Bässe. Je weiter sie über Kreuzberg nach Neukölln vordringen, desto schlimmer wird es. Hartenfels glaubt, das Testosteron zu spüren, das in der Luft hängt. Wenn er überhaupt an etwas denkt, dann an Reschke. Schließlich, er hat inzwischen jedes Zeitgefühl verloren, bemerkt Hartenfels Blaulicht, das aus einer kleinen Seitenstraße flackert.

Sie halten an und er steigt aus, sieht Baumann nur im Hemd und ohne Jacke oder Mantel mitten auf dem Gehweg stehen. Der Laden hinter ihm ist hell erleuchtet und es wimmelt von Beamten. Hartenfels erkennt Spurensicherung und Streifenpolizei, einen Krankenwagen entdeckt er nicht. Ist Reschke schon weg? Oder, Hartenfels scheut sich, den Gedanken zuzulassen, ist sie tot?

»Baumann«, ruft er und sein Kollege dreht sich um, »was ist mit Reschke?«

Baumann reagiert kaum. Sein Gesicht ist weiß und seine Augen schießen hin und her, Schweiß sammelt sich auf seiner Stirn, obwohl es schneidend kalt ist.

Schock, denkt Hartenfels, der Junge steht unter Schock.

Baumann zieht scharf die Luft ein, offenbar hat er, wahrscheinlich ohne es zu merken, den Atem angehalten.

»Was?«, fragt er.

»Reschke?« Mehr bringt Hartenfels nicht heraus. Wenn Baumann nicht gleich antwortet, schlägt er ihn ins Gesicht, damit er zu sich kommt.

»Ich habe gesagt, sie soll den Computer hochfahren«, stammelt Baumann, wobei er bei jedem Wort zu überlegen scheint.

Was hat Reschke verdammt noch mal am Computer zu suchen, wenn Baumann dabei ist, überlegt Hartenfels, schluckt die Frage aber herunter.

»Und?«, will er wissen.

»Es ist meine Schuld, dass das passiert ist«, sagt Baumann, seine Stimme klingt plötzlich hart und klar.

»Was redest du da?« Hartenfels fasst Baumann am Arm, zieht ihn zu sich.

»Ich …«, nun leise, Hartenfels kann ihn kaum verstehen, obwohl Baumanns Mund fast an seinem Ohr ist, »ich hätte sie nicht allein lassen dürfen.«

»Unsinn«, sagt Hartenfels, »du warst doch gar nicht weg.« Zumindest nimmt er das an, hofft es inständig.

»Ich bin die Treppe nach unten gegangen und jemand hat einfach an mir gezogen, ich habe mich nicht einmal gewehrt.«

Hartenfels stellt sich Baumanns Gewicht und seine Eigengeschwindigkeit vor, dazu irgendeine Kampfsporttechnik, die diesen Umstand nutzt.

»Du konntest nichts dafür«, sagt er und weiß selbst, dass das zum gegenwärtigen Zeitpunkt reine Spekulation ist.

»Es ging alles so schnell«, sagt Baumann, und Hartenfels lässt ihn reden. »Als ich bei Reschke war, lag sie schon auf dem Boden, überall war Blut. In den Bauch, jemand hat ihr in den Bauch gestochen.«

»Konntest du erkennen, wer das war?«

Baumann fährt sich über die Augen, die voll Wasser stehen.

Also nein, denkt Hartenfels.

»Hat Reschke den Angreifer gesehen?«

»Ich weiß nicht. Sie hat etwas gesagt, was ich nicht verstanden habe. Da war Blut in ihren Mundwinkeln, Blut und Bläschen.«

O Scheiße, denkt Hartenfels und hakt nach, wie es Reschke geht.

»Sie ist auf dem Weg ins Krankenhaus. Aber sie war …« Baumann versagt die Stimme, er bricht ab.

»Sie war was?«, fragt Hartenfels und nimmt ihn in den Arm.

»Bewusstlos«, flüstert Baumann, und Hartenfels spürt das Gewicht des jungen Mannes, der sich gegen ihn lehnt.

»Hätten wir bloß nicht über Messer geredet«, sagt Baumann, und Hartenfels versteht kein Wort, aber er fragt nichts mehr, hält Baumann einfach weiter fest, damit er aufhört zu zittern.

Irgendwann macht sich Hartenfels vorsichtig los, zieht seinen Mantel aus und hängt ihn Baumann über, der fast in ihm versinkt.

»Geh mal ein bisschen herum und frag die Nachbarn, was mit dieser Buchhandlung hier los ist«, sagt er.

Alles ist besser, als weiter an Blutbläschen und Bauchwunden zu denken. Oder an Messer.

Hartenfels betritt das Geschäft, dessen Tür offen steht. Es ist voll in dem kleinen Raum, zu voll. Männer in weißen Overalls und mit Plastiküberzügen an den Füßen füllen so gut wie jede freie Fläche aus. Hartenfels, der sich am Eingang auf die Zehenspitzen stellt, kann nur eine Stelle ausmachen, die niemand betritt.

Da hat es Reschke erwischt, denkt er und zieht Plastiktüten über seine Schuhe, bahnt sich einen Weg. Hartenfels atmet schwer, es ist kaum vorstellbar, dass jemand überlebt, der so viel Blut hinterlässt.

Hartenfels entdeckt die Treppe, die nach unten führt. Mit eingezogenem Bauch quetscht er sich zwischen Blutfleck und Geländer vorbei. Im Keller sind Scheinwerfer aufgestellt, die alles in grelles Licht tauchen, fast ist es so, als würde die aufgehende Sonne ihre Strahlen bis in die Buchhandlung werfen. Hartenfels hält sich die Hand vor die Augen, steigt dann die Treppe hinab, im Keller befinden sich weitere Beamte. Krämer kommt auf ihn zu, eine Tasche in der behandschuhten Hand.

»Chef«, sagt er, »das ist unglaublich.«

Er hält die Bügel so, dass Hartenfels einen Blick auf den Inhalt werfen kann – Geld. Dicke Bündel, abgepackt und übereinandergeworfen.

»Die Jungs meinen, dass noch mehr dagewesen sein muss. Könnte also bloß der Rest sein.«

»Wie kommen die darauf?«

»Da hinten steht ein Safe, der leer ist. Das Ding ist so groß, dass es ein hartes Stück Arbeit gewesen sein muss, ihn die Treppe nach unten zu schaffen.«

»Versuch mal herauszufinden, wann dieser Safe geliefert wurde«, sagt Hartenfels, und Krämer starrt ihm in die Augen.

»Das sind bestimmt um die 50.000 Euro«, meint er und schwenkt die Tasche vor Hartenfels herum.

Was ist nur los hier, fragt sich Hartenfels. Er sieht Krämer ins Gesicht, ohne ihn wirklich wahrzunehmen. Etwas in Hartenfels sträubt sich, weiter mit Krämer über Geld zu reden, Reschke interessiert ihn mehr.

»Da haben Baumann und Reschke wohl gestört«, sagt er zu sich selbst.

»Mich würde interessieren, wo der Rest des Geldes ist.« Krämer schließt die Tasche und hält sie so fest, dass seine Fingerknöchel weiß hervortreten.

»Also ist die Buchhandlung nichts als Tarnung?«, fragt Hartenfels.

»Mit Sicherheit«, antwortet Krämer, »hast du dir mal die Auslagen angesehen? Total alt. Macht den Eindruck, als hätte sich niemand um diesen Laden gekümmert.«

»Ich habe einen PC gesehen.«

»Das ist das Einzige, was zu funktionieren scheint.«

»Um Meisters Bücher zu bestellen«, murmelt Hartenfels.

»Die hier aber nirgendwo sind«, sagt Krämer.

Hartenfels erwacht. Hat Krämer denn überhaupt nicht zugehört, fragt er sich, wo war der denn mit seinen Gedanken?

»Diese Bücher gibt es nicht, Krämer«, sagt er ziemlich laut, »das sind Dateien.«

»Ja klar«, meint Krämer, während er sich an seinem Zopf zu schaffen macht, was er immer tut, sobald ihm etwas peinlich ist.

Eigentlich kommt es selten vor, denkt Hartenfels, Krämer ist so gut wie nichts peinlich.

»Hat hier unten jemand gewohnt?«

»Es scheint so«, sagt Krämer und lässt seinen Zopf los, »da an der Seite steht eine Pritsche und es gibt einen Schrank mit Klamotten. Ganz hinten ist sogar ein Klo mit Dusche. Einen Elektrokocher habe ich auch gefunden.«

»Mann oder Frau?«

»Den Klamotten nach ein Mann.«

»Ob das viele Geld mit Meisters Büchern zu tun hat?«, fragt Hartenfels.

»Virtuell ist es jedenfalls nicht«, sagt Krämer und schwenkt erneut die Tasche.

Da hat er recht, denkt Hartenfels, er bekommt die Fäden einfach nicht zusammen.

Hartenfels beschließt, wieder nach oben zu gehen, doch als er sich zur Treppe dreht, steigt genau in dem Moment jemand nach unten. Hartenfels erkennt Baumann, der sich merkwürdig unbeholfen bewegt, weil er Hartenfels' viel zu großen Mantel trägt. Halb hüpfend nimmt er die letzten Stufen.

»Chef«, sagt er, kaum dass er Hartenfels erblickt, »ich weiß jetzt, wer diesen Laden betreibt.«

Baumann hält sein Handy hoch und Hartenfels sieht, dass er ein Bild geladen hat, kann es aber im Licht der Scheinwerfer nicht richtig erkennen.

»Wer denn?«, fragt er.

»Die Leiche«, sagt Baumann und korrigiert sich dahingehend, dass er den Unbekannten aus dem Viktoriapark in Kreuzberg meint.

»Woher weißt du das?«

»Ich habe angefangen, dieses Foto herumzuzeigen, und bingo!«

Hartenfels erkennt endlich, was Baumann ihm hinhält. Es ist das von Reschke bearbeitete Bild, auf dem der Tote so abgelichtet ist, als würde er noch leben. Hartenfels betrachtet das unrasierte Gesicht mit den fast farblosen und wie erfroren wirkenden Augen. Auch die Haare und Wimpern sind derart hell, dass sie weiß sein könnten.

Selbst eine ganze Nacht im Schnee lässt niemanden so fahl werden, denkt Hartenfels. Gut möglich also, dass der Mann hier unten gehaust hat. Mit einem Safe voll Geld.

26. KAPITEL

Unger ist auf dem Weg ins Krankenhaus. Krämer hat sich bei ihr gemeldet und sie in Hartenfels' Auftrag angewiesen, hinzufahren.

»Reschke liegt im Urban«, hat er gesagt und dann erzählt, wie es dazu gekommen ist.

Unger wundert sich, weil es von Neukölln ziemlich weit dorthin ist, aber was weiß sie schon über die Auslastung Berliner Krankenhäuser.

Nachdem Unger ihren Wagen abgestellt hat, bleibt sie einen Augenblick sitzen. Sie hat so geparkt, dass sie den Landwehrkanal im Blick hat. Obwohl es längst dunkel ist, kann sie Dutzende Schwäne erkennen, die auf Futtersuche sind. Anwohner werfen irgendetwas ins Wasser, wonach die Tiere tauchen und schnappen. Enten und Möwen gesellen sich dazu, es herrscht ein unglaubliches Durcheinander. Flügel schlagen, Wasser spritzt, es gibt Streit.

So sieht das Leben aus, überlegt Unger, jeder gegen jeden und nur der Dreisteste kommt durch.

Sie hat den Eindruck, dass die Möwen gewinnen. Unbehelligt stoßen sie von oben zu und sind schon wieder weg, bevor die anderen Tiere sie überhaupt bemerkt haben.

Animal Kingdom, denkt Unger und fragt sich, ob es ihrer Spezies je gelingen werde, anders zu sein.

Seit sie gehört hat, was Reschke passiert ist, bezweifelt sie es stark. Wenige Meter weiter liegt ein altes Segelschiff, in dem sich ein Restaurant befindet. Die kleinen

Lämpchen, die es schmücken, glitzern in der Dunkelheit und bringen Unger auf andere Gedanken.

Vielleicht gehe ich hier eine Kleinigkeit essen, denkt sie, aber erst einmal zu Reschke.

Unger seufzt. Sie mag Krankenhäuser nicht, weil sie sich jeder alltäglichen Ordnung entziehen. In Krankenhäusern herrscht eine andere Zeit, ein ganzer Tag kann vergehen, ohne dass etwas geschieht. Untersuchungen werden an- und wieder abgesagt, die Arztvisite gleicht einer Zufallsbewegung, Pfleger bleiben über Stunden unauffindbar.

Ungers Vater ist vor ein paar Monaten gestorben, und sie weiß, wovon sie spricht. Besonders schlimm ist es am Wochenende. Irgendwann am Freitagnachmittag verschwindet der Großteil des Personals und kommt erst Montag zurück. Dazwischen liegt eine Art Twilight-Zone, in der abgewartet wird, egal, was passiert. Nichts geht voran, nichts wird verhindert.

Unger hasst Stillstand. Sie ist auch zur Polizei gegangen, um das Gefühl zu haben, am Leben zu sein. Sie liebt ihre Arbeit, die sie mitreißt, als befände sie sich in einem gewaltigen Strom. Kein Ufer in Sicht, nirgendwo ein Plätzchen, um sich auszuruhen. Einfach göttlich, findet sie.

Kaum dass Unger den hufeisenförmigen Bau betritt, sieht sie alle ihre Befürchtungen bestätigt. Obwohl es in der Eingangshalle voll ist, sind die Geräusche gedämpft, wer überhaupt redet, flüstert. Vielleicht ist es den Menschen peinlich, krank zu sein. Viele Patienten sind mit Rollatoren oder Infusionsständern unterwegs, Slow Motion ist nichts dagegen. Unger geht an einer Menge Zigaretten vorbei, die darauf warten, angezündet zu werden, draußen ist alles voller Kippen.

Am Tresen dauert es lange, bis jemand sagen kann, wo Reschke ist.

»Da können Sie nicht hin«, wird Unger informiert.

Unger ist nicht unzufrieden. Sie braucht gar nicht an den gestrigen Abend zu denken, damit ihr bei dem Gedanken an Reschke mulmig wird, da reicht schon die Vorstellung von Schläuchen und Kanülen. Ungers Vater schien gegen Ende nur noch das Anhängsel einer großen, unübersichtlichen Maschinerie zu sein. Erst nachdem er tot war, tauchte er gewissermaßen wieder auf. Jemand hatte ihm Blumen zwischen die gefalteten Hände gesteckt, die von all den gelegten Zugängen blau angelaufen waren.

Unger mag sich Reschkes Anblick nicht ausmalen, sie sieht bestimmt entsetzlich aus.

Wahrscheinlich ist sie nicht einmal bei Bewusstsein, befürchtet sie.

Narkotisiert zu sein, gehört zu Ungers ganz privaten Horrorvorstellungen. Sie hat große Angst, sich dadurch zu verlieren. So etwas gibt es tatsächlich, weiß sie. Sie hat schon von Fällen gehört, in denen ein Patient beim Aufwachen nicht mehr wusste, wer er war, sozusagen weggespritzt.

Unger denkt, dass es gerade deshalb wichtig ist, zu Reschke zu gehen, sollte sie tatsächlich ohnmächtig sein. Ganz egal, in welchem Zustand sie ist, sobald sie zu sich kommt, muss jemand da sein, der Reschke sagt, was mit ihr passiert ist.

Ohne sich weiter um die Frau hinter dem Tresen zu kümmern, macht sich Unger auf die Suche nach der Intensivstation, die natürlich leicht zu finden ist. Dass sie sie nicht betreten darf, war nicht anders zu erwarten.

Bleibe ich halt an der Tür, denkt Unger, sollte Reschke herausgeschoben werden, fange ich sie ab.

Der erste Arzt, der ihr begegnet, will gleich wissen, warum Unger vor der Intensivstation herumsteht. Sie nennt Reschkes Namen und er verzieht den Mund.

»Das kann dauern«, murmelt er und ist schon wieder weg.

Unger lässt sich langsam an der Wand des Flurs nach unten gleiten, bis sie auf dem Boden sitzt. Sie hat die Knie vor die Brust gezogen und die Lider geschlossen, Bilder ziehen an ihr vorbei. Unger denkt an Meister und die Buchhandlung, in der Reschke niedergestochen wurde. Zusammenhänge erkennt sie nicht.

Jemand bestellt große Mengen von Meisters Büchern und will nicht, dass das entdeckt wird, überlegt sie. Irgendetwas an der Art, wie diese Bestellungen vor sich gehen, muss oberfaul sein.

Die Schwingtür klappt auf und ein Pfleger winkt sie hinein.

»Ziehen Sie sich das an«, wird Unger aufgefordert, und sie streift sich einen Schutzanzug samt Kopfhaube über.

Zuerst erkennt Unger die Person, die in dem Krankenhausbett liegt, gar nicht, so klein und verloren wirkt Reschke. Mehrere Infusionsflaschen baumeln über ihr und ein halbes Dutzend Apparate stehen an der Wand.

Reschkes Gesicht hat jede Farbe verloren. Die Lippen fast schwarz und dunkle Ringe unter den geschlossenen Augen, erinnert Reschke überhaupt nicht mehr an Reschke. Reschke war immer so energiegeladen, so lebendig.

Sie wollte mit mir Swing tanzen, denkt Unger.

Im Moment wirken selbst ihre Stoppelhaare schlapp und müde, dafür ragt Reschkes Nase überscharf konturiert aus ihrem Gesicht. Reschke sieht wie ein Vogelküken aus, das um sein Leben kämpft.

Unger hat Reschke nie attraktiv gefunden, jetzt rührt sie sie. Reschke hat sich in eine Hülle ihrer selbst verwandelt, die Haut dünn wie Papier.

Unger greift nach Reschkes Hand. Sie *muss* ihre Kollegin anfassen, egal ob es erlaubt ist oder nicht. Nur wenn sie Reschke berührt, wird sie wissen, dass da noch jemand ist. Reschkes Hand ist furchtbar kalt.

27. KAPITEL

Hartenfels ist wieder in Kreuzberg. Die Entscheidung, die er treffen musste, ist ihm schwergefallen. Reschke oder Zerberus? Eine Kollegin, die niedergestochen wurde, oder ein wildfremdes Tier, das ihn fast gebissen hätte? Gegen jede Wahrscheinlichkeit ist seine Wahl auf den Hund gefallen, aber Hartenfels empfindet das nicht so.

Er könnte gleichermaßen über zu viel wie zu wenig Empathie verfügen.

Das kommt auf den Gesichtspunkt an, denkt er.

In seiner tierischen Einfalt leidet Zerberus wie jedes Lebewesen. Nein, Hartenfels hat es nicht über sich gebracht, ihn eine ganze Nacht eingesperrt zu lassen. Auch wenn vielleicht nichts passiert wäre, außer dass der Hund Meisters Badezimmer als Klo benutzt hätte, was es unter anderem ja ist.

Hartenfels stellt den Wagen ab, nimmt den Aufzug und schließt die Wohnungstür auf, woraufhin lautes Bellen folgt. So weit, so gut. Hartenfels hält sich gar nicht erst im Flur auf, sondern geht sofort nach oben. Er hat keine Angst vor Zerberus. Zerberus kennt ihn inzwischen, und der Knüppel, der ihn wild gemacht hat, ist nicht mehr da.

Schon auf der Treppe hört Hartenfels, dass der Hund an der Tür kratzt, außerdem jault er. So lange war er in seinem kurzen Hundeleben wohl noch nie eingesperrt. Hartenfels öffnet die Tür und Zerberus stürzt heraus, wedelt, bellt, springt.

»Ist ja gut«, sagt Hartenfels wieder und wieder, versucht, Rücken und Kopf des Tiers zu erwischen. Ein sanftes Klopfen würde Wunder wirken, aber Zerberus ist viel zu aufgeregt, rennt sogar nach unten. Hartenfels wirft einen raschen Blick ins Badezimmer und stellt fest, dass alles sauber ist, der Hund muss augenblicklich raus.

Draußen hält sich Zerberus nicht lange auf, sondern sprintet gleich zum nächsten Baum und hebt das Bein. Er steht lange so da, das war nötig. Hartenfels hat sich die Leine geschnappt und wartet ab. Als Zerberus fertig ist, fängt er ihn ein. Keinen Moment zu früh, so wie der Rüde an der Leine zerrt, wäre er ohne ihn auf und davon gewesen.

Und jetzt, fragt sich Hartenfels. Erst mal um den Block, denkt er und schlägt in alter Gewohnheit den Weg Richtung Antiquariat ein.

Sie gehen los, besser gesagt, Hartenfels versucht zu gehen, während Zerberus sich wie eine bockige Ziege in die Leine hängt.

»Zerberus«, ruft Hartenfels, der Hund erwürgt sich noch.

Tatsächlich hält er inne. Doch die Wirkung ist schnell dahin, es dauert nur wenige Schritte und Zerberus reißt erneut an Hartenfels' Arm.

Zerberus ist aber auch ein bescheuerter Name, denkt er und überlegt, welchen anderen Namen Meister genannt hat, den seine Freundin dem Tier gegeben hat. Irgendetwas aus Harry Potter, wenn ihn nicht alles täuscht.

Fluffy, fällt Hartenfels ein und er muss grinsen. Jede Wette, dass Meister dieser Name nicht gefällt. »Fluffy und der Schwertmeister« taugt höchstens für einen Comic.

Hartenfels findet Fluffy gut und er versucht es. Zerberus zeigt keine Reaktion.

Das ging daneben, denkt Hartenfels und ruft noch einmal: »Fluffy!« Nichts.

Seltsam, denkt Hartenfels und probiert es mit Zerberus. Jetzt reagiert der Hund, hält wieder inne, dreht sich zumindest kurz nach Hartenfels um. Um dann weiter an der Leine zu ziehen wie bisher. Der Gang ist anstrengend, zumal Hartenfels nichts dabeihat, womit er Zerberus ablenken könnte. Immerhin hat sich der Hund einen Baum gesucht, um sich zu lösen, Hartenfels genießt die Verschnaufpause.

Weil es aufgehört hat zu schneien, kann er erkennen, dass ihm jemand auf dem Bürgersteig entgegenkommt, ebenfalls mit Hund. Hartenfels hat keine Ahnung, wie Zerberus sich Artgenossen gegenüber aufführt. Kurz überlegt er, die Straßenseite zu wechseln, findet das dann jedoch albern. Hartenfels umfasst die Leine fester, gleich treffen sich die Hunde. Die Frau, die sich ihm bis auf wenige Schritte genähert hat, kennt er.

»Hallo«, sagt Hartenfels, bevor er von Zerberus nach vorn gerissen wird und auf dem schneebedeckten Weg um ein Haar das Gleichgewicht verliert.

Der andere Hund weicht zurück, was schnell in eine kleine Verfolgungsjagd ausartet, in deren Verlauf sich die Leinen hoffnungslos verheddern. Die zwei Hundebesitzer sind sich schneller näher gekommen als geplant, was dazu führt, dass die Buchhändlerin ihrerseits Hartenfels erkennt und fragt, wie er an Zerberus kommt.

»Sie kennen Zerberus?«, fragt Hartenfels.

»Klar«, meint die Frau, »wir sind uns schon oft begegnet.«

»Wer geht denn sonst mit ihm?«, will Hartenfels wissen.

»Sein Herrchen«, sagt sie, »den Namen weiß ich nicht.«

»Das ist Johannes Meister«, erklärt Hartenfels, »der Schriftsteller.«

»Wirklich?«, die Buchhändlerin kann nicht mehr weiterreden, weil sie komplett von Leinen eingewickelt ist, Hartenfels auch.

Da angesichts der aufgedrehten Hunde an eine geregelte Unterhaltung nicht zu denken ist, verzichtet Hartenfels auf eine Erklärung und fragt bloß, ob sie nicht ein Stück zusammen laufen können, damit die Tiere sich beruhigen.

»Goldie ist kein Problem«, sagt die Frau, und Hartenfels muss eingestehen, dass es Zerberus ist, der verrücktspielt.

»Fluffy«, ruft er wieder und wieder, aber nichts passiert.

Da stampft Hartenfels mit dem Fuß auf und brüllt: »Zerberus«.

Das wirkt.

»Was war denn das mit Fluffy?«, fragt die Buchhändlerin.

»Das ist der Name, den Zerberus von seinem Frauchen hat.«

»Nie gehört«, meint die Frau und schreitet mächtig aus, Hartenfels hat Mühe, ihr zu folgen.

Kaum dass er aufgeschlossen hat, erzählt er alles, erzählt von Meister und dass der die Nacht über verhindert ist, wahrscheinlich sogar länger. Details lässt er weg, gibt nur zu, dass er selbst Kriminaloberkommissar ist.

»Hartenfels«, sagt er zum Schluss und hält der Frau die Hand hin.

»Schröder«, die Frau schlägt ein, »Ursula.«

»Peter«, sagt Hartenfels nach kurzem Zögern und erwidert den Händedruck.

Ursulas Hand ist unglaublich weich, Hartenfels besinnt sich und lässt los. Natürlich fällt ihm auf, dass der Impuls von ihm kam, sie hat keine Anstalten gemacht, auf Abstand zu gehen.

Der gemeinsame Gang verläuft einigermaßen zivilisiert. Zerberus fällt Goldie zwar ab und zu freundschaftlich von der Seite an, aber sie weiß sich zu wehren.

»Ein Golden Retriever?«, spricht Hartenfels das Offensichtliche aus.

»Nichts gegen Zerberus«, meint Schröder, »Wolfshund- und Riesenschnauzermix, wie sein Herrchen mir erklärt hat, ganz schön exotisch.«

Zerberus sei in jeder Hinsicht exotisch, stimmt Hartenfels zu, dann fragt er, wohin sie eigentlich unterwegs seien.

»Ich wohne nicht weit entfernt«, erklärt die Buchhändlerin, womit sich Hartenfels zufriedengibt.

Es dauert nicht lange und sie passieren Riehmers Hofgarten, Zerberus stellt sich vor das Portal, aber Goldie kann ihn motivieren, ihr zu folgen. Nach Riehmers Hofgarten überqueren sie den Mehringdamm, gehen zur Bergmannstraße und verlassen sie wieder, wobei sie eine kleine Steigung zu bewältigen haben. Was für Berlin ungewöhnlich genug ist. Das Viertel, durch das sie danach laufen, kennt Hartenfels nicht und er staunt über dessen geschlossenen Altbaubestand.

»Hier fahren tagsüber sogar Touristenbusse«, sagt Schröder, die seinen Blicken gefolgt ist, »schön, oder?«

Hartenfels nickt. Stuckfassaden, wohin er sieht, dann auch noch eine große Freifläche mit ausladenden Bäumen.

»Chamissoplatz«, erklärt die Buchhändlerin, um kurz hinter ihm einen Hauseingang anzusteuern. Innen ist alles ziemlich eng und düster, trotz der beeindruckenden Fassaden.

»In dieser Gegend haben früher hauptsächlich Arbeiter gewohnt«, erklärt Schröder.

Für Hartenfels scheinen die Treppen kein Ende zu nehmen. Schon von außen ist ihm aufgefallen, dass die Häuser sehr hoch sind, er tippt auf fünf, wenn nicht gar sechs Stockwerke. Ganz oben angekommen, schließt Schröder ihre Tür auf und sie gehen mit den Hunden hinein.

Original Jahrhundertwende, glaubt Hartenfels, und offensichtlich aus mehr als einer Wohnung zusammengestückelt. Weil sie sich im Vorderhaus befinden, gibt es noch ein bisschen Stuck an der Decke und Durchgangszimmer, so weit das Auge reicht. Statt eins von ihnen zu betreten, dirigiert Schröder ihn in die Küche, die halb hinter einem neu eingebauten Bad liegt, in dem sich früher bestimmt die Vorratskammer befand. Über dem Herd erkennt Hartenfels ein großes Fenster, das dieses Bad mit Licht versorgt.

Originell, findet er und sagt es auch.

»Na ja«, meint Schröder, »da kommt man aus dem Putzen nicht heraus.«

Wahrscheinlich meint sie Fettspritzer, denkt Hartenfels, kümmert sich dann um Zerberus, den er nach wie vor an der Leine hält. Er macht ihn los und der Hund verschwindet mit Goldie im Flur.

»Wohnen Sie hier schon lange?«, fragt er, um irgendetwas zu sagen.

»Zum Glück schon«, nickt Schröder, »heutzutage findet man doch rein gar nichts mehr, das man bezahlen kann.«

Außer man ist ein erfolgreicher Schriftsteller, denkt Hartenfels. Auf die fünf bis sechs Stockwerke ohne Aufzug hätte er ganz bestimmt keine Lust.

»Nach vorn hat man einen schönen Blick«, sagt die Buchhändlerin und nimmt Hartenfels mit.

Sie betreten das Wohnzimmer, an das sich ein zweiter Raum anschließt, hinter dem ein kleiner dritter liegt. Schröder geht zu einem großen Fenster. Nachdem sie es geöffnet hat, erkennt Hartenfels, dass genau gegenüber eine Straße abwärts führt, was ihm gefällt. Er mag es nicht, wenn sein Nachbar täglich mitverfolgen kann, was er zu

Abend isst. Apropos Essen. Hartenfels überlegt, wann er zum letzten Mal etwas zwischen die Zähne bekommen hat, ihm fallen nur die zwei Brote ein.

»Hunger?«, fragt Schröder, die seine Gedanken erraten zu haben scheint.

Hartenfels dreht sich vom Fenster weg und lächelt die Buchhändlerin an.

»Und wie«, antwortet er, sein Magen ist längst wieder leer.

»Schön«, sagt die Frau, »und duzen können wir uns auch.«

Hartenfels nickt und folgt seiner Gastgeberin zurück in die Küche. In diesem Raum gibt es ebenfalls ein großes Fenster, das allerdings auf den Innenhof geht. Hartenfels erblickt von Licht erfüllte Wohnungen, die so nah scheinen, dass er den Eindruck hat, mit ausgestrecktem Arm gegen die Scheiben klopfen zu können.

Das geht ja gar nicht, denkt er, zumal der Esstisch direkt vor diesem Fenster steht.

Und was hängt da aus der Wohnung gegenüber? Eine Deutschlandfahne, begreift er und schüttelt den Kopf. Hartenfels hat nichts gegen Patriotismus, hat in letzter Zeit aber zu oft erlebt, dass er von Rechten gekapert wird.

»Was ist das denn?«, fragt er.

»Eine Regenbogenfahne wäre mir lieber«, antwortet Ursula.

»Bist du …?«, fragt er, bricht dann ab, weil er nicht mit der Tür ins Haus fallen möchte. So gut sind sie schließlich nicht bekannt.

»Nein, nein«, die Buchhändlerin nimmt seine Frage sportlich, »ich mag es bloß vielfältig. Du weißt ja sicher, was das Gegenteil davon ist?«

»Was meinst du?«

»Einfältig.« Sie grinst.

Hartenfels gefällt das Wortspiel, obwohl er über jede Menge Erfahrungen verfügt, was das Zusammenleben unterschiedlicher Ethnien und unterschiedlicher Lebensauffassungen und die damit einhergehenden Probleme angeht.

»Hast du keine Angst vor Parallelgesellschaften?«, fragt er.

Ursula blickt ihn an und zögert einen Augenblick mit der Antwort. »Nein«, sagt sie schließlich, »ich habe eher Angst davor, dass es keine gibt.«

Hartenfels hat gemerkt, dass sie sich überwinden musste, das zu sagen. Klar, denkt er, wir kennen uns nicht. Und ich bin von der Polizei.

»Wie meinst du das?«, will er wissen.

»Die Juden waren auch einmal eine Parallelgesellschaft. Zumindest hat man sie dazu erklärt. Und sieh dir an, was passiert ist, als man sie beseitigt hat.«

So hat Hartenfels das noch nie betrachtet. Mittlerweile hat er das Gefühl, bei Petersen zu sein.

»Man kann sich seine Nachbarn nicht aussuchen«, sagt er, um nicht vollends ins Grübeln zu geraten, schnuppert dann in der Luft. Es riecht nach Essen. Aber bevor er an der Reihe ist, stürzen sich Goldie und Zerberus auf zwei Näpfe, die Ursula ihnen hingestellt hat. Danach arrangieren sie sich so gut wie möglich unter dem Tisch.

»Darf ich?«, fragt Hartenfels und zeigt auf einen Stuhl.

»Du fragst doch sonst nicht«, meint Ursula, und Hartenfels muss schlucken, weil er realisiert, wie unzivilisiert er sich benommen hat. Statt sich zu erkundigen, ob er überhaupt mitkommen kann, ist er einfach in Ursulas Wohnung gestürmt, als gehörte sie ihm. Er scheint in einer seltsamen Verfassung zu sein. In welcher Verfassung ist er eigentlich?

Kurz vor der Einfahrt in den Tunnel, gesteht er sich. Seit Reschke angegriffen worden ist, droht der Fall »Meister« ihn zu verschlingen. Hartenfels kennt das Phänomen und kann trotzdem nichts dagegen tun.

Vom Tisch aus beobachtet er Ursula, die in ihrer Küche hantiert und offenbar eine vorgekochte Mahlzeit aufwärmt. Es duftet süß und herzhaft zugleich, Hartenfels hat keine Ahnung, was da auf ihn zukommt.

»Was gibt's?«, fragt er, erhält jedoch keine Antwort, stattdessen fordert Ursula ihn auf, eine Flasche Wein zu öffnen.

Eine Haarsträhne hat sich befreit und fällt ihr ins Gesicht. Hartenfels spürt ein Kribbeln in den Fingern, weil er sie zurückstreichen will, aber nichts dergleichen tut.

Der Wein ist schwer und erdig, Hartenfels' knurrender Magen hat ihm nichts entgegenzusetzen. Um die Wahrheit zu sagen, ist er nach wenigen Schlucken betrunken. Das passiert selten, allerdings hat er ja auch noch nie eine Intervalldiät gemacht. Den Teller, den Ursula ihm hinstellt, leert er in atemberaubendem Tempo und weiß selbst nicht, ob das am Wein, am Hunger oder an der Haarsträhne liegt.

»Fantastisch«, murmelt Hartenfels und vergisst dabei zu fragen, was sie für ihn aufgewärmt hat, eigentlich ist es ihm auch egal. Hartenfels ist so gierig, dass er alles essen würde.

Ein zweiter Teller folgt, den er ebenfalls verputzt. Zufrieden schiebt Hartenfels sein Besteck weg und schenkt sich Rotwein nach, ein Schluck und das eben noch volle Glas ist halb leer. Hartenfels fährt sich mit der Hand über den Mund, wischt sie an seiner Hose ab.

Ursula scheint immer noch beim Thema Parallelgesell-schaften zu sein, jedenfalls erzählt sie ihm, dass sie für ihr Leben gern reist. Sie spricht von Asien und Indien, Peru und Nicaragua. Hartenfels zuckt innerlich zusammen, weil er es nicht mag zu fliegen. Sein Körper und Flug-zeuge passen einfach nicht zusammen. Und für die erste Klasse fehlt ihm das nötige Kleingeld.

»Dann bleib halt hier«, meint Ursula, nachdem er das kleinlaut eingestanden hat, »in Berlin gibt es Inder, Viet-namesen, Thailänder, Chinesen und jede nur erdenkliche Nation aus Südamerika.«

Hartenfels nickt, weil er diese Sichtweise erfrischend findet. Besonders nachdem er mit Krämer zusammen war, der sich glatt geweigert hat, etwas zu essen, was in diesen Ländern auf der Speisekarte steht. Krämer ist kein Rech-ter, das weiß Hartenfels, einfältig scheint er trotzdem zu sein. Ganz sicher jedenfalls, wenn man nach Ursulas Defi-nition geht.

Er zögert einen Moment und macht schließlich das, was er schon die ganze Zeit machen wollte. Die Buchhändle-rin zuckt kurz zurück, lässt aber zu, dass sich Hartenfels über den Tisch beugt und ihr die Haarsträhne aus dem Gesicht streicht. Falls sie sich fragt, wen um Himmels willen sie zu sich nach Hause eingeladen hat, zeigt sie es nicht. Hartenfels nimmt das als Ermutigung.

»Trägst du die Haare manchmal offen?«, fragt er.

»Manchmal«, antwortet Ursula, greift an ihren Knoten und nestelt an ihm herum.

Und im nächsten Moment fallen sie, langsam und ver-halten erst, sodass Ursula nachhelfen muss, ihre Haare hochnimmt, um sie durch die Hände gleiten zu lassen, dabei blickt sie Hartenfels an. Hartenfels fühlt, dass sein

Mund trocken wird und leert mechanisch sein Glas. Ohne weiter nachzudenken, erhebt er sich, umrundet den Tisch, stellt sich vor Ursula, die inzwischen ihre Haare losgelassen hat und ihn weiter ansieht. Ihre Lippen sind leicht geöffnet, doch sie schweigt. Hartenfels streckt seine rechte Hand aus, aber sie hält sie fest.

»Was willst du?«, flüstert Ursula, ihre Lider flattern.

»So schön«, flüstert Hartenfels zurück und fasst mit seiner anderen Hand in ihre Haare, die glatt und fein sind.

Wie Seide, denkt er und das Wasser schießt ihm wieder in den Mund, er schluckt.

»Nicht so schnell«, sagt Ursula und geht mit ihrem ganzen Körper auf Distanz, lehnt sich so weit es geht auf ihrem Stuhl nach hinten.

Hartenfels, der ihr Haar nicht loslassen will, macht einen halben Schritt nach vorn und stolpert fast, was ihn zur Besinnung bringt.

»Entschuldige«, murmelt er und setzt sich zurück auf seinen Stuhl.

Ursula betrachtet ihn lange.

»Na komm«, sagt sie schließlich, »das Wohnzimmer mit dem Sofa kennst du ja schon.«

28. KAPITEL

Es ist noch früh am Morgen und Petersen befindet sich allein in seinem Obduktionssaal, die Tische sind leer und er sitzt auf einem kleinen Drehstuhl in der Mitte des Raums. Er ist glücklich, weil ihm gleich etwas Schönes begegnen wird. Die Schönheit der Toten. Als Petersen sie zum ersten Mal gesehen hat, war es wie eine Offenbarung. Auch jetzt geht wie damals die Tür auf und sein zweiter Obduzent schiebt eine Bahre herein, was Petersen blinzeln lässt. Es ist so hell in seinem Saal, dass das Licht nicht nur von der Beleuchtung kommen kann. Petersen könnte sich eine in gleißender Mittagssonne liegende Stadt vorstellen, weiße Mauern direkt am Meer. Fahnen könnten in seiner Vorstellung über dieser Stadt wehen und weit draußen Schiffe mit winzigen Segeln über das Meer schippern. Stattdessen sieht er einen zertrümmerten Schädel und der Effekt ist derselbe. Es gibt keinen Unterschied.

Petersen lässt seinen Finger über ein Stück wächserne Haut gleiten und spürt so viel Zartheit, dass es ihm den Atem nimmt. Es kam schon vor, dass er angesichts einer Leiche in Tränen ausgebrochen ist, er muss aufpassen.

Der zweite Obduzent verlässt den Saal und Petersen ist wieder allein, betrachtet Läsionen, offene Wunden und kann sich nicht sattsehen. Für ihn gibt es einfach nichts Schöneres als Blutgefäße und in Fleisch gebettete Knochen. Auch Haare sind schön, Fingernägel, Fußsohlen und Zehen.

Aber die wahre Schönheit liegt im Inneren des Körpers, dort, wo niemand einen Blick hinwirft, von wo sich die meisten sogar abwenden. Petersen hat nicht umsonst das Gefühl, dass sich die Helligkeit verstärkt, sobald er einen Toten aufschneidet. Die Schönheit der Zellen und Synapsen, die Schönheit, die erst sein Mikroskop offenbart. Es ist wie eine Reise in ein unbekanntes Land, das sich mit jeder Leiche vor ihm ausbreitet. Petersen kennt diese Länder, erforscht sie schon lange. Früher hat er nur eine Art Mechanik wahrgenommen, Kolben und Klappen, das Herz ein Muskel, der pumpt. Heute ist jedes Herz für ihn ein Wunder der Schöpfung, niemand weiß, warum es anfängt und wieder aufhört zu schlagen.

21 Gramm, das ist der Unterschied zwischen einem lebenden und einem toten Körper. Was wiegt so viel beziehungsweise so wenig? Die Seele? Petersen glaubt nicht an Gott und ist auch nicht religiös. Wäre er es, hätte er aus seinem Obduktionssaal längst eine Kirche gemacht. Petersen stellt sich vor, dass es 21 Gramm reines Leuchten ist, das nach dem Tod verschwindet. Wobei es ja nicht verschwindet, sondern sich zerstreut. Nichts geht verloren, das, was fort zu sein scheint, ist bloß anderswo.

Petersen weiß nicht, ob das Licht, das er beobachtet, irgendwohin will oder stattdessen erlischt, es ist ihm auch egal. Für ihn ist es nur wichtig, dass er den Funken Schönheit, der in allem ist, sieht. Er sieht ihn und verliert sich immer wieder, weil er ihn so ergreift. Auch jetzt steht er da, das Skalpell angesetzt und kurz vor dem ersten Schnitt. Der Tote unter seinen Händen ist wie jeder andere Tote. Petersen betrachtet sein Gesicht, und die blutleeren Lippen und Augenlider, so dünn, dass sie aus Papier sein könnten, wirken auf ihn wie eine erhabene

Landschaft, wie Seen im Morgendunst, Nebel, der durch Wälder zieht.

Es gibt keinen Unterschied, denkt er wieder.

Alles ist gut. Alles ist vollkommen. Alles ist Liebe.

Petersen weiß noch genau, wann er diese Schönheit zum ersten Mal wahrgenommen hat. Auf seinem Tisch lag ein alter Mann, der als Obdachloser in Berliner U-Bahn-höfen alt geworden war und den Jugendliche zu Tode getreten hatten. Ob sie ihn auch noch anzünden wollten, war nicht ganz klar, es gab auf jeden Fall Brandflecken an seiner Kleidung, die im Übrigen alt und verschmutzt war. Petersen hat die Leiche ausgezogen und dabei einen blei-chen Körper freigelegt, der von Hämatomen überzogen war, blau und fast schon violett, dazu auf dem Rücken Leichenflecken. Als er in das nahezu unverletzte Gesicht des Mannes blickte, dessen Alter er unmöglich schätzen konnte – er hätte genauso gut 40 wie 80 sein können, so zerfurcht waren seine Wangen, Stirn und Kinnpartie –, sah er, dass es schön war. Krähenfüße und Nasolabialfal-ten wirkten auf Petersen wie der gesprungene Firnis eines Bildes. Das Bild selbst zeigte den Toten, als hätte Dürer oder Rembrandt ihn gemalt.

Kaum dass sich Petersen den Blick vorstellte, der aus den Augen dieses Menschen auf ihn gefallen wäre, wäre er nicht tot gewesen, musste er sich abwenden. Allein von der Vorstellung hellblauer Augen, die in diesem zer-furchten Gesicht tief in ihren Höhlen lagen und im Licht seiner Lampen leuchteten, bekam er weiche Knie. Peter-sen musste sich hinsetzen und brauchte lange, um sich zu beruhigen. Seitdem weiß er, dass er die Schönheit der Menschen, die auf seinen Tischen liegen, nur ertragen kann, weil sie tot sind. An dem Tag, an dem er die Schönheit der Lebenden erkennen wird, wird er wohl zusammenbrechen.

Weil es ausgerechnet Krämer ist, der ihn aus seinen Betrachtungen reißt, um ihn an ihren gemeinsamen Termin zu erinnern, ist dieser Tag zum Glück noch weit entfernt.

29. KAPITEL

»Meine Herren«, Petersen weist Krämer und Hartenfels zwei Stühle zu, er selber setzt sich hinter seinen Schreibtisch.

Krämer findet, dass sich der Leichenschnippler mit immer kurioseren Dingen umgibt. An der Wand hängen neuerdings Bilder, auf denen Menschen wie Schattenrisse abgebildet sind, von denen Strahlen in alle Himmelsrichtungen schießen, rote, blaue, gelbe, grüne und schwarze.

»DAD hat geliefert«, sagt Petersen und sieht sie an.

Krämer gefällt es nicht, so gemustert zu werden. Petersens Augen sind stechend, was sicher auch deshalb so ist, weil er nie zu blinzeln scheint.

»Und?«, fragt Hartenfels, der mitgenommen wirkt.

Krämer hat ihn schon gefragt, ob er die Nacht durchgemacht hat, aber keine Antwort bekommen. Wahrscheinlich denkt Hartenfels an Reschke und wie es ihr geht. Soweit Krämer weiß, liegt sie im Koma, Unger hat so etwas angedeutet.

Er selbst hat sich gestern noch einen Burger beim Burgermeister gegönnt, dem coolen Laden direkt unter der U-Bahn am Schlesischen Tor. Vielleicht sogar ein wenig besser als der Burger, den es bei Kumpel & Keule in der Markthalle neun gibt, ebenfalls gleich um die Ecke. Krämer liebt die Markthalle und ihre Themenabende, bloß dass es gestern um die Welt der Naturweine ging. Naturwein ist echt nicht sein Ding. Was soll es denn heißen, wenn ein Sommelier sagt, dass ein Wein herrlich »foxy« schmecke? Nein, Krämer bedankt sich herzlich, Fuchspisse soll trinken, wer will.

»Es geht um den Toten aus Kreuzberg«, führt Petersen aus, »seine DNA wurde vor gut sechs Jahren in der Nähe von Köln als unbekannter Personendatensatz sichergestellt.«

Petersen legt eine Pause ein, in der er Hartenfels und Krämer weiter mit seinen Blicken durchbohrt.

»Machs nicht so spannend«, kommt von Hartenfels.

»Der Mann war in eine Entführung verwickelt. Seine DNA wurde an einem Schal gefunden, mit dem der Frau, die gekidnappt wurde, die Augen verbunden waren.«

»Weißt du Details?«, fragt Hartenfels.

»Die Entführung fand in einem kleinen Ort im Oberbergischen statt und es ging um die Gattin eines Industriellen, der dort eine Fabrik besitzt. Es wurde Lösegeld bezahlt.«

»Und das Opfer?«

»War zu dem Zeitpunkt, als das Geld seinen Besitzer wechselte, längst tot.«

»Waren wir eingeschaltet?«

»Du meinst, ob die Polizei benachrichtigt worden ist?«

»Genau.«

»Soweit ich weiß, nicht. Die ganze Sache war wohl sehr unappetitlich. Die Entführte ist erstickt, keiner weiß, ob es ein Unfall war oder Absicht. Man hat sie in einer Kühltruhe versteckt, die zwar abgeschaltet, aber eben geschlossen war.«

»Wenn das ein Unfall war, müssen die Täter echt bescheuert gewesen sein«, wirft Krämer ein. »Das weiß doch jeder Idiot, dass man in einer Tiefkühlruhe erstickt.«

Petersen wirft ihm einen Blick zu, der nicht zu deuten ist. In diesen Augen, die komplett schwarz sind, kann man nichts lesen.

»Wie viel Lösegeld wurde bezahlt?«, will Hartenfels wissen.

»Zehn Millionen, alles bar.«

»Hat die Übergabe geklappt?«

»Der Mann des Opfers hat sich bezüglich der Modalitäten ausgeschwiegen. Das gehörte wohl zum Deal.«

»Was soll das denn für ein beschissener Deal sein«, platzt Krämer heraus, »bei dem am Ende das Opfer tot ist?«

»Der oder die Entführer haben damit gedroht, noch andere Familienmitglieder umzubringen.«

Ach so, denkt Krämer und zupft an seinem Zopf. Da würde er wahrscheinlich auch die Klappe halten.

»Gibt es Hinweise darauf, wer alles an der Entführung beteiligt war?«, wieder Hartenfels.

»Nicht wirklich. Fest steht nur, dass es mindestens zwei Personen waren.«

»Woher weiß man das?«

»Weil besagter Industrieller einmal mit einem Mann und dann mit einer Frau telefoniert hat.«

»Das behauptet er«, wirft Krämer ein, »wer traut schon jemand, der einen Deal hat?«

»Stimmt«, meint Hartenfels.

»Außerdem wurde ein zweiter Personendatensatz sichergestellt, der bislang nicht zugeordnet werden konnte, aber zweifellos von einer Frau stammt«, fügt Petersen hinzu.

»Sonst noch etwas Wissenswertes zu dem Fall?«, hakt Hartenfels nach.

»Wenn wir davon ausgehen, dass es den Tätern egal war, was mit ihrem Opfer in der Kühltruhe geschah, würde ich sagen, dass wir genug wissen, um äußerst vorsichtig zu sein.«

»Ach ja?«, fragt Krämer. Es gefällt ihm nicht, dass der alte Knochenbrecher ihnen sagt, wie sie sich zu verhalten haben.

»Es sei denn, du willst enden wie die Frau«, sagt Petersen und lächelt.

Wie ein verdammtes Honigkuchenpferd, denkt Krämer.

»Reschke hat es schon erwischt«, sagt Hartenfels und richtet sich in seinem Stuhl gerade auf.

»Dafür wird jemand bezahlen«, zischt Krämer. Reschke ist immerhin bei der Polizei, egal ob lesbisch oder nicht. Versuchter Polizistenmord ist das Schlimmste.

»Hoffentlich«, sagt Petersen, dessen Lächeln erlischt.

Der Rechtsmediziner steht auf, was wirklich ein Witz ist, weil er dabei so gut wie gar nicht größer wird.

Der Kerl ist ein Sitzriese, denkt Krämer und grinst jetzt auch.

»So gute Laune?«, fragt Petersen.

»Hm, hm«, macht Krämer und gähnt. Elende Tabletten. Ist halt so, was soll er machen? Ohne Betablocker geht sein Blutdruck durch die Decke. Erst beim letzten Besuch hat sein Arzt ihm dringend eine Ernährungsumstellung empfohlen. Kein Alkohol und so wenig Fleisch wie möglich. Es gibt zwar gute vegetarische und sogar vegane Restaurants in Berlin, eins davon inzwischen mit Stern, und in vielen Etablissements wird neuerdings statt Wein- eine Saftbegleitung zum Menü gereicht; aber das ist doch für Mädchen.

»Und denk dran, Krämer«, Petersen zeigt mit dem Finger in seine Richtung, »ich will dich nicht auf meinem Tisch haben.«

»Keine Sorge, Doc.« Krämer weiß, dass Petersen es hasst, wenn man ihn so nennt.

»Sorgen mache ich mir nicht«, sagt Petersen, während er zur Tür geht, »du bist mir bloß zu adipös.«

»Moment mal«, unterbricht Hartenfels, bevor Krämer etwas zurückgeben kann, das sich auf Petersens Größe beziehungsweise deren geringes Ausmaß bezieht, »was heißt das jetzt für Meister und seine Freundin?«

»Dass er aus dem Schneider ist«, sagt Petersen und legt die Hand auf die Klinke.

»Wieso?«

»Na hör mal, Hartenfels«, Petersen nimmt die Hand von der Klinke, »worauf begründest du denn deinen Verdacht gegen ihn?«

»Auf Eifersucht?«

»Ist das eine Frage oder eine Antwort?«

Hartenfels schweigt. Petersen schweigt eine Weile mit, geht dann zurück zu seinem Schreibtisch, lehnt sich gegen ihn. Er ist im Stehen ungefähr so groß wie Hartenfels im Sitzen.

»Auf was soll Meister deiner Meinung nach denn eifersüchtig sein?«, will der Rechtsmediziner wissen.

»Darauf, dass seine Freundin ein Verhältnis mit unserem unbekannten Toten hatte.«

Krämer hört, dass Hartenfels sich alle Mühe gibt, den Satz wie eine Feststellung klingen zu lassen, ganz gelingt es ihm nicht.

»Freundin?«, fragt Petersen.

»Meister war nicht verheiratet.«

»Frau oder Freundin, völlig egal«, sagt Petersen und mustert seine Fingernägel, »bei deinem Ansatz spielt die Vergangenheit des Toten ja wohl keine Rolle, oder?«

»Und wenn es so wäre?«

Petersen schaut auf, um Hartenfels zu fixieren.

»Kann doch sein.« Hartenfels klingt bockig wie ein Kind.

»Hartenfels«, sagt Petersen und verschränkt die Arme vor der Brust, »du weißt, was ich von Zufällen halte.«

»Wie kommst du jetzt auf Zufall?«

»Wenn Meister nichts von der Vergangenheit unseres Toten wusste, hätte der ja auch eine ganz andere haben können.«

»Na und?«

Krämer hat den dummen Verdacht, dass Hartenfels in eine Falle tappt. Er ist froh, in dem Gespräch der Unbeteiligte zu sein, obwohl es ihn wurmt, dass weder Hartenfels noch Petersen irgendeine Notiz von ihm nehmen. Er könnte genauso gut nicht da sein.

»Wenn mich nicht alles täuscht, korrigiere mich, wenn

ich mich irre«, Petersen lächelt erneut sein beklopptes Lächeln, »nennt man etwas, das so oder auch vollkommen anders hätte sein können, ohne dass es für den Ausgang eines Geschehens einen Unterschied machen würde – *zufällig*.«

Hartenfels scheint zu überlegen. Wahrscheinlich weiß er, was Petersen von Zufällen hält. Man kann eigentlich kein Gespräch mit dem Typen führen, ohne dass er darauf herumreitet.

»Du magst Zufälle nicht«, sagt Hartenfels und Krämer denkt, dass das stark untertrieben ist, womit er recht hat.

Petersen wirft die Hände in die Luft. »Das ist doch keine Geschmacksfrage, Hartenfels. Ich lehne den Zufall ab. Ich finde es empörend, wenn jemand auf den Zufall zurückgreift, um einen Sachverhalt zu erklären.«

»Was denkst *du* denn, warum der Mann, von dem wir jetzt wissen, dass er eine Frau entführt und getötet hat, ein paar Jahre später selber umgebracht wird?«

»Dass das natürlich etwas mit dem Verbrechen zu tun hat.«

»Das wird er ja nicht jedem auf die Nase gebunden haben.«

Krämer spürt, dass Hartenfels langsam der Geduldsfaden reißt, er spricht immer leiser, dafür aber klar und artikuliert.

»Die Person, die ihn umbracht hat«, der kleine Mann nimmt die Hände wieder nach unten, »hat es garantiert gewusst.«

Petersen löst sich vom Schreibtisch und steht jetzt vor ihnen, wippt auf den Füßen, was bei seiner Größe ziemlich lächerlich aussieht. Hartenfels starrt während dieses ganzen Auftritts ins Leere und schweigt. Auch ohne dass sich Falten auf seiner Stirn zeigen, scheint er in Gedanken versunken zu sein, die ihn weit weg führen.

Wie in Trance, denkt Krämer und unterdrückt den Drang, seinen Chef mit einem Fingerschnippen aufzuwecken.

»Dazu könnte passen, dass sich der Tote und Meisters Freundin an zwei Abenden vollkommen unterschiedlich verhalten haben«, sagt Hartenfels schließlich.

Petersen hat inzwischen mit dem Wippen aufgehört.

»Was meinst du?«, hakt er nach.

»Das könnt ihr nicht wissen«, sagt Hartenfels, und Krämer ist froh, endlich wieder in das Gespräch einbezogen zu werden, »sowohl die Bedienung als auch der Besitzer der Pizzeria, in der sich die beiden getroffen haben, meinten, dass sie beim ersten Mal intim gewirkt und sich beim zweiten Mal gestritten hätten. Und zwar richtig. Ich glaube, es ist sogar ein Glas zu Bruch gegangen.«

»Worum es da wohl ging?«, fragt Petersen, wobei er nicht lächelt, sondern grinst, was auf Krämer irgendwie scheinheilig wirkt.

»Wenn es stimmt, was du sagst, und sie sich getroffen haben, *weil* es um die Entführung ging, fällt mir da eine ganze Menge ein«, sagt Hartenfels, wobei ein Ruck durch seinen Körper läuft, offensichtlich ist er wieder da. »Vielleicht wollte jemand einen Rollentausch«, fährt er fort, wobei er mehr mit sich selbst als mit Krämer oder Petersen spricht, aber das ist ja nichts Neues, »schließlich lebte der Tote in einem Kellerloch und Meisters Freundin in einem eleganten Penthouse. Anlass für Differenzen bietet das auf jeden Fall genug. Was, wenn er gedroht hat, alles auffliegen zu lassen?«

»Ja, was?«

»Und da hat Meisters Freundin kurzen Prozess gemacht.« Hartenfels legt eine kurze Pause ein, in der er wieder diesen abwesenden Gesichtsausdruck bekommt, spricht dann langsam und bedächtig weiter: »Sie hat ihren Komplizen unter einem Vorwand in den Viktoriapark gelockt und erschlagen. Die Tatwaffe hat sie im Riehmers Hofgarten versteckt, um am nächsten Morgen in aller Frühe mit Meister und Zerberus zum Kreuzberg zu gehen. Wo sie die beiden in die Nähe der Leiche lotst und verschwindet, während sie beschäftigt sind.«

»So könnte es gewesen sein«, sagt Petersen und wirkt sehr zufrieden, sein Lächeln ist zurück. Auf dem Weg zur Tür federt er bei jedem Schritt.

Kaum auszuhalten, denkt Krämer, kratzt sich am Kopf und gähnt.

»Langweilig?«, fragt Petersen im Vorbeigehen.

»Tabletten«, antwortet Krämer und der Rechtsmediziner nickt übertrieben.

Dazu hat er bestimmt auch eine Meinung, die Krämer nicht hören will.

30. KAPITEL

Es ist dunkel, es ist kalt, jeder Atemzug tut weh, aber es gibt noch andere Schmerzen, so diffus, dass es schwer ist zu entscheiden, welcher Sinn sie vermittelt. Es könnte der Gehörsinn sein. Da liegt ein Sirren in der Luft, leise zwar, doch enervierend. Ein Sirren, das von anderen Geräuschen überlagert wird, die es in viele Teile zerlegen, die es rhythmisieren und zeitweise zum Verstummen bringen. Dann ist das Sirren wieder da. Reschke begreift, dass es nicht von außen, sondern aus ihr selber kommt. Ein leiser Ton, der trotzdem unüberhörbar ist.

So muss Tinnitus sein, denkt sie und fragt sich sofort, warum um Himmels willen sie einen Tinnitus hat. Das hatte sie noch nie.

Reschke will sich aufsetzen, schafft es jedoch nicht. Immerhin weiß sie jetzt, dass sie liegt. Hat sie die Augen offen oder sind sie geschlossen? Das ist schwer zu beurteilen. Reschke strengt sich gewaltig an und glaubt auch, dass sie Schatten sieht, Abstufungen in der Dunkelheit, die sie umgibt. Bloß dass sie sich nicht sicher ist. Das können genauso gut optische Täuschungen sein, etwas, das in ihr sein Unwesen treibt wie dieser gottverdammte Ton.

Reschke nimmt einen tiefen Atemzug und gleich den nächsten. Sie hat keine Ahnung, wo sie ist. Sie will sich an den Wochentag erinnern, aber das funktioniert nicht. Monat? Fehlanzeige, nicht einmal die Jahreszeit fällt ihr ein. Reschke könnte auch in einem Sack stecken, weggeworfen und liegen gelassen.

Sie versucht, die Finger zu bewegen, es geht. Was fühlen sie? Stoff, würde Reschke sagen, weiches Tuch. Sie lässt ihre Finger ein bisschen wandern und spürt sich selbst unter diesen Stoffen und Tüchern. Außerdem steckt etwas in ihrer einen Hand, genauer gesagt, im Handrücken. Wenn sie den Arm über einen gewissen Radius hinausbewegt, tut es weh. Es sticht. Reschke überlegt.

Ein Zugang, denkt sie und versucht erneut zu entscheiden, ob sie die Augen auf hat oder nicht. Unmöglich.

Was ist mit ihr passiert? Wie ist sie in diesen Sack gekommen?

Ein Lichtstrahl dringt in Reschkes Augen und sie öffnet sie. Statt dass es stockfinster ist, blendet sie jetzt schiere Helligkeit. Reschke blinzelt und versucht etwas zu erkennen, das ihr vielleicht bekannt vorkommt. Direkt vor ihr ist alles weiß und gleißend, möglicherweise eine Lampe.

Davon abgesetzt ein Stück Bettdecke, denkt sie, schräg neben ihr ein Schlauch, durch den eine Flüssigkeit läuft.

Reschke hebt ihre Hände, bis sie in ihrem Blickfeld erscheinen, und begreift, dass der Schlauch in ihrer linken Hand endet. Ein Tropf. Außerdem gibt es da eine Art Klammer am Zeigefinger.

Für Blutdruck oder Herzschlag, überlegt sie.

Reschke versucht noch einmal, hochzukommen, aber es geht beim besten Willen nicht. Sie erinnert sich an einen spärlich beleuchteten Raum, aus dem eine Person auftaucht, so unvermittelt, dass Reschke hastig ihre Lider schließt.

Da war ein Messer, denkt sie, und Schmerzen breiten sich in ihrem Bauch aus, die sie nach Luft schnappen lassen.

Dann ist alles wieder da. Der Einsatz mit Baumann. Baumann, der in einem Kellerloch verschwindet und sie allein lässt. Alte Bücher, Staub, ein Computer, auf den sie herabsieht. Hat sie ihn eingeschaltet? Reschke erinnert sich nicht mehr. Jetzt eine Hand, die ein Messer hält und zustößt. Neue Schmerzen, so stark, dass Reschke aufschreit und die Augen aufreißt

Direkt vor ihr ist Unger. Unger mit ihrem Engelsgesicht und den vollen Lippen, die leicht geöffnet sind. Etwas streichelt Reschkes Wangen.

Haare, denkt sie, Unger hat sich so dicht über mich gebeugt, dass ich ihre Haare spüre.

Für einen Moment glaubt Reschke, dass sie gestorben und im Himmel ist. Eine Hand greift nach der ihren, und obwohl sie natürlich weiß, dass es Unger ist, zuckt Reschke zusammen.

Nein, beruhigt sie sich, diese Hand hält kein Messer, diese Hand sticht nicht zu.

»Hast du Schmerzen?«, fragt Unger, der nicht entgangen ist, dass Reschke erschrocken ist.

Reschke schüttelt den Kopf, fühlt, dass ihre Lider schwer werden.

Nein, denkt sie, ich will noch nicht weg. Ich will noch ein bisschen hier liegen, so nah bei Unger, dass ich ihre Haare an meinen Wangen fühle und ihren Atem im Gesicht.

Reschkes Mund öffnet sich, was gar nicht so leicht ist, ihre Lippen sind regelrecht verklebt und sie ist bereit. Zu was?

Zu einem Kuss, denkt sie, denkt es in ihrem mit Schmerz- und Beruhigungsmitteln vernebelten Gehirn, das träumt und wegdriftet, zurück in die Buchhandlung.

Baumann ist weg, ein Poltern auf der Treppe, über die er sich verdrückt hat, dann die Gestalt, die blitzartig vor ihr auftaucht, um sie abzustechen. Reschke stöhnt auf.

»Was ist?«, fragt Unger, aber Reschke erkennt sie nicht mehr, weil sich Ungers Gesicht in ein fremdes Gesicht verwandelt hat.

Reschke fasst Ungers Hand, hält sie fest, zieht sie ganz nah heran.

»Es war eine Frau«, flüstert Reschke.

31. KAPITEL

Baumann sitzt allein im Besprechungszimmer und starrt die Wände an. Er kommt direkt vom Fitness, hat eine volle Trainingseinheit hinter sich, einmal abgesehen von Übungen, die seinen linken Fuß belasten. Baumann hält die Arme vor der Brust verschränkt, sodass er seinen Bizeps fühlen kann. Er spannt ihn an und unter seinen Händen wachsen Muskelberge. Eigentlich ist er immer noch in der Pumperecke, bloß ohne Gewichte. Baumann verachtet alle anderen

Trainingsgeräte, keine zehn Pferde bringen ihn auch nur in die Nähe dieser durchgestylten Apparate. Sein Körper, Stangen und ein paar Eisenscheiben reichen ihm, danach duschen und der Eiweißdrink. Baumann spannt einmal mehr die Oberarme an. Gut, dass er ein Muscle-Shirt unter seinem Jackett trägt, ein T-Shirt wäre längst geplatzt. Langsam trudeln die anderen ein, Baumann sieht niemanden an.

»Was ist mit Reschke?«, fragt Hartenfels, nachdem er sich als Letzter gesetzt hat, Baumann hat ihn an seinen schweren Schritten erkannt.

»Sie liegt wieder im Koma«, antwortet Unger, die Baumann überhaupt nicht kommen gehört hat.

Er hat gedacht, dass sie noch im Krankenhaus sei, wohin ihn ebenfalls keine zehn Pferde bringen würden.

»Wieder?«, hakt Hartenfels nach.

»Sie war heute Nacht bei Bewusstsein, aber nur kurz«, berichtet Unger.

»Hat sie etwas gesagt?«

»Ja«, meint Unger, und Baumann glaubt, ein Zittern in ihrer Stimme wahrzunehmen.

Er weiß schon, warum er Krankenhäuser meidet.

»Und?«, der Chef macht auf tapsiger Bär, so leise spricht er.

»Sie hat gesagt, dass sie von einer Frau angegriffen worden ist.«

»Das hat Petersen auch gemeint«, sagt Hartenfels.

»Der war doch gar nicht dabei.« Unger fängt sich wieder.

»In einem anderen Zusammenhang natürlich«, präzisiert Hartenfels.

Baumanns Bizeps ist so hart, dass man hineinstechen könnte, ohne ihn zu verletzen.

Eine Frau, denkt er, das hat ihm gerade noch gefehlt.

Eine ganze frühmorgendliche Trainingseinheit hat nicht gereicht, um ihn den Griff vergessen zu lassen, der ihn in der Buchhandlung von der Treppe befördert hat, seinen lächerlichen Abgang. Er hat sich wie der letzte Anfänger benommen. Baumann knirscht mit den Zähnen, seine Kiefer mahlen, nur mühsam folgt er Hartenfels, der von seinem Besuch in der Rechtsmedizin erzählt. Krämer sitzt Baumann direkt gegenüber und hört nicht auf zu gähnen.

»Der Ermittlungsschwerpunkt hat sich durch Petersens Hinweise von Johannes Meister auf dessen Freundin Evelyn Köhler verschoben«, führt Hartenfels aus und bemerkt dann, dass er den Schriftsteller sowieso nicht länger in U-Haft hätte nehmen können. Der Staatsanwalt habe ihm schon die Hölle heißgemacht.

Baumann hört die Wörter, hat aber Schwierigkeiten, ihren Sinn zu verstehen, dabei sind Hartenfels' Überlegungen nicht wirklich kompliziert. Baumann reibt sich das rechte Handgelenk, um die letzten Spuren dieses Griffes loszuwerden, der ihn in die Tiefe gezogen hat. Wie ein nasser Sack ist er von der Treppe gekippt.

»Dank Baumann wussten wir ja schon, dass die Buchhandlung, in der Reschke angegriffen wurde«, Hartenfels macht eine Pause und Baumann zwingt sich, seinem Chef in die Augen zu sehen, blickt jedoch gleich wieder weg, »dem Toten gehört hat, den wir im Viktoriapark gefunden haben.«

Baumann verschränkt die Arme und hält sich an sich selber fest. Hartenfels schweigt, Unger zappelt und Krämer gähnt noch einmal. Baumann braucht nicht hinzusehen, um alles genau zu registrieren. Er ist gleichzeitig präsent und woanders.

Das war auch in der Pumperecke so, denkt er.

Sobald er die Augen schließt, taucht Reschkes Gesicht vor ihm auf, weiß und mit Blutbläschen in den Mundwinkeln.

»Sag mal, Baumann«, hört er Hartenfels, »wieso warst du eigentlich im Keller und Reschke am Computer?«

Baumanns Gedanken setzen aus. Er hat nicht auf diese Frage gewartet, hatte aber Angst vor ihr.

»Es hat sich so ergeben«, sagt er und merkt selbst, wie matt und kraftlos das klingt. Da hilft auch keine zusätzliche Trainingseinheit.

»Zufall?«, will Hartenfels wissen, und Baumann hört, dass Krämer kichert.

Was für ein Idiot, denkt er.

»Genau.« Baumann nickt und hört gar nicht mehr damit auf.

»Wir reden später darüber«, sagt Hartenfels, und Baumann spürt seinen Bizeps, der seit Langem zu groß ist, um ihn mit einer Hand zu umfassen, was gut ist.

»Ich habe mir Gedanken über die Buchhandlung gemacht«, sagt Unger, »es ist doch offensichtlich, dass da etwas nicht mit rechten Dingen zugeht. Die Art, wie da Geschäfte gemacht werden, stinkt gewaltig.«

»Vor allem wenn man bedenkt, dass der Keller voller Geld war«, wirft Krämer ein, »wer braucht denn da noch Bücher?«

»Es geht nicht um Bücher, es geht um Dateien«, knurrt Hartenfels, »das habe ich dir schon einmal gesagt.«

»Bücher, Dateien – ist doch alles Kleinkram verglichen mit der Knete aus dem Safe«, wehrt sich Krämer.

»Nicht unbedingt«, sagt Baumann, der aus seiner Trance erwacht und alles abschüttelt, was ihn an seinen Sturz von der Treppe erinnert. »Ich habe mir den Computer aus der Buchhandlung genauer angesehen und festgestellt, dass über ihn wirklich große Mengen E-Books eingekauft wurden. Hunderte, soweit ich das überblicken kann.«

»In welchem Zeitraum?«, fragt Hartenfels.

»Das ist es ja«, antwortet Baumann und setzt sich aufrecht hin. »Tag für Tag.«

»Na und«, will Krämer wissen, der Baumann langsam auf den Wecker geht, »wer braucht E-Books«, er betont das Wort, um Hartenfels einen akustischen Stinkefinger zu zeigen, »wenn er den Keller voller Geld hat?«

»Vielleicht um dieses Geld zu waschen«, sagt Baumann und alle sind still.

Das hat gesessen.

Irgendwann bricht Unger das Schweigen.

»Was ist das überhaupt für Geld?«, fragt sie, und Baumann ärgert sich, dass er schon wieder übergangen wird.

Respekt, denkt er, ich brauche Respekt.

Das hat er auch gedacht, bevor er in den Keller der Buchhandlung gegangen ist. Statt Reschke. Wäre er nicht in diesen verdammten Keller gegangen, läge sie nun nicht im Krankenhaus. Baumann begreift, dass es ihm lieber wäre, er läge dort. Vielleicht würden seine Chancen sogar besser stehen als die von Reschke.

»Wir gehen davon aus, dass das Geld aus einer Entführung stammt«, erklärt Hartenfels, dessen Gesicht ein bisschen wächsern aussieht, wie Baumann findet.

Er muss aufpassen, jeden Blickkontakt zu meiden. Dass Hartenfels angedeutet hat, noch einmal darüber reden zu wollen, warum Baumann im Keller und Reschke oben am Computer war, hat er nicht vergessen.

Ich bleibe unter dem Radar, denkt er.

»Eine Entführung?«, will Unger wissen.

»Es gab einen Treffer in der Datenbank«, führt Hartenfels aus, »der Tote, den wir gefunden haben, hat auf einem Schal, mit dem jemand die Augen verbunden wurden, Spuren hinterlassen, die bis jetzt nicht zugeordnet werden konnten.«

»Und hängt Meisters Freundin da mit drin?«

»Anzunehmen«, sagt Hartenfels, wobei er gleichzeitig nickt und mit den Achseln zuckt, was einen seltsamen Eindruck macht, »ein Zeuge sprach von einer Männer- und von einer Frauenstimme. Außerdem gibt es noch eine weitere DNA-Spur. Weiblich.«

»Sie könnte es gewesen sein, die auf Reschke losgegangen ist«, sagt Unger mehr zu sich selbst.

»Wäre eine Möglichkeit«, stimmt Hartenfels zu.

»Wenn es wirklich Meisters Freundin ist, die an der Entführung beteiligt war, könnte das eine Erklärung dafür sein, dass sie nicht bei Meister gemeldet ist«, überlegt Baumann laut.

»Wieso?«, will Hartenfels wissen.

»Sie heißt wahrscheinlich ganz anders und hat ihre wahre Identität geheim gehalten, um jederzeit untertauchen zu können. Genau wie sie es jetzt gemacht hat.«

»Ihr habt sie gestört«, sagt Unger laut und sieht Baumann an.

Baumann zuckt die Achseln. Am liebsten würde er über seinen und Reschkes Besuch in der Buchhandlung überhaupt nicht mehr reden.

»Als ihr da reingeplatzt seid, war sie gerade dabei, den Rest Geld wegzuschaffen.«

»Welchen Rest?«, fragt Baumann.

»Na, was halt noch übrig war. Wann war die Entführung?«

»Vor sechs Jahren. Und bevor du fragst: Es geht um zehn Millionen«, sagt Hartenfels.

»Eine Menge Geld«, mischt Krämer sich ein, »besonders wenn man nicht erklären kann, woher es stammt.«

»Deshalb wurde es ja gewaschen«, startet Baumann einen weiteren Versuch, endlich Beachtung zu finden.

»Und wie?«, fragt Hartenfels.

Endlich habe ich dich, denkt Baumann. Von nun an wird er sich nicht mehr unterbrechen lassen.

»Wenn ich das mal erklären darf«, sagt er an Hartenfels gewandt, »stell dir bitte zehn Millionen vor, die illegal im Keller einer Buchhandlung herumliegen. Es geht darum, aus diesem Schwarzgeld saubere Kohle zu machen. Ein Input-Output-Problem sozusagen.« Baumann macht eine Pause, in der er Hartenfels' Aufmerksamkeit genießt.

Das klappt doch, denkt er.

»Um das schmutzige in sauberes Geld zu verwandeln, werden selbst verlegte E-Books verkauft, die in unserem speziellen Fall von diesem Meister stammen, an dem natürlich seine Freundin hängt. Er hat ja immer wieder betont, dass sie sich um den ganzen Finanzkram kümmert.«

»So weit klar«, sagt Hartenfels.

»Hast du denn eine Vorstellung davon, was passiert, wenn in der Buchhandlung des Toten ein solches E-Book verkauft wird?«

»Der Buchhändler verdient nichts«, sagt Hartenfels wie aus der Pistole geschossen.

Das hat er also behalten, denkt Baumann.

»Aber der Autor«, sagt er, »also Meister.«

»Ja und?«

»Der Buchhändler zahlt aus seinem Vorrat an erpress-tem Geld so viel bei irgendeiner Bank ein, wie er angeb-lich für den Verkauf bekommt, der ja fingiert ist. Das ist der Schwarzgeld-Input, klassisch sozusagen. Sauber wird das Geld dadurch, dass es Meister danach als Honorar überwiesen wird.«

»Es ist also einerlei, ob der Buchhändler etwas ver-dient oder nicht?«

»Na klar«, Baumann findet Hartenfels ein bisschen begriffsstutzig, »es geht nur um Meister. Jede Wette, dass seine Freundin das Geld, das ihm ausbezahlt wurde, sogar versteuert hat. Aber da bin ich noch dran.«

Baumann musste selber staunen, dass er diesen Zusam-menhang aufgedeckt hat. Einfach und narrensicher. Der Verkauf tausender selbst verlegter E-Books ergibt eine hübsche Summe, die Meisters Freundin und ihr Komplize ganz für sich allein haben. Zumal die Plattform, über die sie ihre Bücher hochladen, von ihnen stammt. Die per-fekte Geldwäsche sozusagen. Außerdem ein Handelsweg, um den sich keiner kümmert, schon gar nicht das Finanz-amt oder die Polizei.

»Und das hat niemand gemerkt?«, will Krämer wissen.

»CumEx hat auch niemand bemerkt«, schnappt Bau-mann, der mit diesem Einwand gerechnet hat, »dabei ging es hier um ganz andere Beträge.«

»Meister ist also so eine Art Goldesel?«, übergeht Har-tenfels Krämer, und Baumann merkt, dass sein Chef zum ersten Mal an diesem Morgen lächelt.

»Den hat man ordentlich reingelegt«, sagt er und lächelt selbst ein bisschen.

Hat sich die Nachtschicht, die er vor seiner zusätzli-chen Trainingseinheit geschoben hat, also doch gelohnt.

Respekt, denkt er, ich verschaffe mir Respekt.

»Und jetzt erklär mir mal, was du im Keller dieser Buchhandlung gesucht hast«, fragt Krämer, und Baumanns Lächeln zerplatzt.

»Und wieso Reschke allein am Computer war«, gibt Unger ihren Senf dazu, »das war doch eigentlich dein Job, oder?«

»Ihr könnt mich mal!« Baumann springt auf, wobei er seinen Stuhl nach hinten wegstößt und humpelnd zur Tür marschiert.

32. KAPITEL

Hartenfels sitzt mit Meister im Auto und fährt ihn nach Kreuzberg. Er hat ein schlechtes Gewissen, und was soll er sonst tun, um es zu beruhigen? Außerdem muss er ihm beibringen, dass er seinen Hund bei jemandem abgegeben hat, den er kaum kennt. Die Buchhändlerin wiederzusehen, ist nur ein Nebeneffekt. Hartenfels meint es ernst mit seinem schlechten Gewissen. Seine Freundin hat Meister so übel mitgespielt, dass der Hartenfels wirklich leidtut.

Wie fühlt man sich als Cashcow, überlegt er.

Fünf Jahre Partnerschaft, die sich als Lüge entpuppen. Einmal abgesehen davon, dass die eigene Freundin zur Fahndung ausgeschrieben ist und ins Gefängnis gehört.

»Bei dem, was ich Ihnen jetzt über Evelyn sagen muss, wird es ein bisschen ungemütlich«, versucht Hartenfels den Schock zu dämpfen, den er Meister zufügen wird.

Meister mustert Hartenfels von der Seite. Hartenfels wirft einen kurzen Blick zurück und richtet seine Aufmerksamkeit dann wieder nach vorn. Die Straße ist zwar geräumt, aber voll, zwei Spuren, von denen nur eine zu gebrauchen ist, weil ständig jemand in der zweiten Reihe parkt.

»Ihre Freundin scheint mit dem Gesetz in Konflikt geraten zu sein«, sagt Hartenfels und weiß selber, dass das maßlos untertrieben ist, doch irgendwie muss er ja anfangen.

Meister wartet einfach ab.

Das kann er am besten, denkt Hartenfels und erzählt endlich, was er über die Entführung weiß, an der Meisters Freundin beteiligt war.

Meister schweigt und schweigt. Hartenfels überlegt, welche Abzweigung er nehmen muss, um nicht wieder auf dem Mehringdamm zu landen. Ist die Katzbachstraße zu früh? Auf jeden Fall ein Umweg, entscheidet Hartenfels und fährt noch ein Stück.

»Sind Sie da sicher?«, fragt Meister schließlich.

»Wir haben eine DNA-Spur, der den Toten mit der Entführung in Verbindung bringt, und Ihre Freundin war mit ihm bekannt«, sagt Hartenfels, »es liegt also nahe, dass sie zumindest wusste, was er getan hat.«

»Aber das ist doch nicht zwingend.«

»Jede andere Annahme würde darauf beruhen, dass sie den Mann rein zufällig kannte, was unwahrscheinlich ist.«

Und Petersen auf die Palme bringen würde, setzt Hartenfels in Gedanken hinzu.

»Jetzt erzählen Sie mir bloß, dass sie ihn auch noch umgebracht haben soll«, sagt Meister und lacht wenig überzeugend, weil es heiser und erstickt klingt.

»Die Möglichkeit besteht in der Tat«, sagt Hartenfels und bemüht sich, neutral zu klingen.

Neutralität ist alles, was er hat, um Meister zu schonen. Außerdem wäre er nicht der einzige Tote. Die entführte Frau ist gestorben, und was aus Reschke wird, steht in den Sternen.

»Und warum?«, fragt Meister.

»Das wissen wir noch nicht. Es gibt da diverse Szenarien. Streit um Lösegeld, einer will auspacken, unterschiedliche Auffassungen über Lebensstil und Geldausgaben, um nur einige zu nennen.«

»Das ist doch absurd«, sagt Meister und blickt Hartenfels erneut von der Seite an, »meine Freundin hatte finanzielle Mittel. Ich habe genug für uns beide verdient.«

»Da ist noch etwas, das ich Ihnen sagen muss«, meint Hartenfels.

»Ach ja?« Meister hört sich eher müde als neugierig an.

War auch alles ein bisschen viel für den Mann, denkt Hartenfels.

»Es macht stark den Eindruck, als wären Ihre Buchverkäufe eine Art Geldwäsche. Tut mir leid«, sagt Hartenfels.

»Geldwäsche?«

»Irgendwie musste das Lösegeld aus der Entführung ja legalisiert werden.«

»Jetzt spinnen Sie wohl total«, sagt Meister, und Hartenfels kann aus den Augenwinkeln sehen, dass sein Gesicht in Aufruhr ist. Er blinzelt und blinzelt.

Zur Abwechslung schweigt Hartenfels und wartet ab. In Meister arbeitet es und er will nicht stören.

»Das würde ja bedeuten, dass ich gar keine Leser habe«, sagt Meister nach einer Weile.

Hartenfels findet es irritierend, dass Meister das allem Anschein nach am meisten mitnimmt.

Irritierend oder bezeichnend, fragt er sich.

Immerhin ist Meister Schriftsteller oder glaubt zumindest, einer zu sein. Wie mag es sich anfühlen, wenn die eigene Identität von einer Sekunde auf die andere einer Seifenblase gleich zerplatzt? Hartenfels hofft, es nie herauszufinden.

»Die Ankäufe Ihrer E-Books waren jedenfalls fingiert«, sagt er leise.

»Alle?« Meister klingt flehend, fast panisch.

»Das weiß ich nicht«, sagt Hartenfels und hofft, dass darin ein gewisser Trost liegt.

»Ich habe an guten Tagen an die 1.000 Exemplare verkauft«, sagt Meister.

»Soweit ich weiß, reichen die Scheinverkäufe an diese Zahl heran.«

Meister wirft sich im Sitz zurück, schlägt den Kopf so kraftvoll gegen die Nackenstütze, dass sie knackt. Das macht er mehrmals, bis die Geste, die anfangs erschöpft wirkt, einer versuchten Selbstverletzung gleicht.

»Hören Sie auf, Mann«, sagt Hartenfels und streckt seine Hand aus, um Meister an der Schulter zu berühren.

»Sie haben leicht reden«, gibt Meister zurück, sitzt aber wieder still.

Seine Schultern, eben noch straff nach hinten gezogen, sacken herab und sein Kinn senkt sich, bis er dem sprichwörtlichen Häufchen Elend gleicht. Ein Zittern durchläuft Meisters Körper, und Hartenfels stellt sich vor, wie die Erkenntnis, fünf Jahre lang von seiner Lebenspartnerin in jeder Hinsicht betrogen worden zu sein, durch seine Zellen sickert. Es ist ein Purgatorium, eine Art Selbstverbrennung, was bleibt, scheint nicht der Rede wert. Was soll auch bleiben, wenn der Betrug, dem man ausgesetzt war, bis an die Wurzeln des eigenen Selbst reicht, an das, was Meister zu sein glaubte, für das er gelebt hat?

Andere werden nur mit einem Liebhaber hintergangen, denkt Hartenfels. Meister würde sich bestimmt wünschen, dass es so wäre.

Vielleicht war es ja tatsächlich so, überlegt Hartenfels weiter. Schließlich weiß er nicht, was den noch immer namenlosen Toten über die Entführung hinaus mit Meisters Freundin verbunden hat.

Meister bleibt wirklich nichts erspart, denkt er und nimmt sich fest vor, ein Auge auf ihn zu haben. Keiner überblickt, wozu ein Mann imstande ist, dem von der beruflichen bis zur sexuellen Identität alles genommen wird.

Hartenfels' Handy klingelt und er betätigt die Freisprecheinrichtung. Baumann ist am Apparat und hat sich offenbar beruhigt.

»Lothar Keller«, sagt er, »so heißt der Mann, auf den die Buchhandlung in Neukölln lief.«

»Danke, Baumann«, sagt Hartenfels und legt auf.

Meister hat mitgehört und überhaupt nicht reagiert. Der Name sagt ihm, wie alles andere, gar nichts.

Hartenfels beschließt, ihn nicht weiter zu konfrontieren. Was bringt es, wenn Meister erfährt, dass seine Lebensgefährtin auch noch versucht hat, eine Polizistin umzubringen, und wahrscheinlich nicht einmal Evelyn Köhler heißt. Meisters Aufnahmekapazitäten sind längst erschöpft.

Hartenfels verlässt die Yorckstraße und sieht sich einmal mehr dem Kreuzberg mit seinem zugeschneiten Wasserfall und dem kleinen Türmchen gegenüber. Der Kontrast ist enorm und macht, dass sich sein Kopf ganz leer anfühlt. Für Hartenfels liegt das an der Sichtachse, die ihm wie ein Schlag durch den gordischen Knoten erscheint.

Hoffentlich ist uns mit Petersens Hilfe genau das gelungen, schießt es ihm durch den Kopf. Dann fällt ihm ein, dass er beim Anblick des Viktoriaparks schon einmal etwas vollkommen anderes gedacht hat, bekommt es allerdings nicht zu fassen. Stattdessen wölbt sich der Himmel grau und strukturlos über Hartenfels, sodass keine Wolken zu erkennen sind oder bloß die eine, die über ganz Berlin liegt. Er atmet tief durch.

Baumann und Krämer sollen sich bereithalten, denkt er. Von jetzt an wird Meister rund um die Uhr observiert. Es fehlt gerade, dass außer ihnen noch jemand Jagd auf seine Freundin macht. Hartenfels ist sich sicher, dass Meister unter seiner Trauer und Verstörung jede Menge Wut und Ärger vorrätig hat. Es ist immer leichter, aggressiv statt niedergeschlagen zu sein.

»Aber hier wohne ich doch nicht«, sagt Meister, als Hartenfels den Wagen ein gutes Stück vor Riehmers Hofgarten anhält.

»Wir holen Ihren Hund«, beschwichtigt Hartenfels, während er direkt vor dem Antiquariat einparkt, in dem er zum ersten Mal mit Meisters Art, Bücher zu veröffentlichen, in Berührung gekommen ist.

»Haben Sie jetzt eine Idee, wo wir Ihre Lebensgefährtin finden könnten?«, fragt er und rumpelt unsanft gegen den Bordstein.

Meister schweigt, Hartenfels hat nichts anderes erwartet. Durch die Enthüllungen, die er verkraften musste, ist der Mann nicht einfacher geworden.

Hartenfels stellt den Motor ab und steigt aus. Er hat zwar nicht ausdrücklich verabredet, dass Ursula Zerberus mit ins Geschäft nimmt, aber er geht davon aus. So gut kennen sich Goldie und der Wolfshundmischling schließlich nicht, dass man sie allein lassen könnte. Die Türglocke schrillt und Zerberus schießt auf ihn zu.

Richtig vermutet, denkt Hartenfels und hat alle Mühe, sein Gesicht außer Reichweite zu halten.

Zerberus hat ihm die Vorderpfoten auf die Schultern gelegt und die Zunge ausgefahren, eindeutig ein Fall für die Hundeschule.

»Schluss«, hört er Ursulas Stimme und wundert sich, wie resolut sie klingt.

Zerberus fällt auf alle viere zurück, auch so ist er noch groß genug.

»Sein Herrchen wartet draußen«, sagt Hartenfels.

Zerberus versperrt ihm nun nicht mehr die Sicht auf die Buchhändlerin. Sie trägt wieder Schwarz und hat die Haare zusammengebunden. Als sie gestern Abend den Knoten gelöst hat, fielen sie ihr bis weit über die Schultern. Hartenfels hat sein Gesicht in ihnen vergraben, um alles zu vergessen, was ihn hätte ablenken können.

Irgendwie habe ich einen Tunnel gegen einen anderen getauscht, geht es ihm durch den Kopf. Seine Art, mit

Verbrechen umzugehen, fängt langsam an, auf sein Privatleben abzufärben. Falls ein solches Privatleben überhaupt existiert. Manchmal hat Hartenfels das Gefühl, gar nicht mehr da zu sein. Mag das auch in seltsamem Kontrast zu seiner Erscheinung stehen, kommt er sich wie ein Spiegel vor, der alles aufnimmt, was ihm in den Weg gerät. Bleibt nur zu hoffen, dass ihn das zu einem guten Polizisten macht.

Zu einem guten Liebhaber macht es mich bestimmt nicht, denkt Hartenfels, hofft jedoch, dass es vielleicht eine einfachere Erklärung für sein Verhalten gibt.

Nie mehr Intervalldiät, denkt er und ist heilfroh, ausgiebig gefrühstückt zu haben.

»Sehen wir uns später?«, fragt Schröder.

Hartenfels weiß es nicht. Er muss zurück in die Keithstraße, um die Suche nach Meisters Freundin zu koordinieren, und dann ist da noch Reschke, die nach wie vor im Koma liegt. Unger sollte inzwischen wieder bei ihr sein, aber Hartenfels will sich endlich selbst einen Eindruck verschaffen.

»Sag mal«, er krault Zerberus im Nacken, während er weiter seine Aufmerksamkeit auf Schröder richtet, »wo würdest du dich verstecken, wenn du etwa eine halbe Stunde Zeit hast und dein Ausgangspunkt im Viktoriapark liegt?«

Die Buchhändlerin überlegt. »Wahrscheinlich in einer der Kolonien«, sagt sie schließlich.

»Welche Kolonien?«

»Na, diese Wochenendhäuschen, du weißt schon. Lauben, Schrebergärten, wie immer man das nennen will.«

»Gibt es hier welche?«

»Mir fallen gleich zwei ein. Einmal am Rand des Gleisdreieckparks und außerdem in der Nähe des Lokdepots. Alles ziemlich unübersichtlich.« Sie macht eine Pause.

»Keine schlechte Idee«, stimmt Hartenfels zu.

»Manche von diesen Häuschen sind sogar unterkellert, sodass man von außen nicht sieht, ob sich darin jemand aufhält.«

Hartenfels beschließt, dort zu beginnen. Selbst wenn Meisters Freundin längst das Weite gesucht haben sollte, wäre es interessant, den Ort zu finden, an dem sie sich zuerst aufgehalten hat.

»Im Winter ist da eigentlich sowieso niemand, dem etwas auffallen könnte«, spinnt Schröder den Faden weiter.

Ideal als Versteck, denkt Hartenfels.

»Dann bin ich heute Nachmittag bestimmt wieder da«, sagt Hartenfels und lächelt die Buchhändlerin an.

Sie fährt mit einer Hand an ihren Haarknoten und wird ein bisschen rot.

»Von 13 bis 15 Uhr schließe ich den Laden ab und bin zu Hause«, sagt Schröder, und Hartenfels tippt sich an die Stirn, als trüge er einen Hut.

»Wanderst du eigentlich gern?«, fragt er.

»Mit Hund immer.«

Zurück am Auto bedeutet Hartenfels Meister, dass er aussteigen soll. Zerberus ist so begeistert, sein Herrchen wiederzusehen, dass er die geöffnete Wagentür komplett blockiert. Meister, dessen Kopf sich ungefähr auf Höhe seines Hundes befindet, wird immer wieder abgeleckt. Er scheint wenig dagegen zu haben, sein Widerstand wirkt halbherzig.

»Haben Sie jemand, der bei Ihnen sein kann?«, fragt Hartenfels, während sie zu Riehmers Hofgarten laufen.

Er hat das Gefühl, dass Meister diese Frage komplett sinnlos findet, so leer ist sein Blick.

»Es wäre jetzt besser für Sie, nicht allein zu sein«, beharrt Hartenfels und setzt hinzu, dass er einen Sozialarbeiter vorbeischicken könnte.

»Sparen Sie sich die Mühe«, sagt Meister und öffnet die Tür, die zu seinem Treppenaufgang führt.

Zerberus quetscht sich an ihm vorbei und rennt vor.

Hartenfels bleibt draußen, während Herr und Hund im Haus verschwinden, die Schlüssel hat er Meister schon vor der Fahrt ausgehändigt.

Was brütest du aus, fragt er sich und ist nicht scharf auf die Antwort.

Dann fällt ihm etwas ein. Weil die Haustür inzwischen wieder zugefallen ist, klingelt Hartenfels. Meister macht ihm nach einer Weile auf, der Aufzug aber kommt nicht.

Mir bleibt auch nichts erspart, denkt Hartenfels.

Nachdem er das Penthouse erreicht hat, muss er noch einmal klingeln, weil die Wohnungstür ebenfalls geschlossen ist. Meister erscheint, nach wie vor im Mantel, allerdings auf Strümpfen.

»Was?«, fragt er.

»Hätten Sie eine DNA-Probe von Ihrer Lebensgefährtin für mich?«, bittet Hartenfels.

Ohne ein Wort zu sagen, macht Meister kehrt und verschwindet in seiner Wohnung. Ein paar Minuten später, in denen Hartenfels Zerberus kratzen und winseln hört, kehrt er zurück, in der Hand eine Haarbürste. Hartenfels nickt und nimmt sie entgegen. Falls sie so etwas wie ein Versteck entdecken, können sie jetzt ohne große Umstände herausfinden, ob Evelyn Köhler es benutzt hat.

33. KAPITEL

Unger ist gar nicht begeistert, dass Hartenfels sie wieder zu Reschke geschickt hat. Was macht es für einen Sinn, als Polizistin zu arbeiten, um dann doch nur Mädchenkram zu erledigen?

Die Herren drücken sich, denkt Unger, während sie sich einen sterilen Kittel überzieht.

Als sie Reschke in ihrem Bett liegen sieht, ändert sich ihre Stimmung. Reschke wirkt so verletzlich, dass man ihr beim besten Willen nicht zumuten kann, Baumann oder Krämer ertragen zu müssen. Nicht dass Reschke bei Bewusstsein wäre, aber wer weiß. Die Ärzte sagen doch immer, dass Komapatienten mehr von ihrer Umwelt wahrnehmen, als man denkt. Es wäre richtig schlechtes Karma, wenn der Kollege, der nicht verhindert hat, dass Reschke abgestochen wurde, an ihrem Bett sitzen würde.

Baumann hat es nicht nur nicht verhindert, er hat es irgendwie sogar verursacht, überlegt Unger. Es ist einfach nicht aus ihm herauszubekommen, warum Reschke und nicht er den Computer hochgefahren hat.

Und Krämer kann man überhaupt niemandem zumuten, denkt Unger.

Unger streicht über den feinen Haarflaum, der ihre Unterarme bedeckt. Jemand hat einmal gesagt, dass sie ihn hat, weil sie zu wenig isst. Was für eine groteske Vorstellung. Reschke denkt bestimmt nicht so über sie.

Immerhin hat sie mich angemacht, überlegt Unger und muss lächeln. Im Nachhinein findet sie das fast schon süß.

Klar war sie an dem Abend in der Pizzeria nur genervt, doch da lag ein anstrengender Arbeitstag hinter ihr, Stress ohne Ende. Es ist nicht das erste Mal, dass eine Frau Interesse an ihr zeigt. Unger hat etwas Androgynes und ahnt das auch. Es ist aber das erste Mal, dass jemand Interesse an ihr zeigt, seit sie zehn Kilo abgenommen hat.

Unger befingert ein Stückchen Niednagel, das sie schon den ganzen Morgen ärgert. In ihr wächst der Drang, es einfach abzureißen.

Dann ist endlich Ruhe, denkt sie, trotzdem hält sie sich weiter zurück.

Natürlich ist Unger klar, dass an dem Niednagel zu reißen nur bedeutet, ein mittelschweres Blutbad anzurichten. Eine Schere wäre besser, allerdings hat sie keine.

Wie Unger weiß, dass es keine gute Idee ist, dem Niednagel mit einem Ruck zu Leibe zu rücken, weiß sie natürlich auch, dass sie eigentlich zu dünn ist. Sie weiß es vielleicht anders, aber mit einer ähnlichen Ambivalenz. Zu wissen, dass es nicht gut ist, einen Niednagel zu packen und abzureißen, verhindert ja genauso wenig, dass man es tut. Was gerade passiert ist.

»Scheiße«, flüstert Unger und sucht ein Taschentuch, um mit ihrem Blut nicht die Kleidung zu versauen oder die Bettdecke.

Was heißt es also, von jemandem begehrt zu werden, wenn man viel zu dünn ist? Ist Reschke pervers?

Weil sie kein Taschentuch dabeihat, steckt Unger sich den Finger in den Mund, ihr Blut schmeckt nicht einmal schlecht. Unger saugt und lutscht und vergisst dabei zunehmend, wo sie ist.

Als sie wieder zu sich kommt, weil kein Blut mehr fließt, ist alles unverändert. Reschke atmet zwar selbstständig, sonst macht sie nichts. Die Monitore zeigen normalen Puls und normalen Blutdruck, der Tropf endet weiterhin in ihrer Hand.

Verdammt, denkt Unger, wach endlich auf, ich will dich so viel fragen.

Unger will mehr über Reschke wissen, über Reschke und den Grund, warum sie sie angemacht hat. Will Reschke sie, *weil* Unger so dünn ist? Oder will sie Unger retten? Es gibt jede Menge Frauen, die sich in Männer verlieben, um sie zu retten. Vor sich selbst oder vor Gott weiß was, Unger kann gar nicht sagen, was sie schlimmer findet. Gerettet werden will sie ganz bestimmt nicht, aber dass sie jemand attraktiv findet, weil sie nur Haut und Knochen ist, ist ihr auch nicht geheuer.

Der Niednagel blutet schon wieder und sie steckt ihn zurück in den Mund.

Mensch, Reschke, denkt Unger, was machst du für einen Scheiß. Rennst mir nach und stiehlst dich dann davon.

Unger betrachtet Reschkes Gesicht, das klein und zierlich aus den Bettlaken schaut. Rote Haare und eine Haut voll Sommersprossen, besonders auf Wangen und Nase.

Reschkes Nase fand Unger immer viel zu plump. Irgendwie zu breit und irgendwie zu lang. Inzwischen wirkt sie eher markant und scharf geschnitten. Wahrscheinlich erkennt man die Sommersprossen, die niedlich sind, auch bloß so deutlich, weil Reschke gerade unglaublich blass ist.

Milch, denkt Unger, ihre Haut sieht aus wie Milch.

Ein paar Fransen ihrer Haare hängen Reschke in die Stirn, der Rest steht in alle Richtungen ab. Und unter der neu geformten, gewissermaßen generalüberholten Nase ein kleiner Mund mit kleinen Lippen. Wenn sie es nicht besser wüsste, könnte Unger denken, dass Reschke sie hat aufspritzen lassen. Um was zu tun?

Um mich zu küssen, denkt Unger und ahnt, dass sie damit wahrscheinlich sogar richtigliegt.

Wer weiß, was in Reschke vor sich geht. Träumt man im Koma? Hat man Wünsche im Koma?

Unger konzentriert sich und ist sich fast sicher, dass Reschkes Lippen ganz, ganz leicht gezuckt haben, vielleicht auch nur gebebt. Aber da war etwas, eine winzige Bewegung, ein Zittern, ein Verlangen. Unger stellt überrascht fest, dass sie feuchte Hände bekommt, woraufhin sie erschrocken hinschaut, doch sie blutet nicht mehr. Unger beugt sich vor, um Reschke noch besser sehen zu können. Da ist es wieder. Als würde Reschke eine unsichtbare Fliege über die Lippen krabbeln. Und noch einmal.

Unger steht auf und geht neben das Bett, in dem Reschke liegt. Sie zittert jetzt selber, was hoffentlich nur daher kommt, dass sie zu lange still gesessen hat, vielleicht aber auch nicht. Vielleicht zittert Unger, weil sie schon weiß, was sie gleich tun wird.

Franziska Unger küsst Karin Reschke auf den Mund.

Als sich ihre Lippen berühren, findet Unger etwas, von dem sie nicht wusste, dass sie es gesucht hat. Was so nicht ganz stimmt. Denn natürlich hat sie jemanden gesucht, der zu ihr hält, den sie fragen kann, sobald die Pferde mit ihr durchgehen, der ihr versichert, dass sie nicht zugenommen hat, dass es keine Dellen und keine schrumpeligen Stellen in ihrer Haut gibt. Sie hat bloß in die falsche Richtung geschaut. Sie hat an ihren Ex gedacht und an andere Männer, nie an eine Frau.

Unger löst ihre Lippen und betrachtet Reschke, deren Körper sich unter dem Laken abzeichnet. Reschke wird wissen, worum es Unger geht, sie ist durchtrainiert, sehnig und wahrscheinlich mit einem Sixpack ausgestattet, für das sie alles tut. Mit Reschke könnte Unger gemeinsam ihre Geräte ausprobieren, Reschke liegt nichts an Steroiden und Eiweißdrinks. Reschke ist einfach nur fit, sie ist in shape, kein Muskelberg wie Baumann und Konsorten. Unger sieht sich schon auf dem Stepper, während Reschke den Crosstrainer benutzt. Dann wechseln sie, Schweiß wird ihre Körper bedecken. Festes Fleisch, harte Schenkel und die Lücke dazwischen, um die sich Unger keine Sorgen mehr machen muss. Reschke und sie könnten wahlverwandt sein, ein Blick wird genügen, um alle Fragen zu ersticken.

Unger ahnt ein großes Glück, das auf sie wartet, spürt auf ihren Lippen noch den sanften Druck. Sie richtet sich auf und geht zurück zu ihrem Stuhl, ihre Beine haben aufgehört zu zittern. Ganz bei sich setzt sich Unger hin, schließt dann die Augen.

Halt durch, denkt sie, und komm zu mir.

Als sie die Augen wieder öffnet, hat sich Reschke nicht bewegt, liegt genauso da wie vor dem Kuss. Ihre Lippen kräuseln sich weiter und Unger überfällt so etwas wie Verzweiflung. Was, wenn Reschke stirbt oder einfach nicht mehr zu sich kommt? Jetzt, wo sie entdeckt hat, dass sie bei ihr finden könnte, was sie seit Jahren sucht.

Nein, Unger will so nicht denken, sie atmet einmal tief ein und aus. Reschke wird aufwachen, und Unger wird da sein, darauf vertrauend, dass Reschke sie mag.

Bei dem Gedanken fühlt sich Unger wie ein kleines Mädchen, hibbelig und aufgeregt. Denn es wird ja nicht nur für sie, sondern auch für Reschke eine Überraschung sein. Ist es möglich, dass man im Koma seine Meinung ändert? Unger hat noch nie davon gehört, muss aber zugeben, dass sie auch noch nie an eine solche Frage gedacht hat.

Und so bleibt ihr die Ungewissheit. Eine Ungewissheit, die sie gleichzeitig ängstigt und beflügelt. So viel Hoffnung ist auf einmal in ihr, dass sie sie herauslassen muss. Unger steht auf und geht ans Fenster, sieht hinaus in den Schnee. Ihre Zukunft ist genauso jungfräulich und unberührt. Früher wusste sie ziemlich genau, wie alles werden würde, ihr Ex war ja nicht ihr erster Freund. Anfangs sind die Kerle wie angeschossen und dann entwickelt sich die Routine. Wie oft hat sie das schon erlebt. Nein, sie will keine Neuauflage davon, sie will etwas anderes, sie will etwas Neues, sie will es mit Reschke probieren.

Unger dreht sich um und überlegt, ob sie einen zweiten Kuss versuchen sollte, entscheidet sich aber dagegen. Der erste Kuss war *ihr* Kuss, der nächste Kuss gehört Reschke. Reschke soll wach sein und ihn mit der gleichen Intensität erleben wie sie.

34. KAPITEL

Krämer traut seinen Ohren nicht.

»Du bleibst was?«, fragt er Baumann, der neben ihm im Auto sitzt und keine Anstalten macht, auszusteigen.

»Meister kennt mich doch«, sagt Baumann, »und mein Fuß tut weh.«

»Du bleibst aber nicht hier, weil du Muffensausen hast, oder?«, hakt Krämer nach.

Baumann würdigt ihn keiner Antwort.

Seit drei Stunden beobachten sie schon Meisters Treppenaufgang. Anweisung vom Chef, der Angst hat, dass der Schriftsteller durchdrehen könnte.

»Und was tut?«, hat Krämer ihn gefragt.

Meister ist in seinen Augen ein Schlappschwanz, der nie im Leben die Eier hat, etwas Handfestes zu unternehmen. Hartenfels glaubt, dass er versuchen könnte, seine Freundin auf eigene Faust aufzuspüren.

Was soll man machen, denkt Krämer. Chef ist Chef.

»Kommst du wenigstens nach?«, fragt er Baumann.

»Klar«, sagt sein Kollege, ohne aufzusehen, »ruf mich einfach an, wenns brennt.«

Worauf du einen lassen kannst, denkt Krämer.

Meister hat einen ordentlichen Vorsprung, was gut ist. Die Straßen sind bei dem Wetter wie leer gefegt, kaum jemand hat Lust, vor die Tür zu gehen. Zum Glück wirkt Meister nicht besonders aufmerksam, eher im Gegenteil. Er hat diesen riesigen Köter dabei, der ständig vor- und zurückrennt, doch sein Herrchen scheint auch ihn kaum zu beachten. Krämer schlendert hinterher und merkt fast zu spät, dass der Abstand immer größer wird. Meister und sein Hund wirken planlos, legen dennoch Tempo vor. Krämer schließt ein bisschen auf, was ihn außer Atem bringt. Es läuft sich schlecht bei dem vielen Schnee, da, wo geräumt ist, hat sich eine Art Eiskruste gebildet, die alles nur noch schlimmer macht.

Anders als Krämer erwartet hat, geht Meister nicht zum Viktoriapark, sondern lässt ihn links liegen. Auf der Kreuzbergstraße, in die er eingebogen ist, fahren zwar wieder mehr Autos, Fußgänger begegnen ihnen aber auch hier so gut wie keine.

Wo will der hin, fragt sich Krämer, während er sich Mühe gibt, weder zu nah zu kommen noch zu weit zurückzufallen.

Meister scheint kein Ziel zu haben und wenn doch, strengt er sich sehr an, es nicht so aussehen zu lassen. Manchmal hat Krämer das Gefühl, dass sie Umwege laufen, aber er ist sich nicht sicher. Besonders gut kennt er sich in der Gegend nicht aus.

Fast schon Schöneberg, denkt er, doch bevor sie eine Brücke passieren, die über ausgedehnte Gleisanlagen führt, schlägt Meister einen Haken.

Er will in einen dieser Schrebergärten, begreift Krämer, zu beiden Seiten des Wegs erstrecken sich Lauben, so weit das Auge reicht.

Krämer realisiert, dass der Schnee nicht länger kaum berührt, sondern regelrecht zertrampelt ist. Das war die Hundertschaft, die Hartenfels angefordert hat, um Meisters Freundin zu suchen, wird ihm klar. Zumindest sollte sie, wenn nicht die Frau selber, wenigstens ihr Versteck finden.

Aber Fehlanzeige. Krämer hat im Polizeifunk mitgehört,

dass die Suche ergebnislos geblieben ist. Natürlich fragt er sich, wie gründlich vorgegangen wurde.

Jede Wette, dass keine einzige Laube von innen inspiziert worden ist, denkt er. Ein Blick durch Scheiben, hinter denen Übergardinen hängen, musste reichen. Verdammte Rechtslage.

Mein Gott, ist das piefig hier. Krämer mustert die kleinen Zäune und die ordentlich gestutzten Hecken mit ihren genauso ordentlichen Schneehauben. Meister biegt wieder ab, Krämer wartet ein bisschen, bis er ihm folgt.

Wenn Meister sich umdreht, ist alles im Eimer. Wie soll er erklären, was er hier macht, zumal ohne Hund? Krämer stapft durch den Schnee, der unter seinen Schuhen knirscht. Auch hier haben die Kollegen alles abgesucht, sieht er. Fußspuren führen über verrammelte Grundstücke von der Größe eines mittelgroßen Handtuchs, Gartenpforten wurden einfach überklettert. Oft sind sogar die Spuren vor den Fenstern zu erkennen, wo jemand sich freie Sicht verschafft hat.

Meister verlässt den Hauptweg, was für Krämer den Anschein macht, als führte er ihn immer tiefer in die Kolonie hinein. Automatisch tastet er nach seiner Waffe.

Und Baumann drückt sich, geht es ihm durch den Kopf. Dem sitzt der Angriff in der Buchhandlung in den Knochen, hoffentlich berappelt er sich bald.

Krämer erkennt, dass Meister so etwas wie eine Runde dreht und dabei ein recht überschaubares Areal einkreist. Krämer würde sich die Lauben, die in ihm liegen, gerne ansehen, aber dann würde er den Schriftsteller aus den Augen verlieren.

Scheiße, denkt er, zu zweit wäre das überhaupt kein Problem.

Er greift sein Handy und ruft Baumann an.

»Schaff deinen Arsch hierher«, sagt er und beschreibt ihm, wo er ist. »Pass aber auf, dass du Meister nicht in die Arme läufst, der ist auf dem Rückweg.«

Krämer nähert sich der ersten Laube, die sich in dem Kreis befindet, den Meister und sein Hund gelaufen sind. Der Schnee liegt hoch und Krämer tritt in die Spuren, die einer seiner Kollegen bei der Durchsuchung der Kolonie hinterlassen hat, das macht es leichter. Krämer rüttelt an der Haustür, natürlich abgeschlossen. Er tritt ein bisschen zurück und mustert die windschiefe Bude.

Alt, denkt er, alt und vergammelt.

Krämer entscheidet, dass das Ding keinen Keller hat und deshalb auch kein Geheimnis.

Man sieht, was man bekommt, denkt er. What you see is what you get.

Auf zur nächsten Laube, die sich als winterfest entpuppt. Jemand hat den Holzverschlag längst abgerissen und an dessen Stelle ein Haus aus Stein gebaut.

Ein Häuschen, denkt Krämer, besser noch ein Häuschenchen, oder wie soll man etwas nennen, das *so* klein ist? Auch hier finden sich Fußspuren, in die er tritt, praktisch. Am Türchen gerüttelt und ins Fensterchen gespäht, dann ein Schritt zurück. Gut möglich, dass es einen Keller gibt.

Hinter Krämer knirscht der Schnee und er erschrickt. In der Stille, die in der Kolonie herrscht, wirkt jedes Geräusch wie ein Angriff, aber es ist nur Baumann, dessen Gesicht so weiß ist, als hätte er kein Blut in sich.

Oje, denkt Krämer, hoffentlich kippt der mir nicht um.

»Mach mal auf«, sagt er zu Baumann, um ihn abzulenken.

»Wieso das denn?«

»Hab so ein Gefühl«, sagt Krämer und tritt zur Seite, damit Baumann an das Schloss kann.

»Das ist illegal.«

»Na und?«

»Keine Chance«, sagt Baumann.

Selbst ist der Mann, denkt Krämer und braucht nur zwei Versuche mit seinem Dietrich, leise knirschend öffnet sich die Tür.

»Hereinspaziert«, sagt er und will Baumann durchwinken, doch der steht wie angewurzelt im Garten, macht keinerlei Anstalten, auch nur einen Schritt zu tun.

Krämer zuckt die Achseln und betritt das Haus. Das Licht geht nicht, alles abgeschaltet, trotzdem ist es hell genug, um im Flur eine Tür zu erkennen, die nicht in ein Wohnzimmer, sondern nach unten führt.

Bingo, denkt er, wusste ich es doch. Wie jemand von außen erkennen will, was hinter dieser Tür liegt, bleibt dessen Geheimnis. Krämer drückt die Klinke, sie gibt nach.

»Komm endlich rein«, ruft er, und Baumann schiebt sich in den winzigen Flur. »Willst du als Erster?«, fragt Krämer und amüsiert sich über die großen Augen, die ihn anstarren. »Ist ja schon gut«, sagt er, »ich gehe vor.«

Die Treppe ist aus Holz und steil. Krämer aktiviert die Taschenlampe, leuchtet nach unten und pfeift durch die Zähne. In dem Keller war tatsächlich jemand. Dort liegen eine Matratze, ein paar Decken, ein Gaskocher und schmutziges Geschirr. Nicht mal wirklich kalt ist es. Krämer fährt mit dem Finger über einen Teller und stellt fest, dass die Essensreste kaum angetrocknet sind. Dann entdeckt er eine Hundeleine.

Bingo, denkt Krämer noch einmal.

»Zieh dir wenigstens Handschuhe an«, sagt Baumann, und Krämer dreht sich zu ihm um.

Baumann steht am oberen Ende der Treppe und klammert sich am Geländer fest, seine Fingerknöchel treten weiß hervor.

35. KAPITEL

»Was heißt das, Meister hat euch ›hergeführt‹?«, fragt Hartenfels, der sich mit Krämer, Baumann und einem Team der Spurensicherung in der Kolonie getroffen hat. Weil es drinnen viel zu eng ist, steht er mit seinen beiden Kollegen im Garten des Hauses, zu dem sich Krämer Zutritt verschafft hat.

»Nicht direkt geführt«, sagt Krämer und fummelt an seinem Pferdeschwanz herum.

»Was dann?«

»Meister ist mit seinem Hund so gelaufen, dass die Lauben hier«, Krämer wedelt mit der freien Hand, »in einer Art Kreis liegen.«

»Kann also auch Zufall sein, oder?«

»Im Ernst jetzt?« Krämer fängt an zu lachen.

»Was lachst du denn?«

»Hab bloß an Petersen gedacht«, sagt Krämer und fängt sich wieder.

Hartenfels ist nicht zu Späßen aufgelegt. Sie werden natürlich alles, was sie in dem Häuschen sicherstellen, mit der Haarprobe vergleichen, die Meister ihnen gegeben hat. Sollte es eine Übereinstimmung geben, wissen sie, wo sich seine Freundin versteckt hat, nachdem sie den Mann aus der Buchhandlung erschlagen hat. Die Entfernung passt jedenfalls, das ist zu schaffen. Und die Hundeleine, von der Krämer ihm erzählt hat, spricht für sich.

Wo bist du jetzt, überlegt Hartenfels.

Alle Flughäfen werden inzwischen überwacht, aber vielleicht ist es längst zu spät, wenn sie tatsächlich die Angreiferin in der Buchhandlung war. Seit Reschke niedergestochen wurde, sind fast 24 Stunden vergangen. Genug Zeit, um selbst mit einem PKW außer Landes zu sein. Dort läuft die Fahndung über Interpol.

Hartenfels ärgert sich, dass er viel zu lange Meister im Verdacht hatte. Das hat Zeit gekostet, die ihnen jetzt fehlt.

Ein Tag ohne Essen ist ein verlorener Tag, denkt er nicht zum ersten Mal. Er war komplett neben der Spur, ohne die Initiative seiner Mannschaft wären sie wahrscheinlich überhaupt nicht vorangekommen.

»Ich fahre zu Meister und frage ihn, warum er ausgerechnet hier gewesen ist«, entscheidet Hartenfels und macht Anstalten zu gehen.

»Sollen wir Meister weiter beschatten?«, fragt Krämer schnell.

»Ja«, sagt Hartenfels, »ich will sicher sein, dass er nichts Dummes anstellt.«

»Aber du denkst daran, uns ablösen zu lassen«, sagt Krämer, und Hartenfels verspricht es.

Er geht bis zum Ausgang der Kolonie, wo sein Wagen steht. Eine Minute später klingelt er an Meisters Tür, Hundegebell, die übliche Nummer, einschließlich der fünf oder sechs Stockwerke.

Meister sieht besser aus. Er hat ein bisschen Farbe im Gesicht und offenbar die Haare frisch gewaschen. Mehr sind es dadurch nicht geworden, aber die, die noch da sind, fallen lang und weich herab. In den Geltopf hat Meister wohl seit der Dusche nicht gegriffen.

»Darf ich kurz stören?«, fragt Hartenfels und schiebt sich an Meister und Zerberus vorbei.

Meister tritt zur Seite, Zerberus nicht. Eine Weile muss Hartenfels die Liebesbeweise des Hundes über sich ergehen lassen, Zerberus leckt ihm die Hände ab. Irgendwann gelingt es Hartenfels, den Kopf des Tiers zu tätscheln, was dazu führt, dass Zerberus sich auf den Rücken wirft, um sich den Bauch kraulen zu lassen. Hartenfels gehört zum Rudel.

»Herr Meister«, sagt er, während er sich langsam aufrichtet, weshalb Zerberus zurück auf alle viere springt und sich ausgiebig schüttelt, »warum sind Sie heute Nachmittag mit Ihrem Hund in diese Laubenkolonie gegangen?«

Meister sieht Hartenfels an. Der Blick aus seinen wässrigen Augen ist nicht zu deuten.

Pokerface, denkt Hartenfels und reibt sich sein Kinn.

»Lassen Sie mich beschatten?«, fragt Meister, ohne eine Miene zu verziehen.

»Um die Wahrheit zu sagen: ja.«

»Und warum, wenn ich fragen darf?«

»Ich möchte sichergehen, dass Sie sich nicht in unsere Ermittlungen einmischen«, erklärt Hartenfels.

Sie stehen weiter bei geöffneter Wohnungstür im Flur, nur Zerberus ist ins Wohnzimmer getrottet, um sich in sein Körbchen zu legen.

»Wieso sollte ich das tun?«, fragt Meister und lehnt sich gegen die Wand. Er hat offensichtlich nicht die Absicht, Hartenfels hereinzubitten.

»Ich denke, dass Sie nicht besonders gut auf Ihre Lebensgefährtin zu sprechen sind nach dem, was ich Ihnen erzählt habe.«

Meister blinzelt, reibt sich dann die Augen, um seinen Tick zu überspielen.

»Wenn Evelyn keine Lust hatte, mit Zerberus in den Viktoriapark zu gehen, hat sie immer diesen Weg genommen«, sagt er.

»Kann es sein, dass sie dort eine Laube hat?«

»Wieso das denn?«

»Weil wir genau da, wo Sie heute waren, ein mögliches Versteck Ihrer Lebensgefährtin gefunden haben«, meint Hartenfels, dem etwas daran liegt, dass Meister ihm vertraut.

Irgendwie ziehen wir an einem Strang, denkt Hartenfels. Wir wollen beide wissen, was mit dieser Frau ist.

»Ach ja?«, fragt Meister und zieht die Brauen hoch.

»Ich werde Sie darüber informieren, was die Spurensicherung herausfindet«, sagt Hartenfels, nickt Meister zu und verlässt den Flur, hinter ihm fällt die Tür ins Schloss.

Hartenfels sitzt in seinem Wagen und denkt nach. Es wird schon dunkel, die Tage sind wirklich kurz. Ein Stückchen entfernt erkennt er Krämer und Baumann, die erneut ihren Posten bezogen haben. Eigentlich ist Hartenfels' weitere Anwesenheit überflüssig.

Er hätte jetzt die Gelegenheit, zu Ursula zu gehen. Das Zeitfenster, das sie ihm genannt hat, hat er verpasst, also wird sie nun in der Buchhandlung zu finden sein. Hartenfels lässt den Motor an und wendet. Es hat wieder angefangen zu schneien, und die Straße ist glatt.

Ohne dass er sagen könnte, warum, fühlt sich Hartenfels unbehaglich. Etwas sitzt tief in seinen Gedanken, das wie ein Stachel wirkt. Noch ahnt er diesen Stachel nur, spürt ihn nicht einmal richtig, aber er ist da. Hartenfels kennt das Gefühl und weiß, dass er es nicht beiseiteschieben darf. Sobald es aufkommt, braucht er Zeit für sich.

Morgen ist Samstag und ich könnte wandern gehen, denkt Hartenfels, aber allein.

Er betätigt den Blinker und verlässt Riehmers Hofgarten Richtung Wilmersdorf.

36. KAPITEL

Schröder sitzt in ihrer Buchhandlung und wartet. Draußen ist es längst dunkel geworden und sie hat nichts von Hartenfels gehört. Dass er nicht gekommen ist, ist eine Sache. Dass er sich weder per Mail oder Anruf bei ihr gemeldet hat, eine ganz andere. Schröder hasst es, versetzt zu werden. Auch wenn sie keine feste Verabredung hatten, gab es eine Art Übereinkunft, sie hatte sogar gekocht.

Wenn sich Schröder an den gestrigen Abend erinnert, muss sie immer noch lächeln. Hartenfels war so ausgehungert, dass er alles allein verputzt hat, ohne es zu merken. Es waren zwar nur die Reste ihres Mittagessens, aber immerhin zwei randvolle Teller. Eine Tajine mit Lammfleisch, getrockneten Aprikosen und Rosinen, dazu jede Menge Ras el-Hanout. Schröder war im Herbst in Marokko und hat sich inspirieren lassen. Seither gibt es bei ihr fast jeden Tag orientalische Küche, heute ein Zitronenhühnchen. Sie hat extra das Glas mit den eingelegten Salzzitronen aufgemacht, die seit Wochen durchziehen. Kleingehackt verzaubern sie jedes Gericht. Schröder läuft das Wasser im Mund zusammen, sie schluckt und fährt dann den Computer herunter.

Hartenfels wirkte nicht nur physisch ausgehungert, sondern auch mental. Sie haben nach dem Essen ein bisschen geknutscht, wobei sie gleich gemerkt hat, dass ihre Haare ihn angemacht haben. Dass sie ihren Knoten öffnete, konnte ihm nicht schnell genug gehen, das war schon abgefahren. Schröder schließt die Augen und sieht Hartenfels, der sein Gesicht mit ihren Haaren bedeckt.

Ist das schon ein Fetisch, fragt sie sich und muss dabei grinsen. Selbst wenn, wäre es ihr egal. Hartenfels war halt ein bisschen weggetreten.

Vielleicht ist das genau das Problem, überlegt sie.

Peter wirkte die ganze Zeit wie abwesend. Er war höflich und freundlich, keine Frage, aber bei der Sache? Eigentlich nicht. So schnell wie er gegessen hat, dürfte er wenig bis nichts geschmeckt haben. Natürlich hat er ihr Essen gelobt, doch er hätte wahrscheinlich alles gelobt, was sattmacht.

Peter hat irgendetwas von einem Kollegen erzählt, der ihm eine spezielle Form der Diät empfohlen hat. Richtig verstanden hat Schröder es nicht.

Vielleicht lag es an dieser Hungerkur, dass Peter so abwesend war, kombiniert Schröder, verwirft den Gedanken aber. Das hätte vor dem Essen sein können, allerdings nicht danach. Als Peter satt war, war es mit seiner Aufmerksamkeit immer weiter bergab gegangen. Ob er sich bloß entspannt hat? Schröder schüttelt den Kopf. Entspannung geht anders. Peter war irgendwie hellwach und schlafwandlerisch zugleich. Eigentlich kann sie sich sein Verhalten nur dadurch erklären, dass er mit etwas beschäftigt war, das einen Teil seiner Aufmerksamkeit abzog.

Was er wahrscheinlich gar nicht merkt, denkt sie.

So stellt Schröder sich eine Obsession vor. Vielleicht ist eine solche Obsession der Grund, warum Peter ihre Haare wollte. Eine Obsession gegen eine andere getauscht, sagt sie sich. Er braucht starke Reize, um herunterzukommen.

Schröder lehnt sich auf ihrem Stuhl zurück. Sie lässt sich nicht funktionalisieren. Sobald ein Mann sie als eine

Art Narkotikum benutzt, steigt sie aus. Urteilt sie zu hart? Sie weiß es nicht, wäre vielleicht toleranter, wenn Peter sich bei ihr gemeldet hätte.

Sie schaut auf die Uhr. Noch zehn Minuten, dann ist Schluss. Ursula seufzt und steht auf. Sie weiß, dass Peter heute nicht mehr auftauchen wird. Eine zweite Chance wird sie ihm nicht geben. Etwas, das so anfängt, steht unter keinem guten Stern.

Dabei ist es extrem schwierig, jemanden zu finden, wenn man auf die 50 zugeht. Schröder war einmal auf einer Singleparty und ist sich vorgekommen wie beschädigte Ware.

Beschädigt und aussortiert, denkt sie, ihr graust bei der Erinnerung. Als wäre ich Luft, als hätte ich mit zunehmendem Alter einfach aufgehört zu existieren.

Daran, dass Männer sich nicht mehr nach ihr umdrehen, hat sie sich gewöhnt. Aber dass sie auf einer Singleparty nicht wahrgenommen wird, war extrem. Peter hat sie gesehen, das war ja das Schöne.

Aber hat er wirklich *mich* gesehen, fragt sich Schröder.

Nach allem, was sie mit Peter erlebt hat, scheint er in einem ganz eigenen Film zu sein. Ob er in diesem Film Verbrecher jagt oder Frauen mit langen Haaren verfällt, ist letztlich egal. Sie ist weder ein Objekt polizeilicher Ermittlungen noch lässt sie sich auf ihre Frisur reduzieren.

Schröder schnalzt mit der Zunge und Goldie stürmt aus dem Hinterzimmer, in dem sie den Nachmittag und frühen Abend verdöst hat. Goldie wedelt, weil sie sich auf den Heimweg freut.

Im Gegensatz zu gestern ist der Gang für Schröder ein Gang, den sie *allein* mit ihrem Hund machen wird. Natürlich findet sie das enttäuschend, wird aber alles tun, damit Goldie sich nicht wie ein Ersatz vorkommt, bloß

weil ein Kerl sie versetzt hat. Das hat der Golden Retriever nicht verdient.

Natürlich hat sie Peter auch gemocht, weil er mit Tieren zurechtkam, jetzt zweifelt Schröder sogar daran. Was,
wenn ein Hund bei ihm einfach in die gleiche Kategorie
fällt wie alles andere?

Vielleicht ist das sein Schutzmechanismus, überlegt sie.

Peter lebt hinter einer Mauer, die ihn von dem, was er
erlebt, ein Stück entfernt hält.

Kein Wunder bei seinem Beruf, denkt Schröder.

Sollte sie also Verständnis haben? Ist er in der Lage sich
zu ändern, wenn er sie besser kennt?

»Hört sich nach viel Arbeit an«, murmelt sie, zumal
nach Arbeit, die sie nicht allein machen kann. Dazu gehören zwei, weiß sie. Peter hat nicht angerufen, ist einfach
nicht aufgetaucht.

»Das wars«, sagt Schröder und schließt ihren Laden ab.

37. KAPITEL

Krämer und Baumann sind endlich abgelöst worden und auf dem Heimweg. Bei Meister hat sich nichts mehr getan. Nachdem Hartenfels gegangen ist, hat er Riehmers Hofgarten weder verlassen noch Besuch bekommen. Es schneit schon wieder und Krämer fährt wie eine Schnecke.

Alle fahren so, denkt Baumann.

Unter den Yorckbrücken, diesem denkmalgeschützten Engpass, gibt es einen mordsmäßigen Stau. Entweder ein Schlagloch oder ein Liegenbleiber, Baumann könnte handgreiflich werden. Es dauert über eine halbe Stunde, bis sie endlich Blaulicht und damit die Ursache der Autoschlange sehen.

»Ich stehe lieber im Stau, als dass ich ihn hervorrufe«, erklärt Krämer, und Baumann stößt nur die Luft aus.

Es ist ein Liegenbleiber. Die Kollegen von der Verkehrspolizei haben hinter dem PKW geparkt und die ganze rechte Spur blockiert. Dabei steht der Liegenbleiber halb auf dem Bürgersteig, sodass jeder eigentlich mühelos an ihm vorbeikäme.

Baumann lässt das Fenster herunter und versucht, Blickkontakt mit einem der Beamten aufzunehmen, die fett und feist in ihrer Schüssel hocken.

Denen ist wohl alles egal, denkt er. Statt dafür zu sorgen, dass der Verkehr trotz des verreckten Fahrzeugs fließt, machen sie das glatte Gegenteil.

»Fahr langsam«, sagt er zu Krämer, der ihn fragend

ansieht. »Die sind doch bescheuert«, fügt Baumann zur Erklärung hinzu und zeigt auf den Streifenwagen.

Krämer zuckt die Achseln, geht aber vom Gas. Im Zeitlupentempo passieren sie die Kollegen, Baumann hält seine Hand aus dem Fenster. Mit gestrecktem Zeigefinger. Sind die denn blind?

Als sie fast an dem Polizeifahrzeug vorbei sind, springt dessen Sirene an und Krämer stoppt. Hinter ihnen wird wild gehupt, was nicht zu ändern ist. Ein Verkehrspolizist steigt aus und ist mit wenigen Schritten bei ihnen.

»Was war das?«, fragt er und Baumann grinst. »Was das war, will ich wissen?«, wiederholt der Uniformierte.

Baumann findet, dass dem Mann, der sich zu ihm herunterbeugt, ein paar Trainingseinheiten guttun würden. Er ist so dick, dass sich das Koppel tief in seinen Bauch schneidet.

»Hallo, Sheriff«, sagt Baumann und fragt, was los sei.

Der Mann nimmt ein bisschen Abstand und richtet sich auf.

»Ranfahren«, kommandiert er, und Baumann lacht auf.

Das kann doch nicht wahr sein. Diese Wurst will *mich* rausziehen?

»Nun mal halblang«, sagt Baumann, »wir sind Kollegen.«

»Ach ja?«, der Beamte klingt wenig überzeugt, runzelt die Stirn.

Krämer startet wirklich den Wagen und fährt auf die gesperrte rechte Spur. Was soll das denn?

»Fahr einfach weiter«, zischt er Krämer zu, doch der reagiert nicht.

»Ihren Ausweis«, fordert der Mann, der ihnen gefolgt ist, Baumann auf.

»Hören Sie«, wiederholt Baumann, »wir sind von der Mordkommission, das geht schon in Ordnung.«

»Dann eben *den* Ausweis«, beharrt der Beamte.

»Stell das Blaulicht aufs Dach«, sagt Baumann zu Krämer, »damit der Affe uns glaubt.«

»Du spinnst, Baumann«, gibt Krämer zurück, »zeig endlich deinen Ausweis, ich will nach Hause.«

Baumann fühlt sich von allen Seiten missverstanden, fingert aber in der Innentasche seines Mantels herum.

»Die Hände so, dass ich sie sehen kann«, sagt der Uniformierte und Baumann erkennt, dass er nach seiner Waffe greift.

O Gott, denkt er, wieder einer, der zu viel CSI geglotzt hat, und sucht weiter nach seinem Ausweis.

Der Verkehrspolizist zückt die Waffe und macht ernst.

»Aussteigen«, ruft er, »und Sie auch!« Er zeigt mit der freien Hand auf Krämer.

»Wer ist jetzt der Affe?«, brummt Krämer gerade so laut, dass Baumann es hört.

Baumann stößt die Tür auf, die nur um Haaresbreite den davorstehenden Beamten verfehlt, woraufhin der einen Satz nach hinten macht und ins Straucheln gerät. Ganz schlechtes Timing.

Ein Tritt von mir und du bist Asche, denkt Baumann.

»Aber hallo«, meldet sich Krämer von der anderen Seite des Autos, »jetzt mal alle auf Anfang.«

Aus den Augenwinkeln sieht Baumann, dass Krämer tatsächlich beide Arme hochhält und sich nicht rührt. Das gibt es doch nicht, er ist fassungslos. Weil Baumann einen Moment abgelenkt war, hat er nicht gemerkt, dass der Beamte, der sich wieder gefangen hat, einen Satz in seine Richtung gemacht hat und sich vor ihm aufbaut, seine

Waffe weiter in der Hand. Baumann hat die Mündung direkt vor dem Gesicht. Trotzdem ist er sicher, auch jetzt noch im Vorteil zu sein, ein schneller Schlag und er hätte Oberwasser. Dann spürt er zwei Hände auf seinen Schultern, die ihn nach unten drücken.

Krämer, denkt er, war ja klar, dass der ihm in den Rücken fällt.

Der Zorn, der sich in Baumann aufgebaut hat, seit sie hilflos im Stau standen, verraucht so schnell, wie er gekommen ist. Es ist, als ließe irgendwer die Luft aus ihm ab. Baumann hat auf einmal Mühe, sich mit dem, was um ihn herum passiert, in Verbindung zu bringen. Was haben denn alle? Er hat doch gar nichts gemacht. Es war wirklich elend, wie die Kollegen sich hinter dem Liegenbleiber aufgebaut haben.

»Versprich mir eins«, sagt Krämer, nachdem das ganze Theater vorbei ist, sie sich ausgewiesen und entschuldigt haben, »geh heute Abend nicht mehr vor die Tür.«

»Warum das denn nicht?«, will Baumann wissen.

»Du bist gemeingefährlich.«

38. KAPITEL

Krämer sitzt zu Hause vor einem Gin Tonic. Gin ist in. Heute trinkt er eine Marke namens »Männerhobby«, die er bei seinem letzten Ausflug an die Ostsee aufgetan hat. Er fand die Bezeichnung witzig, und das Zeug ist gar nicht schlecht. Krämer studiert das Etikett und fragt sich, ob er den Koriander und den Zimt, die darin enthalten sind, wirklich schmeckt. Schwer zu sagen. Vielleicht sollte er ein Gläschen pur trinken. Krämer steht auf und holt sich ein geeistes Schnapsglas aus dem Kühlschrank. Das muss sein. Langsam bekommt er Hunger, aber er ist blank. Er geht zum Fenster und schaut hinaus. Die Stadt ist tief verschneit, was sie völlig fremd erscheinen lässt. Die großen Bäume, auf die er sieht, haben schon Äste verloren, so schwer lastet der Schnee auf ihnen. Erst gestern Nacht ist Krämer davon wach geworden, dass ein solches Ding heruntergekracht ist. Orientierungslos saß er schweißgebadet im Bett, es geht ihm wirklich beschissen.

Krämer läuft zurück zum Tisch, auf dem neben der Ginflasche sein Blutdruckmessgerät liegt. Er hat eins für das Handgelenk, alles andere findet er viel zu umständlich. 170 zu 100, trotz Tabletten. Aber er kann doch nicht noch mehr Betablocker schlucken, dann schläft er ja im Stehen ein.

Wäre er flüssig und seine Glückssträhne im Casino noch stabil, würde sich Krämer etwas vom Escortservice bestellen. Zum Trost gewissermaßen und um sich wieder aufbauen zu lassen.

Erneut öffnet Krämer den Kühlschrank und wirft einen Blick hinein. Nada, gähnende Leere. Ob er noch irgendwo Konserven hat? Krämer wühlt in Schubladen und geht sämtliche Ecken durch, eine Dose fettreduzierter Kokosmilch ist alles, was er findet. Wieso fettreduziert? Das passt so gar nicht zu ihm. Krämer hat vor einiger Zeit einen Kochkurs mitgemacht und dort gelernt, dass Fett der perfekte Geschmacksträger ist, Gesundheit hin oder her.

Krämers Wohnung hat einen Balkon, aber den kann er im Augenblick nicht benutzen, weil der Schnee so hoch liegt, dass er bei geöffneter Tür glatt ins Zimmer rutscht. Ansonsten würde Krämer längst auf seinem Balkon stehen. Es ist kalt draußen und wie dafür gemacht, seinen Kopf durchzupusten. Krämer linst durchs Fenster und erkennt einen bleichen Mond.

»Zunehmend«, flüstert er, genau wie sein Appetit. Er hätte nichts trinken sollen, das macht alles nur schlimmer.

Krämer wandert zweimal durch sein Zimmer, viel mehr Platz hat er nicht, bloß noch Bad, Flur und Küche. Um mit dem beschränkten Raum klarzukommen, hat Krämer sich vor Jahren ein Klappbett gekauft, an dem er jetzt zieht. Große Sprungfedern halten es an der Wand, und er muss sich anstrengen, der Mechanismus ist nicht mehr vertrauenerweckend. Während sich das Bett heruntersenkt, quietscht und kracht es. Krämer setzt sich auf die Matratze, die ihre besten Tage hinter sich hat. Alles, was er besitzt, scheint sanierungsbedürftig zu sein.

Krämer wohnt in der Barbarossastraße, nicht weit weg von Hartenfels, Luftlinie vielleicht zwei Kilometer. Besucht haben sie sich nie. Wenn er nicht mal die

Damen vom Escort in seine Wohnung lässt, dann erst recht nicht seinen Chef.

Die guten alten Zeiten, denkt Krämer und fragt sich, wie es mit ihm so weit kommen konnte.

Mit der Hand fährt er unter die Matratze, die inzwischen derart weich ist, dass sie nachgibt, was seine ewigen Rückenschmerzen erklärt. Krämers Finger tasten herum, bis er einen Plastikbeutel spürt und ihn hervorzieht. Er sieht nicht hin, will irgendwie nicht wissen, was er da geangelt hat. Und weiß es selbstredend doch.

Krämer hat unter seiner Matratze das Geld versteckt, das er in der Neuköllner Buchhandlung für sich abgezweigt hat. Er macht die Tüte auf und greift sich ein paar Scheine, das muss reichen. In dem Haus, in dem er wohnt, ist eine Pizzeria. Nicht besonders gut und wahrscheinlich eher zur Geldwäsche gedacht als zum kulinarischen Genuss.

Mein Niveau, denkt Krämer, steckt die Lappen in seine Brieftasche und geht los.

39. KAPITEL

Hartenfels hat wie ein Stein geschlafen, gut gefrühstückt und ist jetzt in Ützdorf, dem Ort am Rand des Liepnitzsees. Die Straßen sind geräumt, doch auf dem kleinen Parkplatz muss er trotzdem aufpassen, zumal vor ihm niemand da war, um eine Spur zu hinterlassen. Weil er wandern will, ist Hartenfels heute passend gekleidet. Er trägt einen Parka mit Kapuze, eine dicke Hose und Stiefel, außerdem eine Wollmütze, die er sich tief in die Stirn gezogen hat. Hartenfels mustert den Weg, der in den Wald und von da zum See führt. Ein platt getrampelter Pfad, der glatt und rutschig aussieht, weshalb Hartenfels seine Spikes aus dem Kofferraum kramt, um sie umzuschnallen, dann geht er los.

Der Himmel ist wolkenverhangen, die Sonne lässt sich nicht blicken. Das Licht, das durch die kahlen Bäume bis zu ihm fällt, wirkt trüb und matt. Eigentlich kein Spaziergehwetter, aber Hartenfels ist ja auch aus anderen Gründen hier. Weshalb er nach wenigen hundert Metern, als das erste Wasser durch den Wald schimmert, längst abgetaucht ist. Hartenfels gibt sich keine Mühe mehr, seine Umgebung wahrzunehmen, wirft höchstens ab und zu einen Blick auf den Weg, der voller Wurzeln ist, die unter dem Schnee auf ihn lauern. Manchmal stolpert er, fängt sich wieder und läuft weiter. Hartenfels hat sein gesamtes System auf Durchzug gestellt, es wäre ihm unmöglich, sich zu unterhalten. Er spricht nicht einmal zu sich selbst. Sein Kopf ist so leer, dass seine Wanderung etwas

Mechanisches bekommt. Hartenfels weiß, dass er später nicht sagen können wird, ob es ein schöner Gang war oder nicht.

Er passiert die kleine Fähre, die im Sommer zur auf der Mitte des Sees liegenden Insel übersetzt, ohne sie zu beachten. Ein Eichelhäher schreit und Hartenfels wendet kurz den Kopf.

Es wäre nicht schlecht, Zerberus dabeizuhaben, denkt er, der Hund würde den Ausflug genießen.

Bei Hartenfels kann von Genuss keine Rede sein, er arbeitet. In seinem jetzigen Zustand wäre Petersen der Einzige, den Hartenfels neben sich ertragen würde.

Aber Petersen liegt irgendwie falsch, geht es ihm durch den Kopf, wobei Hartenfels selbst nicht weiß, was er damit meint, es ist eher ein Gefühl.

Petersen hat bei ihrem letzten Gespräch in seinem Büro Dinge gesagt, die er damals einleuchtend fand, inzwischen nicht mehr. Was hat er eigentlich gesagt?

Dass Meister aus dem Spiel sei, rekapituliert Hartenfels. Er lässt den Gedanken genauso achtlos verschwinden, wie er ihn hat kommen lassen.

Mittlerweile hat Hartenfels fast den halben See umlaufen und ihm ist warm geworden, er zieht den Reißverschluss seines Parkas auf. Wieder schreit ein Eichelhäher, doch Hartenfels kann ihn nicht entdecken. Eigentlich ist die Jahreszeit perfekt, um Vögel zu beobachten. Die Bäume haben keine Blätter, die die Sicht behindern, sogar an sein Fernglas hat Hartenfels gedacht. Er fasst an seine Innentasche und da ist es.

Hartenfels war das letzte Mal im Frühling hier und hat Seeadler gesehen, die immer wieder über den See flogen, was ihn gewundert hat. Einem der Tiere ist er bis in den

Wald hinein gefolgt. Es saß auf einem gewaltigen Baumstumpf und fraß Entenküken. Erst da begriff er, warum auf dem Wasser so eine Aufregung herrschte. Die Seeadler waren auf Jagd, und die Enten versuchten, ihre Jungen zu verstecken.

Ich bin auch auf der Jagd, denkt er, nur wer versteckt sich vor mir? Evelyn Köhler natürlich. Bis jetzt hat er bloß ihre Spuren gefunden. Hartenfels denkt an die Gartenkolonie in der Nähe des Viktoriaparks und die unterkellerte Laube, in der sie sich aller Wahrscheinlichkeit nach aufgehalten hat. Inzwischen kann sie überall sein.

Ob sie ihren Hund vermisst, fragt er sich. Zerberus hat nie den Eindruck gemacht, als würde *er* etwas vermissen – oder jemanden.

Noch ein Gedanke, der kommt und geht. Manchmal hat Hartenfels das Gefühl, dass er seine Gedanken gar nicht denkt, sondern beobachtet.

Ich sehe ihnen zu, sagt er sich, um auch das gleich zu vergessen. Aber Hartenfels weiß, dass er nicht wirklich vergisst. Irgendwann taucht alles wieder auf, neu arrangiert und verwandelt. Hartenfels hat keinen Einfluss auf diesen Prozess, der irgendwo in seinem Kopf abläuft, ohne dass er ihm bewusst wäre, doch allein muss er sein. Wenn er nicht allein ist, kommt überhaupt nichts in Gang.

Das ist der Grund, warum er Ursula nicht mitgenommen hat, mit ihr zusammen kann er nicht jagen. Er würde die Entenküken aufscheuchen, bevor er sie zu seinem Schlachtplatz schleppen könnte. Hartenfels sieht die winzigen Federn und das helle Blut, darüber der Seeadler, dessen Schnabel zustößt und zustößt. Ursula würde nur stören.

Ursula ist Meister oft begegnet, wenn er mit Zerberus unterwegs war.

Hartenfels bleibt stehen und wundert sich, wie weit er schon gegangen ist. Nur noch ein paar Meter und er hat das Schwimmbad erreicht, an dem die DDR-Bonzen früher ihre Boote liegen hatten, mit denen sie auf dem See herumgefahren sind. Niemand außer ihnen durfte sein Ufer betreten, was der Grund dafür ist, warum hier alles so idyllisch geblieben ist.

Hartenfels sucht den schmalen Pfad, der an der Badeanstalt entlangführt, um auf die andere Seeseite zu gelangen, bleibt dann erneut stehen. Neben ihm dümpeln Ruderboote im Wasser und es gibt einen Steg, dessen Betreten Unbefugten nicht erlaubt ist. Das Wasser wirkt schwarz und undurchsichtig. Dabei gehört der Liepnitzsee zu den saubersten Gewässern im Berliner Umland. Das kommt daher, weil er so tief ist, weiß Hartenfels. Außerdem schimmert er im Sommer grün, weil sich das Laub der Bäume in ihm spiegelt.

Ursula ist Meister oft begegnet, wenn er mit Zerberus unterwegs war. Und Zerberus hört nicht auf »Fluffy«.

Irgendetwas passt da nicht zusammen, denkt Hartenfels und lehnt sich gegen eine mächtige Buche, die so schief zwischen Weg und See wächst, dass sie eigentlich längst umgefallen sein müsste. Er sieht hinaus, streift die Insel mit seinem Blick, betrachtet das Laub, das in Ufernähe auf den Wellen treibt.

Es gab da noch etwas, das mit diesem Hund zusammenhängt. Hartenfels versucht zu fassen, was ihm durch den Kopf geht, ahnt aber gleichzeitig, dass es ihm umso mehr entgleitet, je stärker er sich konzentriert. Wie Träume, die man sofort vergisst, sobald man an sie denkt.

Hartenfels fummelt sein Fernglas aus der Innentasche und sucht den See ab. Was er findet, ist nicht der Rede wert.

Ein paar Blesshühner und zwei Haubentaucher, dazwischen Enten. Dann entdeckt er einen Reiher, der ganz in der Nähe reglos im seichten Wasser steht. Die Bewegung, mit der er zustößt und einen Fisch aufspießt, kommt aus dem Nichts.

Genau so hat Reschke zugeschlagen, denkt Hartenfels. Als sie mir demonstriert hat, was man mit dem Knüppel, den ich bei Meister sichergestellt habe, alles machen kann.

Mit dem Knüppel, auf dem das Blut des Toten ist.

Mit dem Knüppel, auf dem jede Menge Bissspuren sind.

Zerberus, der den Knüppel gepackt hat, nachdem jemand mit ihm ermordet worden ist.

Und vorher.

Hartenfels reißt sich das Fernglas von den Augen, steckt es weg.

Wenn sich an dem Stock Bissspuren befinden, *auf* denen Blut ist, und genau das hat Reschke gesagt – Hartenfels erinnert sich glasklar, so klar, dass ihre Worte in seinen Ohren klingen und er überhaupt nicht verstehen kann, wieso er das damals überhört hat, Intervalldiät hin oder her –, hat Zerberus das Teil schon im Maul gehabt, bevor damit zugeschlagen wurde.

Nein, die Geschichte, die ihm die Kellnerin und der Inhaber der Pizzeria aufgetischt haben, stimmt vorn und hinten nicht.

Der Abend kann nicht so abgelaufen sein, wie sie behaupten, Zerberus muss dabei gewesen sein. Doch wenn dieser Teil ihrer Geschichte schon nicht stimmt, was stimmt dann überhaupt?

Wer außer ihnen hat Evelyn Köhler je gesehen? Die Frage, mit der sich der Kreis schließt, denkt Hartenstein.

Er holt sein Handy aus der Manteltasche, aber es hat keinen Empfang. Hartenfels sucht nicht weiter nach dem

Pfad, der um die Badeanstalt herumführt, sondern macht auf der Stelle kehrt. Er muss so schnell wie möglich zurück nach Ützdorf, wo sein Telefon funktioniert.

40. KAPITEL

Unger, Krämer und Baumann sitzen im Besprechungszimmer, weil es Neuigkeiten gibt.

»Die DNA-Proben sind endlich zugeordnet«, sagt Krämer, der die beiden anderen zu sich gerufen hat, weil er Hartenfels nicht erreichen konnte.

»Wahrscheinlich auf der Walz«, hat er eben zu Baumann gesagt, nachdem der ihn gefragt hat, wo ihr Chef sei.

Eigentlich eine gute Idee, denkt Baumann, wenn man so etwas mag. Es ist Samstag und die Rufbereitschaft der 6. Mordkommission ist beendet, der Fall Meister so gut wie gelöst.

»Willst du nicht wissen, wie es Reschke geht?«, fragt Unger und sieht Krämer an.

»Wie geht es Reschke?« Krämer wirkt ziemlich teilnahmslos.

»Interessiert es dich wirklich?«

»Mich interessiert es«, sagt Baumann und merkt, dass
seine Stimme heiser klingt.

Unger mustert ihn und nickt, dann berichtet sie, dass
Reschke zwar die Intensivstation verlassen hat, aber weiter
ohne Bewusstsein ist, was die Ärzte nicht erklären können. So etwas käme manchmal vor, habe man ihr gesagt,
ein Koma könne auch eine Schutzmaßnahme sein. Nicht
umsonst würden Schwerkranke ja künstlich in diesen
Zustand versetzt.

»Was machen ihre Verletzungen?«, fragt Baumann.

»Ihre Leber hat ganz schön was abbekommen und sie
hat enorm viel Blut verloren«, erklärt Unger, »aber sie
atmet selbst und alle Vitalwerte sind in Ordnung, keine
Entzündungen oder so.«

»Also nicht lebensbedrohlich?«, hakt Baumann nach.

Unger schüttelt den Kopf, betont allerdings, dass niemand sagen kann, wie lange ihr Koma andauern wird.

»Sie könnte nie wieder aufwachen«, schließt sie.

»Wir müssen ja nicht gleich das Schlimmste annehmen«,
wirft Krämer ein, und Baumann denkt, dass er einfach
nicht aus seiner Haut kann.

Andererseits beschäftigt es ihn schon, warum Reschke
sich überhaupt nicht gewehrt hat. Sie gibt doch sonst
immer mit ihrer Kampftechnik an. Schöne Kampftechnik, mit der man sich nicht verteidigen kann. Wenn er
das geahnt hätte, wäre er unter allen Umständen bei ihr
geblieben.

Wer so eine Kollegin hat, muss doppelt aufpassen.

»Soll ich euch jetzt über die neuesten Ergebnisse ins

Bild setzen oder nicht?«, fragt Krämer und hält seine Unterlagen hoch.

Baumann sieht, dass er sich um ein Lächeln bemüht, den Versuch jedoch aufgibt.

»Bitte«, hört er Unger, die die Arme vor der Brust verschränkt.

»Also«, Krämer senkt seinen Blick, »die Blutspuren auf dem Stock, den Hartenfels und du«, er wendet sich Baumann zu, »bei Meister gefunden habt, sind von Lothar Keller, dem Mann, der im Viktoriapark erschlagen wurde. War ja nicht anders zu erwarten.«

»Hat man ihm also wirklich die Tatwaffe untergeschoben«, sagt Baumann, der sich an seinen gemeinsamen Besuch mit Hartenfels bei Meister erinnert.

»Das weißt du besser als ich«, meint Krämer.

»Genau«, sagt Baumann, »wir haben Meister sozusagen in flagranti erwischt. Sein Hund und er haben sich um diesen elenden Stock gestritten. Das Biest hätte Hartenfels fast angefallen.«

»Mir hat Meister gestanden, dass er besagten Stock in einer Art Panikreaktion verschwinden lassen wollte«, wirft Unger ein.

»Also passt doch alles ins Bild.« Krämer legt das entsprechende Blatt beiseite. »Kommen wir zu den wirklich wichtigen Dingen.«

Er sieht in die Runde, und Baumann denkt, dass sein Kollege wirklich mitgenommen wirkt.

Noch jemand, der ein paar Trainingseinheiten gebrauchen könnte. So rot wie Krämers Kopf ist, muss er dringend etwas unternehmen. Es ist erwiesen, dass sportliche Betätigung den Blutdruck senkt. Baumanns Werte sind top.

»Die DNA von der Bürste, die Meister uns gegeben hat und an der Haare seiner Freundin sind, passt …«, Krämer macht eine kleine Pause, was Baumann nervig findet, »zu dem zweiten Personendatensatz, der bei der Entführung sichergestellt wurde, in die schon Lothar Keller verwickelt war.«

»Das sieht ja schlecht aus für Meisters Freundin«, sagt Unger und legt ihre Hände auf den Tisch.

Baumann findet, dass man ihr die Besuche bei Reschke gar nicht anmerkt. Er wird sich zwingen müssen, mindestens einmal ins Krankenhaus zu gehen, was er hasst.

»Und die DNA, die in der Laube gefunden wurde, stammt auch von Meisters Freundin«, ergänzt Krämer.

»Welche Laube?«, fragt Unger.

»Die Laube in der Kolonie …«, Krämer blättert in seinen Unterlagen, »Genera«, ergänzt er und fügt hinzu, dass es von dort zum Tatort nur ein Katzensprung sei. »Meisters Freundin scheint sich da versteckt zu haben, bis wieder Ruhe eingekehrt war, und ist dann verschwunden. Es macht den Eindruck, als sei sie zwei Tage dort gewesen. Trotzdem wird ihr Vorsprung reichen.«

»Reichen wozu?«, will Baumann wissen.

»Um Deutschland zu verlassen zum Beispiel«, sagt Krämer.

»Also können wir die Sache folgendermaßen zusammenfassen«, Unger dreht ihre Handflächen nach oben, »Meisters Freundin hat gemeinsam mit Lothar Keller vor ungefähr sechs Jahren jemanden entführt und zehn Millionen Lösegeld erpresst. In der Zeit danach haben die beiden dieses Geld erfolgreich gewaschen, wozu sie Meister benutzt haben. Wie das ging, weißt du besser als ich, Baumann.«

Baumann blickt Unger an. Läuft doch gut heute, denkt er, keine blöden Fragen mehr nach ihm und Reschke.

»Ja«, sagt er, »das funktionierte mithilfe der Bücher, die Meister schreibt. Ein prima Plan – bis zu dem Tag, an dem sie ihren Komplizen erschlägt.«

»Wobei sie sich alle Mühe gibt, es aussehen zu lassen, als wäre Meister der Täter«, fügt Unger hinzu.

»Sie inszeniert den Mord wie in einem von Meisters Büchern und jubelt ihm dann noch die Tatwaffe unter. Ganz schön abgebrüht«, sagt Krämer.

Und Hartenfels wäre fast darauf hereingefallen, denkt Baumann.

»Ob Meisters Freundin weiß, dass wir ihre Tricks durchschaut haben?«, fragt er.

»Ich denke, dass sie das seit ihrem Angriff auf Reschke befürchtet. Denn das war sie ja auch. Reschke hat zu mir gesagt, dass es eine Frau war, die auf sie losgegangen ist.«

Baumann wird mulmig. Das Thema hätte er lieber vermieden.

Verdammt, denkt er, führen denn alle Wege zurück in diese Buchhandlung?

»Dass es Meisters Freundin war, die wir in Neukölln gestört haben, ist nicht bewiesen«, sagt Baumann, um nicht zu zeigen, dass er ein Problem hat.

»Wer soll es denn sonst gewesen sein?«, fragt Unger und fügt hinzu, dass sie stark hofft, dass Reschke, sollte sie wieder zu Bewusstsein kommen, eine genaue Personenbeschreibung liefern werde. »Weshalb sich Meisters Freundin und ihr Komplize, dieser Lothar Keller, wohl gestritten haben?«, will sie dann wissen.

»Da gibt es viele Möglichkeiten«, sagt Krämer und zählt sie gleich auf: »Das Geld war so gut wie aufgebraucht und der Rest reichte nur noch für einen von ihnen. Lothar Keller war es leid, in dieser Buchhandlung festzusitzen, während Meisters Freundin in einem Penthouse residiert. Keller hat vielleicht das schlechte Gewissen gepackt und er wollte auspacken. Sucht euch was aus, Leute. Apropos aussuchen, ich hab mächtigen Kohldampf. Wie wäre es mit einem kleinen Imbiss?«

»Für mich nicht«, sagt Unger wie aus der Pistole geschossen.

Baumann selbst will später zum Fitness und wird erst danach essen, hauptsächlich Anabolika.

Krämers Handy vibriert und er nimmt es vom Tisch.

»Was gibt es, Chef?«, meldet er sich.

Unger und Baumann können dem Gespräch nicht folgen, weil es sehr einseitig verläuft. Krämer sagt nichts, Hartenfels redet. Sie sehen, dass sich Krämer an seinen Zopf fasst und herzhaft gähnt, seine Gesichtsfarbe hat sich intensiviert.

Wenn das überhaupt möglich ist, denkt Baumann.

»Wir sollen *was*?«, fragt Krämer gerade und seine Stimme überschlägt sich.

»Ist gut, Chef«, sagt er nach einer weiteren Erklärung Hartenfels', die nur er hören kann.

»Stell doch mal laut«, sagt Unger, aber Krämer hat schon aufgelegt.

Er steckt sein Handy weg und wendet sich an Unger.

»Wir sollen die beiden Personen herschaffen lassen, die du zusammen mit Reschke und Hartenfels in der Pizzeria vernommen hast«, sagt er.

»Warum das denn?«, fragt Unger.

»Hartenfels behauptet, dass es Meisters Freundin gar nicht gibt.«

41. KAPITEL

»Wo sind die beiden?« Hartenfels ist kaum wiederzu-erkennen.

Was nicht nur daran liegt, dass er einen riesigen grü-nen Parka mit Fellbesatz trägt, Schuhe, um die er Spikes geschnallt hat, dicke Fäustlinge und eine schwarze Pudel-mütze, die knapp über seinen Augen sitzt. Was Hartenfels so anders wirken lässt, ist vor allem seine Ausstrahlung. Alles Weiche und Abwartende ist verschwunden, um einer Aufmerksamkeit Platz zu machen, die seine Gesichtszüge schärft und seine Bewegungen beschleunigt. Hartenfels ist auf der Pirsch, hat Witterung aufgenommen und wird der Spur wie ein Bluthund folgen.

»Wir haben sie getrennt, Chef«, sagt Unger, die Har-tenfels nicht zum ersten Mal so erlebt, weil sie schon ein paar Jahre in seiner Mordkommission arbeitet.

»Gut«, sagt Hartenfels, reißt sich die Mütze vom Kopf, stopft die Fäustlinge in seine Taschen, »wir fangen mit der Frau an.«

So wie er das sagt, erübrigen sich Nachfragen. Harten-fels ist nicht zu Diskussionen aufgelegt.

»Hier lang«, sagt Unger und geht vor.

Im Vernehmungsraum zieht sich Hartenfels einen der zwei freien Stühle heran. Da er immer noch Spikes trägt, macht er eine Menge Lärm. Unger setzt sich neben ihn und mustert ihr Gegenüber.

Die Frau, die sie aus der Pizzeria kennt, damals aber kaum beachtet hat, hat braunes Haar, das ihr in Locken auf die Schultern fällt. Sie trägt es mit Mittelscheitel und hinter die Ohren geklemmt, wodurch ihr Gesicht frei und offen wirkt. Unger bleibt an dem Ring in ihrer rechten Augenbraue hängen.

So einen hat sie auch, zumindest die Löcher dafür. Im Dienst legt sie ihren Körperschmuck nicht an, das ist verboten und wäre viel zu riskant. Sie hat schon erlebt, was es heißt, wenn jemand bei einer Rangelei an einem Piercing reißt. Körperschmuck trägt sie im Dienst nur da, wo niemand hinkommt.

Die Frau, die sie betrachtet und von der sie ihrerseits gemustert wird, hat eine zierliche Nase, braune Augen und schmale Lippen, die blutleer wirken.

Sie ist überhaupt ziemlich blass, denkt Unger und realisiert, dass die Frau es vermeidet, Hartenfels anzusehen. Ihre Blicke gelten ausschließlich Unger.

Hartenfels macht ihr Angst, geht es ihr durch den Kopf, was sie verstehen kann.

»Name?«, fragt Hartenfels, der sich aufrecht hingesetzt hat und alle um Längen überragt.

»Jessica Lange«, antwortet die Frau, während sie ihre Finger betrachtet, die in ihrem Schoß liegen. »Wieso bin ich hier?«, fragt sie.

»Das wissen Sie genau«, sagt Hartenfels und lehnt sich zurück.

Lange schweigt.

»Ich schlage Ihnen etwas vor«, sagt Hartenfels gerade so laut, dass man gut hinhören muss, um ihn zu verstehen, »und ich werde es Ihnen nur einmal vorschlagen.« Er macht eine Pause, spricht danach genauso leise weiter. »Sie gestehen die Entführung, die Sie gemeinsam mit Lothar Keller, Johannes Meister und dem Mann, mit dem Sie in der Pizzeria zusammenarbeiten, begangen haben und sagen mir, wer Keller umgebracht hat. Damit sind Sie zumindest entlastet, was diesen Mord angeht, dafür werde ich sorgen.«

Hartenfels' Worte zeigen keine Wirkung. Lange verzieht weder das Gesicht noch gibt sie auf andere Weise zu erkennen, dass sie ihn überhaupt gehört hat.

»Ohne einen Anwalt sage ich nichts«, meint sie nach einer Weile und klingt müde.

»Überlegen Sie es sich«, greift Unger in die Vernehmung ein, »wir haben Beweismaterial sichergestellt, das Sie belastet.«

Aus den Augenwinkeln sieht sie, dass Hartenfels ihr einen Blick zuwirft, und ihr fällt ein, dass er bisher nicht über die Ergebnisse der DNA-Analysen informiert wurde. Hartenfels weiß nicht, dass sowohl die Haare, die an der Bürste waren, als auch die Spuren in der Laube direkt zu einem Personendatensatz führen, der bei der Entführung sichergestellt wurde. Unger hat einfach eins und eins zusammengezählt und sich gefragt, von wem diese DNA wohl stammen könne, wenn es Meisters Freundin gar nicht geben sollte.

»Überlegen Sie gut«, sagt Hartenfels, »wenn Sie mein Angebot annehmen, sind Sie aus der Mordsache raus, und vielleicht waren Sie an der Entführung ja nur am Rande beteiligt.«

Wobei die Entführung ebenfalls mit einer Toten geendet hat, denkt Unger.

»Ich habe nichts zu sagen«, erwidert die Frau und blickt endlich auf, ihre Augen sind rot geworden, ihr Gesicht noch eine Spur bleicher.

Entweder platzt sie innerlich vor Wut oder steht kurz vor einem Zusammenbruch, überlegt Unger.

»Meister hat uns DNA von Ihnen gegeben«, sagt sie

in der Hoffnung, entweder den Ärger oder die Panik zu verstärken, gerne auch beides.

»Wer ist Meister?«, fragt Lange und schlägt die Augen nieder.

So einfach wird das nicht, denkt Unger, wozu sicher beiträgt, dass Lange Reschke angegriffen hat.

Hartenfels denkt offenbar dasselbe, denn er geht zur Tür. Unger beeilt sich, ihm zu folgen.

»Probieren wir es mal mit ihrem Chef«, sagt er, sobald sie auf dem Flur sind.

»Mit wem?«, fragt Unger.

»Mit dem Mann, dem angeblich die Pizzeria gehört.«

Unger hat Mühe, mit Hartenfels Schritt zu halten, der einfach losstürmt, nachdem sie ihm gesagt hat, wohin sie müssen. Es ärgert Unger, dass sie so klein ist und fast joggt, um nicht zurückzufallen. Vor Hartenfels im nächsten Vernehmungsraum zu sein, schafft sie trotzdem nicht. Er sitzt schon, als Unger erst die Tür erreicht.

»Name?«, beginnt Hartenfels das zweite Verhör wie das erste.

»Miro Kovacz«, sagt der Mann, ohne den Kopf zu heben.

»Ich schlage Ihnen jetzt etwas vor, Kovacz«, sagt Hartenfels und wiederholt das Angebot, das er bereits Lange gemacht hat.

Kovacz schweigt wie sie. Doch er schweigt anders. Unger sieht, dass er an seinen Händen fummelt, und muss an ihren Niednagel denken. Die Wunde, die er hinterlassen hat, stört sie immer noch.

»Haben Sie verstanden?«, hakt Hartenfels nach.

Kovacz blickt zum ersten Mal richtig auf. Er hat viele

Falten um die Augen, in den Mundwinkeln und auf der Stirn.

Das Nachtleben fordert seinen Preis, denkt Unger, oder das schlechte Gewissen.

»Meister hat Keller umgebracht«, sagt Kovacz leise, aber bestimmt.

Unger atmet auf. Obwohl sie die Zusammenhänge noch lange nicht versteht, weiß sie, dass ihr Fall gelöst ist.

»Die Idee mit der Kühltruhe war sicher auch von ihm«, sagt Hartenfels.

Unger sieht ihren Chef von der Seite an. Will er alles gefährden?

Kovacz zögert einen Moment, in dem er zu überlegen scheint, ob Hartenfels ihm eine Falle stellt, und sagt dann einfach, dass es sich genau so verhält.

»Ich habe damals nur den Wagen gefahren, als das Lösegeld übergeben wurde«, fügt er hinzu.

»Gut«, sagt Hartenfels, und Unger ist froh, dass er einlenkt.

Sie wissen schließlich beide, dass Kovacz lügt wie gedruckt. Aber darum geht es nicht.

»Erzählen Sie mal der Reihe nach«, fordert sie Kovacz auf, bevor Hartenfels einen neuen Querschläger landen kann.

Kovacz lässt endlich seine Finger in Ruhe, lehnt sich zurück. »Meister ist gefährlich«, sagt er, »wir hatten zum Schluss alle Angst vor ihm.«

Hartenfels lacht auf, Unger würde ihn am liebsten vors Schienbein treten.

»Erklären Sie das bitte«, sagt sie zu Kovacz, der über Hartenfels' Reaktion genauso verblüfft ist wie sie und wieder angefangen hat, seine Hände zu kneten.

»Er hat sich immer mehr in diese Schriftstellerrolle hineingesteigert«, sagt Kovacz, »hat sich einen Hund zugelegt und irgendwann behauptet, dass er eine Frau hat.«

»Hatte er eine?«, fragt Unger schnell, um Hartenfels zuvorzukommen.

»Eben nicht«, Kovacz stößt die Luft aus und lehnt sich nach vorn, legt beide Arme auf den Tisch, »das sollte so eine Art Ausstiegsplan für uns werden.«

»Was sollte das werden?«

»Meister hat gesagt, dass wir jemand brauchen, der uns die Schuld abnimmt.«

»Und damit meinte er diese Frau, die es nicht gibt?«

»Genau. Da wussten wir noch nicht, wofür sie eigentlich gedacht war.«

»Wofür denn?«

Kovacz schweigt, scheint nachzudenken, die Falten auf seiner Stirn haben sich vertieft. »Wir waren doch komplett abgetaucht, und unsere Tarnung hat bestens funktioniert. Die Buchhandlung und das Restaurant, meine ich.«

»Ja und?«

»Wieso redet er dann davon, dass wir einen Ausstiegsplan brauchen?«

»Was steckte in Wirklichkeit dahinter?«

»Es war ein Ausstiegsplan für den Fall, dass Meister einen von uns umbringen würde.«

»Wie bitte?«

»Meister hat irgendwie vorausgesehen, dass es Streit mit Keller geben würde, und wollte darauf vorbereitet sein.«

»Und deswegen hat er sich seine angebliche Freundin ausgedacht?«

»Er hat gesagt, dass er es so drehen wird, dass die Bullen«, Kovacz zuckt die Schultern, was wohl entschuldigend gemeint ist, »glauben, sie würde hinter allem stecken. Aber das ist wohl danebengegangen«, schließt er und lächelt dünn.

Ohne Hartenfels hätte es sogar ganz hervorragend geklappt, denkt Unger, der es inzwischen peinlich ist, wie daneben Krämer, Baumann und sie gelegen haben.

»Warum hat Keller denn mit Meister gestritten?«, fragt Hartenfels an ihrer Stelle.

»Keller wollte die Rollen tauschen. Er hatte genug von dem Neuköllner Loch. Meister hätte lange genug den Schriftsteller gespielt, hat er immer wieder gesagt, jetzt sei er an der Reihe.«

»Und das hat Meister nicht gepasst?«, übernimmt Unger erneut.

»Fuchsteufelswild ist er geworden«, bestätigt Kovacz, und Unger denkt, dass er jetzt die Wahrheit sagt, so präzise sind seine Antworten. »Ich sagte doch, dass er nicht richtig im Kopf ist. Dabei hat kein Schwein das Zeug gelesen, das er geschrieben hat. Ich glaube, die Nummer mit seiner Phantomfrau sollte zeigen, was er in Wahrheit draufhat. Er wollte die ganze Welt an der Nase herumführen. Bis ins kleinste Detail hat er alles geplant, sogar Parfüm hat er gekauft und eine komplette Garderobe. Dass es ihm eigentlich darum ging, Keller aus dem Weg zu schaffen, haben Jessica und ich nicht gewusst, nicht einmal geahnt. Keller natürlich auch nicht.« Kovacz lehnt sich zurück und schließt für einen Moment die Augen. Sein Gesicht ist fahl.

Er scheint wirklich angeschlagen zu sein, denkt Unger, vielleicht war Meister in letzter Zeit so etwas wie sein persönlicher Albtraum.

»Liegt es nicht nahe, dass Sie als Nächstes auf Meisters Liste stehen?«, fragt sie.

»Was denken Sie denn?« Kovacz fährt hoch, reißt die Augen auf. »Natürlich liegt das nahe. Jetzt, wo er dieses Phantom in die Welt gesetzt hat, das ihm bei allem den Rücken freihält. Ich habe seit Tagen nicht geschlafen.«

Was auch der wahre Grund sein dürfte, warum du uns das alles erzählst, ist Unger überzeugt.

»Eins interessiert mich noch«, sagt Hartenfels.

Kovacz sieht ihn an.

»Warum haben Sie behauptet, dass Zerberus nicht dabei gewesen ist, als Keller sich mit dieser Frau, die es gar nicht gibt, in der Pizzeria getroffen hat?«

»Das hat Meister so entschieden«, antwortet Kovacz.

»Und warum?«

»Weil er nur so den Verdacht auf sich lenken konnte.«

»Zerberus hätte ihn verraten, wenn er den beiden gefolgt wäre, richtig?«

»Ganz genau.«

»Und wieso das alles?«

»Wer einmal falsch verdächtigt wird, ist aus der Schusslinie, hat er gemeint.«

Da ist was dran, denkt Unger.

42. KAPITEL

»Das wars für Meister«, erklärt Hartenfels, der mit Krämer und Baumann im Besprechungszimmer sitzt, »Unger sagt gerade den Kollegen, die ihn observieren, dass sie ihn festnehmen sollen.«

»Was war das mit dem Hund?«, fragt Krämer, und Baumann nimmt an, dass er sich damit auf das Telefongespräch bezieht, das er und Hartenfels geführt haben.

»Zerberus«, sagt Hartenfels und lächelt über das ganze Gesicht, »das hat mich als Erstes stutzig gemacht. Meister hatte mir erzählt, dass seine Freundin ihn ›Fluffy‹ nennt. Hat wohl mit Harry Potter zu tun, ich weiß es nicht mehr genau. Ich habe also versucht, ihn so zu rufen. Und wisst ihr was? Der Hund hat überhaupt nicht reagiert. Mehrmals. Das ist doch unmöglich, habe ich gedacht, oder etwas stimmt nicht an der Geschichte.«

»Aber warum erzählt Meister denn so einen Mist?«, will Krämer wissen.

»Ich denke, er hat die Geschichte um seine Freundin immer weiter ausgeschmückt. Es ist ja eine alte Binsenweisheit, dass es bei einer Lüge auf die Details ankommt. Details sind wichtiger als das sogenannte große Ganze. Meister konnte nicht ahnen, dass ich irgendwann mit Zerberus unterwegs sein würde. Außerdem denke ich, dass er seinen Hund nicht nur auf das Schwert konditioniert, sondern außerdem auf das Parfüm, das angeblich seiner Freundin gehört hat, abgerichtet hat.«

»Warum das denn?«

»Um sicherzustellen, dass Zerberus sich für die Leiche interessiert. Die war doch damit eingesprüht, wie du dich vielleicht erinnerst.«

Krämer schüttelt den Kopf. »Ich weiß nicht, Chef«, sagt er, »für mich klingt das dünn.«

»Mag sein, aber es ist ja nicht alles«, antwortet Hartenfels und schaut Krämer an. »Ich habe auch herausgefunden, dass niemand Meisters Freundin mit dem Hund gesehen hat. Er war mit ihm unterwegs, jeden Abend zumindest. Das passte ebenfalls nicht.«

»Und was ist mit den DNA-Spuren, die das KTI an der Bürste sichergestellt hat, die Meister dir gegeben hat?« Krämer ist weiterhin nicht überzeugt.

»Du sagst es doch selbst: *Meister* hat sie mir gegeben. Wenn er in der Sache mit drinhängt, woran es ja keinen Zweifel mehr gibt, hat er natürlich alles manipuliert. Jede Wette, dass die Haare von Jessica Lange stammen. Interessant ist höchstens, ob er sie sich mit ihrem Wissen oder ohne beschafft hat.«

»Die Spuren in der Laube hat er also auch arrangiert?«, überlegt Krämer, und Baumann fragt sich, wann er es endlich kapiert.

»Das hat das Fass zum Überlaufen gebracht«, erklärt Hartenfels, der immer wieder zur Tür schaut, wahrscheinlich wartet er auf Unger. »Es kann doch kein Zufall sein, dass Meister ausgerechnet dort seine Gassirunde dreht, wo sich seine Freundin versteckt hat.«

»Zufall bestimmt nicht«, sagt Krämer und grinst, »trotzdem ziemlich blöd von ihm.«

»Meister wird mitbekommen haben, dass unsere Suchmannschaft nichts gefunden hat, und ist ungeduldig geworden. Als mir dämmerte, dass es Meisters Freundin vielleicht gar nicht gibt, musste ich mich nur noch fragen, wer es denn war, der uns von ihrer Existenz überzeugt hat, um meine Verdächtigen zu haben.«

»Die beiden aus der Pizzeria«, murmelt Krämer, der seinen Widerstand aufzugeben scheint.

»Außerdem gibt es Bissspuren an dem Knüppel, mit dem Keller umgebracht worden ist, die schon vor diesem Mord da waren.«

»Ach so?«

»Ich stelle es mir so vor, dass Meister mit Keller und Zerberus einen Spaziergang im Viktoriapark gemacht hat. Damit alles unverdächtig aussieht, hat er für seinen Hund den Stock, den er sich zuvor besorgt hat, ein paarmal geworfen, um dann auf einen völlig überraschten Keller loszugehen. Ohne Hund hätte ein solcher Knüppel ja gleich wie eine Waffe ausgesehen.«

»Und glaubst du diesem Kovacz denn überhaupt irgendetwas?«, fragt Krämer.

»Ich glaube alles, was er über Meister erzählt«, sagt Hartenfels, »da klingt er absolut authentisch. Was die Entführung angeht«, er zuckt mit den Achseln, »das müssen andere entscheiden.«

Er schaut noch einmal zur Tür und dann auf die Uhr an seinem Handgelenk. Baumann folgt seinem Blick und erkennt, dass Hartenfels so ein Pilotending trägt, groß, klobig, einfach martialisch.

Passt zu ihm, denkt er.

»Chef«, Unger taucht endlich auf, völlig außer Atem. »Meister ist weg.«

Hartenfels springt hoch und schiebt dabei seinen Stuhl mit einem Ruck nach hinten. »Wie weg?«, stößt er hervor, seine Stimme rau und kratzig.

»Ich denke, Meister wurde observiert«, wirft Krämer ein.

»Über die Dächer abgehauen«, sagt Unger.

»Über die Dächer«, wiederholt Krämer, »kann der Mann fliegen?«

»Riehmers Hofgarten wird saniert. Nicht weit weg von Meisters Penthouse gibt es ein Gerüst, das er benutzt zu haben scheint. Die Kollegen haben gesagt, dass sie dort Spuren gefunden haben. Es ist aber nicht klar, wohin Meister von dort aus gegangen ist.«

»Vielleicht hat er irgendwo doch einen Wagen?«, überlegt Baumann, der auch aufgestanden ist. Sein Fuß tut kaum noch weh.

»Wir fragen Kovacz«, entscheidet Hartenfels und weist Unger an, ihm zu folgen.

43. KAPITEL

»Haben Sie eine Idee, wo sich Meister versteckt haben könnte?«, fragt Unger, die Kovacz kaum wiedererkennt, so hat er sich verändert. Sein Gesicht hat Farbe bekommen und wirkt weniger zerfurcht.

Kovacz hat keine Angst mehr, denkt Unger.

»Ist er denn nicht in seinem schicken Penthouse?«, fragt Kovacz zurück.

»Dann würden wir uns nicht an Sie wenden«, übernimmt Hartenfels.

Kovacz zuckt die Schultern. »Er ist viel mit seinem Hund unterwegs gewesen in letzter Zeit«, meint er.

»Zerberus war in der Wohnung eingesperrt, Meister ist allein auf der Flucht.«

Kovacz betrachtet seine Hände, er allein weiß, was es da zu sehen gibt.

»Denken Sie nach«, fordert Hartenfels ihn auf, »es ist auch in Ihrem Interesse, dass wir ihn fassen.« Unger beobachtet, dass Kovacz seine Stirn in Falten legt. Nur ganz kurz, aber unübersehbar.

»Was ist«, fragt sie, »woran haben Sie gedacht?«

Kovacz sieht sie an, schweigt trotzdem weiter.

»Sie wollen ganz bestimmt nicht, dass Meister noch irgendwo da draußen unterwegs ist, wenn Sie wieder freikommen«, sagt Hartenfels, und die Falten auf Kovacz' Stirn zeigen sich erneut.

»Er könnte in ein Hotel gegangen sein«, sagt Kovacz so zögerlich, dass Unger förmlich spürt, wie er nachdenkt.

Tempo, Tempo, denkt sie, jede Minuten zählt.

»In ein Hotel?«, fragt Hartenfels.

»Ins Adlon vielleicht.«

»Wieso das denn?«

»Da war er oft. Meister hat immer gesagt, dass man in teuren Hotels sein kann, wer man will.«

»Und wer wollte er sein?«

»Ein Schriftsteller?« Kovacz lässt die Antwort wie eine Frage klingen. »Was weiß ich, was in ihm vorgeht«, fügt er hinzu und wedelt mit der Hand, »Geld hat er jedenfalls immer noch genug.«

Unger merkt, dass Hartenfels sie ansieht.

»Komm«, sagt er, »einen Versuch ist es wert.«

Unger folgt Hartenfels auf den Flur, aber es dauert nicht lange und sie fällt zurück. Mit Hartenfels kann sie einfach nicht Schritt halten. Er wendet sich um, bleibt dann stehen.

»Was ist mit Reschke?«, fragt er.

Unger war heute noch nicht da, was sie Hartenfels sagt.

»Leiste ihr doch bitte Gesellschaft«, sagt Hartenfels.

»Und Meister?«, fragt Unger.

»Ich nehme Baumann mit«, antwortet er, »der kann von uns allen am besten rennen.«

Unger dreht sich wortlos um und geht. Eigentlich müsste sie sauer sein, ist sie aber nicht. Sie schüttelt den Kopf. Da zieht Hartenfels sie von seinem Fall ab, um ihr Mädchenkram zuzuweisen, und sie ist ganz zufrieden.

Was ist denn jetzt los, fragt sie sich.

44. KAPITEL

Hartenfels lässt sich von Baumann durch die Stadt fahren und ist entspannt dabei. Es ist warm im Auto, draußen sind die Geschäfte erleuchtet. Hartenfels schaut auf die Uhr, der Tag ist fast vorbei. Als er am Morgen zu seiner Wanderung aufgebrochen ist, hat er sich schlechter gefühlt. Einmal abgesehen davon, dass er mordsmäßigen Hunger hat, was nicht zu ändern ist. Es war ja nicht möglich, in Ützdorf etwas zu essen, wie er es sonst immer tut. Sollte seine Fahrt mit Baumann ergebnislos bleiben, wovon er ausgeht, wird er sich noch einen Döner oder eine Currywurst gönnen.

Doppelte Portion, denkt er, mindestens.

Erst jetzt wird ihm klar, dass er für die Schönheit des tief verschneiten Liepnitzsees überhaupt kein Auge hatte. War er zugefroren? Hartenfels überlegt und muss sich eingestehen, dass er sich nicht daran erinnern kann.

Dafür weiß ich, dass es Meisters Freundin nicht gibt, denkt er und räkelt sich auf dem Beifahrersitz, so gut es geht.

Baumann kommt inzwischen an der Botschaft der Vereinigten Staaten vorbei, Unter den Linden haben sie hinter sich gelassen, im Adlon war Meister jedenfalls nicht. Hartenfels sieht aus dem Fenster und lässt seinen Blick schweifen. Die Pflicht liegt hinter ihm, das hier ist die Kür. Auf der einen Seite befindet sich der Tiergarten, auf der anderen das Stelenfeld, das Mahnmal für die im Zweiten Weltkrieg ermordeten Juden.

Hartenfels bewundert den Bau, kann ihn aber nicht betreten. Er hat es einmal versucht und musste schon nach wenigen Metern umkehren. Die zunächst kniehohen Stelen wachsen und wachsen, bis sie im Zentrum der Gedenkstätte jeden Menschen weit überragen. Lange bevor er dort angekommen wäre, legte Hartenfels den Kopf in den Nacken und sah kaum noch Himmel, auch die Akustik hatte sich verändert. Es war vollkommen still, und er hatte das Gefühl, ganz und gar allein zu sein. Ihm brach der Schweiß aus, und er musste sich festhalten, fühlte sich auf einmal von den Stelen umzingelt und bedrängt. Es gab keine Sicht mehr, keine Perspektive. Alles wirkte auf ihn unvorstellbar eng und labyrinthisch. Sein Rückweg glich einer Flucht.

Neben ihm murmelt Baumann etwas, was Hartenfels nicht versteht, vielleicht auch nicht verstehen will.

»Was?«, fragt er.

Baumann winkt ab, fährt stumm weiter.

»Was hast du gesagt?«, wiederholt Hartenfels.

»Mahnmal der Schande«, sagt Baumann und sieht stur geradeaus.

»Warst du schon einmal in einem Konzentrationslager?«

Baumann schüttelt den Kopf.

»Du kannst in Sachsenhausen anfangen, ist ja nicht weit.«

Hartenfels selbst ist vor Jahren dort gewesen und hatte danach wochenlang Rückenschmerzen, weil er sich so verhärtet hatte. Er hatte sich verhärtet, um nicht zu spüren, was in Sachsenhausen in jeder Mauer, in jedem Dachziegel und in jedem Pflasterstein steckt. Die einzig richtige Reaktion wäre gewesen, sich mitten auf den Appellplatz zu stellen und lauthals zu schreien. Stattdessen war Hartenfels stundenlang über das Gelände gelaufen, ohne einen einzigen Ton herauszubekommen. Abends fingen dann die Rückenschmerzen an.

Während Hartenfels sich erinnert und merkt, dass ihm der Schweiß austritt, fährt Baumann durch die tief verschneite Straße des 17. Juni, und der Wagen macht so gut wie kein Geräusch.

»Dreh um«, sagt er zu Baumann, »wir fahren heim.«

Baumann nickt und überquert einfach den breiten Mittelstreifen, auf dem tagsüber Autos parken und der jetzt leer ist. Weil es schon wieder schneit, gerät der Wagen leicht ins Rutschen, aber Baumann lenkt gegen und fängt ihn ab.

»Fahr mal langsam«, Hartenfels legt seine Hand auf Baumanns Oberarm, »siehst du den Mann mit Hut da drüben?«

Hartenfels deutet auf eine Gestalt, die Richtung Brandenburger Tor läuft. Hartenfels kneift die Augen zusammen, denn er ist sich nicht sicher.

»Falls Meister wieder seinen bescheuerten Umhang trägt, könnte er es sein«, sagt Baumann und schaltet in den ersten Gang zurück, der Wagen steht fast.

»Fehlt nur, dass er sein Schwert dabeihat«, meint Hartenfels und weiß nicht, ob er das lustig oder beängstigend fände.

»Halt an«, sagt er, »den schnappen wir uns. Wenn er es nicht ist, war es ein Versuch.«

Kaum dass Baumann das Fahrzeug zum Stehen gebracht hat, was bei den Straßenverhältnissen trotz geringer Geschwindigkeit gar nicht so einfach ist, stürzt Hartenfels aus der Tür. Zum Glück trägt er seine Wanderschuhe, sonst hätte er gleich sitzen bleiben können.

Der Mann, den sie im Visier haben, hat gemerkt, dass etwas in seinem Rücken passiert und dreht sich um. Noch während sein Blick auf Hartenfels fällt, fängt er an zu laufen.

Das *ist* Meister, schießt es Hartenfels durch den Kopf, einfach unglaublich.

Er beschleunigt seinen Schritt, merkt, dass Meister vollen Einsatz gibt, der Abstand zwischen ihnen hat sich in den paar Sekunden fast verdoppelt. Da rennt Hartenfels los, legt alles, was er hat, in einen Spurt, der für seine Körpermasse erstaunlich ist. Meister blickt sich erneut um, allem Anschein nach hat er den Ruck gespürt, der durch Hartenfels geht. Meister ist auch schnell, wahrscheinlich sogar schneller, sein Mantel flattert hinter ihm her, seinen Hut hat er verloren.

Irgendwie sieht Meister anders aus, denkt Hartenfels, ohne sagen zu können, was ihn auf diese Idee bringt. Sind seine Haare nicht voller? Vielleicht ist er es doch nicht. Aber warum rennt der Mann dann weg?

45. KAPITEL

Baumann ist auch aus dem Wagen gesprungen, hat Hartenfels überholt und ist jetzt schon viel zu weit von ihm entfernt, als dass er seinen Chef als Verstärkung empfinden könnte. Hartenfels steht sowieso auf der *anderen* Seite.

Baumann kennt Meister und weiß, dass er keine Angst zu haben braucht. Meister ist alt und untrainiert, vom Schreiben bekommt man keine Muskeln. Trotzdem rennt er ganz schön schnell. Baumanns Schuhe sind für diese Straßenverhältnisse wenig geeignet. Er hat nicht damit gerechnet, dass Hartenfels ihn zu einer Verfolgungsjagd mitschleppt.

Der Wortwechsel mit seinem Chef geht ihm nach, da kann noch so viel Adrenalin durch seinen Körper gepumpt werden. Hartenfels wird nie begreifen, was los ist, denkt er. Spürt einfach nicht, dass dieses beschissene schlechte Gewissen, das uns aufgeladen wird, das wir schon in der Schule wie mit Löffeln fressen, alle klein hält und verkümmern lässt.

Baumann will nicht klein und verkümmert sein.

Er rennt, dass ihm die Lungen wehtun, und spürt, dass er mit jedem seiner gewaltigen Schritte, die ihn schlitternd und rutschend Meister immer näher bringen, größer und größer wird. Er hält sich aufrecht, seine Muskeln sprechen für sich. Baumann hat keine Lust mehr auf dieses ewige Abwägen und Rücksichtnehmen. Es hat doch mal eine Zeit gegeben, in der richtig richtig und falsch falsch war, in der jeder wusste, wo sich sein Platz befand.

Jetzt rennt Meister tatsächlich Richtung Stelenfeld. Als hätte er gehört, worüber Hartenfels und ich geredet haben, denkt Baumann.

Baumann will sich nicht entschuldigen, er hat nichts getan, wofür er sich entschuldigen müsste. Dieses ganze »Ja, aber …« und »Vielleicht« kann ihm gestohlen bleiben. Männer sind Männer und Frauen sind Frauen. Das ist natürlich. Jeder kann sehen, was dabei herauskommt, wenn man sich nicht daran hält. Reschke liegt im Krankenhaus, Baumann jagt den Täter.

Meister rennt so schnell, dass sein Umhang hinter ihm hochflattert, als stünde er in einem Windkanal. Und schon ist er weg.

Baumann zögert einen Moment, aber nur kurz, es gibt keinen Anlass, sich Gedanken zu machen, dann stürzt er Meister nach und taucht ab ins Mahnmal.

Er hasst es. Hasst es erst recht, seit er seinetwegen auch noch einen Rüffel von Hartenfels hat einstecken müssen. Was hat es hier zu suchen, mitten in der Stadt? Verbreitet doch bloß miese Stimmung. Baumann findet es toll, wenn Kids auf den Stelen herumturnen und Picknick machen. Verdammt, wo ist Meister hin?

Baumann bleibt stehen und hält den Atem an, so gut es geht. Hier drinnen hat sich die Akustik verändert, jeder Laut scheint von allen Seiten zu kommen. Er hört etwas und kann nicht sagen, ob es vor ihm oder hinter ihm geschieht, ob rechts oder links.

Baumann blickt nach oben und realisiert erst jetzt, dass er schon fast bis zur Mitte des Stelenfelds gelaufen sein muss, derart hoch ragen die Pfeiler über ihm auf, klein wirkt er plötzlich, doch das soll ja so sein. Genau damit will man ihn unten halten. Baumann pumpt sich auf, presst Sauerstoff in seine Lungen, hyperventiliert fast, verschlingt regelrecht die Luft, in seinen Ohren saust es. Stille, die zu Lärm wird, Schweiß bricht ihm aus.

Dann tritt etwas oder jemand – wer kann das sagen? – hinter einer der Stelen hervor, langsam und ohne Eile, dafür umso bedrohlicher. Baumann begreift nicht, was sich vor ihm abspielt, kann es nicht einordnen.

Vor ihm steht Meister, und er ist es auch nicht. Die Gestalt hat ihren Umhang zur Seite geschlagen, sodass Baumann erkennt, was unter ihm ist. Mit geweiteten Augen starrt Baumann auf Brüste, einen kurzen Rock und martialische Stiefel, was einfach nicht sein kann. Er lässt seinen Blick höher wandern, um Meister endlich ins Gesicht zu schauen, doch alles wird nur schlimmer, verwirrt sich immer mehr.

Baumann sieht rot verschmierte Lippen und Augen, die zu bluten scheinen, schwarzes Blut, das über Wangen läuft und Meister wie den Teufel persönlich erscheinen lässt. Ein Monstrum, das im Innersten des Stelenfelds haust und auf Baumann wartet. In einer Hand ein Schwert, das jetzt hochgerissen wird, um ihn zu töten.

Baumann spürt, dass etwas in ihm nachgibt. Er will sich schützen, sich verteidigen, will seine Waffe ziehen, aber er kann nicht. Der Anblick überwältigt ihn. Wie soll er dem standhalten? Baumann hat sein ganzes Leben lang versucht, alles abzuwehren, was auch nur annähernd so sein könnte wie dieses Ungeheuer, das da auf ihn losstürmt. Nun geht es nicht mehr. Meister dringt in ihn ein, überflutet seine Sinne. Baumanns Muskeln werden schwach, sein Körperpanzer zerfällt. Was bleibt, ist Angst. Angst, die alles übersteigt, was er sich vorstellen kann. Baumann müsste um sich schlagen, wie er es immer getan hat, doch er ist gelähmt, vermag keinen Finger zu rühren. Ganz zum Schluss fängt er an zu zittern und wünscht sich nur noch eins: dass die Angst, die ihn zerreißt, endlich aufhört.

46. KAPITEL

Seit sie im Stelenfeld verschwunden sind, hat Hartenfels Baumann und Meister aus den Augen verloren. Er weiß, dass er nicht in der Lage ist, das Holocaust-Mahnmal zu betreten, und bleibt unschlüssig stehen, dann nimmt er all seinen Mut zusammen und versucht es trotzdem. Solange die Stelen klein und höchstens hüfthoch sind, kommt er weiter und weiter. Aus hüfthohen Stelen werden schulterhohe und bald überragt ihn die erste Stele. Die Akustik verändert sich, sein Gehör wird seltsam taub. Hartenfels hat das Gefühl, zu ersticken, die Luft bleibt ihm weg. Er sieht nach oben und dem Himmel wachsen von allen Seiten Stelen entgegen, höher noch als die, neben denen er steht.

Hartenfels lehnt sich gegen eine Säule und versucht, wieder zu Atem zu gelangen, schließt die Augen. Vor sich erblickt er aufgetürmte Leichenberge, Gliedmaßen gestapelt wie Brennholz – und muss raus. Blind stößt er gegen Hindernisse, bahnt sich einen Weg, findet kaum die richtige Richtung. Statt nach draußen könnte er genauso gut immer tiefer ins Innere des Mahnmals geraten.

Irgendwann merkt Hartenfels, dass er wieder freier atmen und normal hören kann. Er öffnet die Augen und hat tatsächlich freie Sicht. Hartenfels hält Ausschau nach Baumann und Meister. Wenn sie sich nicht immer noch im Stelenfeld herumtreiben, sind sie weg.

»Baumann«, zischt Hartenfels, »was macht du bloß?«

Hartenfels beginnt, das Mahnmal zu umrunden. So stark wie der Schnee fällt, rechnet er sich gute Chancen aus, Meisters oder Baumanns Spuren an der Stelle zu finden, an der sie das Stelenfeld verlassen haben. *Falls* sie es verlassen haben.

Eigentlich das perfekte Versteck, geht es ihm durch den Kopf, und er zieht seine Waffe. Es fehlt noch, dass Meister plötzlich aus dem Inneren des Labyrinths auftaucht, um ihn anzufallen. Hartenfels bewegt sich jetzt langsam, weil er aufmerksam den verschneiten Boden betrachtet. Jungfräuliches Weiß, wohin er schaut. Hartenfels blickt sich um, niemand ist unterwegs, nur vereinzelte Autos passieren das Mahnmal. Ob Meister nun doch ins Adlon will, überlegt er. Hartenfels glaubt nicht daran. Es könnte höchstens sein, dass Meister auf dem Weg ins Adlon war, als sie ihn aufgescheucht haben.

Ein paar Schritte voraus entdeckt er zerwühlten Schnee und Hartenfels wird noch langsamer, doch als er näher kommt, erkennt er, dass die Spuren schon wieder zugeschneit sind, also alt. Er geht weiter und weiter, hat inzwischen die seinem Ausgangspunkt gegenüberliegende Seite des Stelenfelds erreicht. Nichts. Er bleibt einen Moment stehen. Ob Meister und Baumann wirklich noch im Mahnmal sind? Hartenfels stöhnt leise. Wenn ja, sind sie für ihn unerreichbar. Eine zweite Panikattacke wird er nicht provozieren.

Hartenfels setzt sich wieder in Bewegung und kann bald schon die Stelle sehen, an der er losgegangen ist.

Hartenfels steckt seine Waffe weg, holt sein Handy aus dem Parka und ruft Baumann an, aber Fehlanzeige. Hartenfels schüttelt den Kopf, dann eben Verstärkung, allein kann er hier nichts ausrichten.

Hartenfels hat den Ausgangspunkt seiner Suche erreicht und keine Spur von Meister und Baumann gefunden, natürlich passt ihm das nicht. Er dreht sich vom Stelenfeld weg und blickt Richtung Brandenburger Tor, aber der Schneefall nimmt ihm jede Sicht.

Meister und Baumann sind *im* Mahnmal, denkt Hartenfels und schlägt sich Schnee von den Schultern.

47. KAPITEL

Meister ist nicht mehr Meister. Er hat sich verwandelt. Es wurde Zeit, die wichtigste Figur, die er je erfunden hat, zum Leben zu erwecken. Natürlich war der Schwertmeister auch wichtig, aber anders. Schwertmeister war Meister, als er Keller erschlug. Schon auf dem Kreuzberg hat Meister gespürt, wie berauschend es sein kann, etwas real werden zu lassen, was vorher allein in seinem Kopf existiert hat. Oder in einem Buch.

Meister erinnert sich an jede Einzelheit. Selbstverständlich war Zerberus dabei, wie hätte er sonst, ohne Verdacht zu erwecken, einen Knüppel mitnehmen können? Zerberus liebt es, alles Mögliche zu apportieren. Vorzugsweise Stöcke, die viel zu groß für ihn sind. Sobald er mit so einem Teil im Maul herumläuft, trägt er ein Zepter, das ihn wichtig macht. Statt im Viktoriapark den Stock ein weiteres Mal für Zerberus zu werfen, hat Meister ihn Keller ins Genick geschlagen. Keller hat überhaupt nicht damit gerechnet, es war perfekt. Danach brauchte er den Toten nur noch mit dem Parfüm zu präparieren, nach dem Zerberus verrückt war. Schließlich musste Meister sicherstellen, dass sein Hund auch wirklich damit anfing, den Toten auszugraben, als er Stunden später mit ihm wiederkam. Zerberus, sein Komplize. Meister ist es schwergefallen, ihn zurückzulassen. Zum Glück ist er nicht mehr Meister, sondern Evelyn. Evelyn ist die Figur, die er hier und jetzt zum Leben erweckt. Geschaffen aus DNA-Spuren, die Meister vor Jahren an einer Frau hinterlassen hat, die er entführt und umgebracht hat.

Meister fährt sich durch das Gesicht und betastet seine angeklebten Wimpern, rückt seine falschen Brüste zurecht. Er ist geschminkt und trägt eine Perücke, dazu einen kurzen Rock unter seinem Umhang, bloß auf die hochhackigen Schuhe musste er verzichten. Das wäre bei dem Wetter viel zu heikel gewesen.

Nachdem er seinen Gehilfen losgeworden ist, hat Meister eigentlich gehofft, Hartenfels selbst ins Labyrinth der Stelen zu locken, um ihn dort mit der Person zu konfrontieren, hinter der sie her sind. Dass Hartenfels ihm nicht gefolgt ist, hat Evelyn irritiert. Sie hat ihn beobachtet und jeden Schritt verfolgt, den Hartenfels gemacht hat. Einmal um das Stelenfeld herum, aber nicht mehr hinein. Wenn das so ist, muss Evelyn zu Hartenfels herauskommen, was auch kein Problem ist. Sie weiß längst, dass sie ihn überall stellen kann. Und dann wird sie das Schwert des Schwertmeisters in ihn stoßen und so real wie er sein, wenn nicht realer.

Sie schlägt den Mantel beiseite, um besser Anlauf nehmen zu können, und entblößt dabei ihre langen Beine in den martialischen Stiefeln. Nachdem sie Hartenfels zur Strecke gebracht haben wird, wird sich Evelyn in Luft auflösen und verschwinden, denn ihre Mission ist erfüllt.

Evelyn späht aus dem Stelenfeld nach draußen und sieht Hartenfels mit seiner Waffe, die er betrachtet und schließlich wegsteckt, um sein Handy zu nehmen. Das ist der Moment, auf den sie gewartet hat. Evelyn atmet tief die kalte Luft ein, fährt sich ein letztes Mal durch ihr langes, dichtes Haar, wischt sich die feuchten Hände an ihrem Rock ab, stemmt die Füße in den Boden, um so viel Haftung wie möglich zu haben, und sprintet los.

Den Mund mit den rot geschminkten Lippen weit geöffnet, die Augen aufgerissen und das Schwert erhoben, stürzt sie aus dem Stelenfeld, um sich auf Hartenfels zu werfen, der vor Schreck erstarrt. Denn da kommt seine Nemesis, sein Albtraum, etwas, das dort, wo er nicht hinkann, ins Innere des Mahnmals, Wirklichkeit geworden ist, um ihn zu vernichten. Evelyn ist der Minotaurus, der sich aus seinem Labyrinth befreit. Sie hört den leisen Ton, mit dem ihr Schwert durch die Luft schneidet.

Nimm mich, sagt ihre Waffe, schmecke meine Klinge.

Evelyn schlägt mit aller Kraft zu. Wie sie aus dem Hieb des Schwertmeisters im Viktoriapark entstanden ist, bringt sie Hartenfels nun den Tod.

48. KAPITEL

Hartenfels steht am Rand des Mahnmals und schlägt sich weiter Schnee von den Schultern, das laute Reiben, das dabei entsteht, überdeckt fast die Geräusche hinter ihm. Hartenfels wirbelt herum und sieht Meister in vollem Lauf aus dem Stelenfeld stürzen, die Haare wirr und in der erhobenen Hand das Schwert. Bevor er sich wehren kann, ist Meister über ihm und nagelt Hartenfels am Boden fest. Hartenfels ringt nach Luft, seine Lunge ist leer. Er starrt Meister ins Gesicht, das ganz nah ist, und erkennt ihn nicht wieder, so sehr hat er sich verändert. Ist das überhaupt noch Meister? Die Lippen rot verschmiert, strähnige braune Haare, verlaufene Mascara, wirkt er wie ein fleischgewordener Albtraum. Und dieses fremde Wesen, in das sich Meister verwandelt hat, richtet sich auf, hockt jetzt auf Hartenfels, das Schwert erhoben, und schlägt zu.

Da wirft sich Hartenfels nach vorn, setzt die ganze Kraft seines gewaltigen Körpers ein und knallt seinen Kopf gegen Meisters Nase, die bricht. Blut spritzt auf Hartenfels, ein roter Sprühnebel verfärbt den Schnee. Meister fasst sich mit der freien Hand ins Gesicht, versucht aber gleichzeitig, den Schwerthieb doch noch zu landen. Hartenfels entgeht ihm, weil er sich in letzter Sekunde zur Seite wirft. Über ihm gerät Meister ins Wanken, kann sich nicht mehr halten, was Hartenfels zu einem weiteren Kopfstoß nutzt, dieses Mal trifft er die Stirn. Wie ein nasser Sack kippt Meister nach hinten, sein Schwert lässt er los, es fällt zu Boden und wird vom Schnee verschluckt.

Hartenfels hört Sirenen, und Blaulicht zuckt an den Rändern seines Blickfelds. Mit einem Ruck reißt er seine Beine unter Meister hervor, der langsam zu sich kommt. Hartenfels überlegt nicht lange, sondern zieht seine Waffe, das Schwert tritt er weg.

»Aufstehen«, kommandiert er, aber Meister bleibt einfach liegen.

Sein Brustkorb hebt und senkt sich, sonst zeigt er keine Reaktion, hat auch die Augen geschlossen.

Der ist erledigt, denkt Hartenfels und befühlt seine
Stirn. Er kann die Beule schon spüren, ihm ist übel. Ob
er eine Gehirnerschütterung hat?

Wenn ich eine Gehirnerschütterung habe, hat Meister
einen Schädelbruch, denkt er und muss grinsen.

Als Erstes schickt Hartenfels die eintreffende Bereitschaftspolizei ins Mahnmal, um nach Baumann zu suchen,
nur am Rand bekommt er mit, dass Beamte Meister auf
die Beine stellen, der schwankt und gestützt werden
muss. Unter seinem Umhang trägt er tatsächlich einen
Rock. Handschellen klicken und Hartenfels sieht dem
Pulk Uniformierter nach, die Meister zu einem Polizeifahrzeug führen. Einem Kollegen, der ihn schon dreimal
nach seinem Befinden gefragt hat, sagt er, dass alles gut
sei und er sich an der Suche nach Baumann beteiligen
solle. Ihm brummt der Schädel, aber das geht niemand
etwas an. Sollte er sich übergeben müssen, kann er immer
noch zum Arzt.

Irgendwann ist Hartenfels allein und macht sich selbst
auf den Weg ins Mahnmal. Kaum dass er ein paar Meter
geschafft hat, wird er von Sanitätern mit einer Trage überholt, die an ihm vorbei ins Innere des Stelenfelds sprinten.
Das sieht nicht gut aus. Hartenfels kämpft sich weiter vor,
die Augen starr auf den Boden gerichtet, um nicht wahrzunehmen, dass der Himmel über ihm schrumpft. Irgendwann begegnet ihm Baumann, der jetzt auf der Trage liegt.
Eine Infusionsflasche schwebt über ihm, der Mann, der
sie hält, läuft nebenher und Hartenfels ist heilfroh, sich
ihm anschließen zu können. Baumann ist kreidebleich
und blutverschmiert, auf Hartenfels' Frage, ob er überleben werde, zuckt einer der Sanitäter mit den Achseln.
Sie haben es eilig, Hartenfels auch. Nachdem Baumann

im wartenden Krankenwagen abtransportiert worden ist, geht Hartenfels langsam zu seinem Wagen zurück.

Er braucht eine Ewigkeit für die Strecke, die er vor einer knappen Viertelstunde gesprintet ist, setzt sich dann hinters Steuer. Einmal um die Goldelse, die man im Schneetreiben kaum erkennt, und danach durch den Tiergarten Richtung Wilmersdorf. Es herrscht weiterhin kaum Verkehr, bloß hier und da ein Räumfahrzeug mit rotierendem Gelblicht.

Hartenfels wird klar, dass er nichts mehr zu essen finden wird, die Döner- und Currywurstbuden haben vor dem Schnee kapituliert. Er schaut auf die Uhr, nach Mitternacht. Es wird schwer werden, ein geöffnetes Restaurant zu finden. Nicht einmal die Raststätte Gnadenbrot, an der er gerade vorbeikommt und wo er so gern Rindergulasch und danach ein paar Stücke Kuchen isst, hat noch auf.

Also ist Baumann kein Hipster, sondern ein Nipster, denkt Hartenfels.

»Wir fahren zusammen nach Sachsenhausen«, flüstert er und macht sich auf den Weg nach Hause.

49. KAPITEL

Krämer ist im SkyKitchen, seinem Lieblingsrestaurant. Die Bedienung hat ihn wie einen alten Bekannten begrüßt, was ihm ein gutes Gefühl gibt. Wie gewünscht hat er einen Tisch bekommen, der direkt vor einem der riesigen Fenster steht. Der Blick ist prächtig, und dass Krämer mit dem Rücken zur Küche sitzt, ist ihm egal. Die Köche haben im SkyKitchen wenig Platz, außerdem erwartet er jemanden. Die 500 Euro, die er investiert hat, wollen gewürdigt werden.

Krämer sieht die Frankfurter Allee einmal hinauf und einmal hinunter, mit der Karte beschäftigt er sich nicht, das überlässt er dem Servicepersonal beziehungsweise seiner Begleitung, die jetzt schon eine Viertelstunde zu spät ist. Krämer findet das gut, im richtigen Leben hat er auch immer gewartet, bloß dass er das richtige Leben aufgegeben hat. Wer will schon mit ihm ausgehen? Und woher soll er die Zeit fürs Vorspiel nehmen? Meister haben sie zwar geschafft, aber der nächste Fall wartet bereits. Krämer fährt sich mit der Hand über die Stirn, schüttelt die Gedanken an seinen Beruf ab.

Die Tür geht auf und eine junge Frau betritt das Restaurant. Krämer macht nie Vorgaben, er will sich überraschen lassen. Die Dame, die hereinkommt, trägt sehr hohe Schuhe und unter einem fast bodenlangen Mantel, den sie gerade aufknöpft, ein rotes Kleid. Als sie das Kopftuch wegzieht, das sie wegen des Schneefalls trägt, fallen dunkle Haare in schweren Wellen bis auf ihre Schultern.

Die Frau schüttelt sie kurz, um die letzten Flocken loszuwerden, mustert dann die Tische. Nur Krämer ist solo, er stemmt sich trotzdem in die Höhe.

Zur Begrüßung reicht sie ihm die Hand, was seltsam distanziert wirkt, ein Kellner kümmert sich um ihren Stuhl.

»Herrliche Aussicht«, sagt sie, und Krämer betrachtet ihr Gesicht.

Schneewittchentyp, denkt er, fast schwarze Haare und porzellanfarbene Haut, dazu blaue Augen. Könnten natürlich Kontaktlinsen sein, bei seinen Dates hat er schon alles erlebt.

»Ein Aperitif?«, fragt er, und sie nickt ihm zu, der Sommelier steht längst bereit.

Krämer nimmt einen Crémant, sie bestellt Champagner. Krämer schluckt.

»Paul«, sagt er, nachdem die Getränke da sind, und hebt sein Glas.

»Daniela«, erwidert sie und stößt mit ihm an.

Namen sind Schall und Rauch, Krämer heißt nicht Paul und sie bestimmt nicht Daniela.

Es folgt ein bisschen Small Talk, der ebenfalls aus lauter Halbwahrheiten besteht. Krämer gibt immerhin preis, Beamter zu sein, verlegt nur sein Tätigkeitsfeld von der Mordkommission ins Finanzamt; sie studiert Architektur.

»Reicht dein BAföG nicht?«, fragt Krämer, dem der Alkohol schon zu Kopf gestiegen ist, er hätte vorher eine Kleinigkeit essen sollen. 16 Stunden ohne Nahrung sind eine lange Zeit.

Daniela sieht ihn an und es ist, als würde ihr Gesicht für eine Sekunde einfrieren. Krämer denkt an eine HD-Übertragung, die kurz stehen bleibt. Er muss aufpassen, dass seine Begleitung ihn nicht sitzen lässt, ist ihm alles schon passiert. Der Escortservice, den er bucht, übernimmt bezüglich des Ablaufs keine Garantie.

»Wie war dein Tag?«, fragt Daniela, wenn sie denn so heißt.

»Prima. Und deiner?«

Statt zu antworten, will Daniela wissen, ob Krämer bereits bestellt hat.

»Das überlasse ich dem Personal«, sagt er.

»Dem Personal?«

»Auf die Leute hier kannst du dich verlassen«, erklärt Krämer und zeigt auf die Frau, die gerade einen Vierertisch besetzt.

»Ich suche mein Essen selber aus«, meint Daniela und blickt Krämer in die Augen, »manches mag ich nämlich nicht.«

Krämer überlegt, ob das eine Drohung ist. Er hat mit mehr als einem Restaurantbesuch gerechnet und nicht nur seine Betablocker eingenommen. Eigentlich ist eine Einladung ins SkyKitchen so großzügig, dass sich alles andere von selbst verstehen sollte, aber wer weiß. Krämer überprüft seinen Zopf und hofft, dass sein Gesicht nicht allzu rot ist. Gegen seinen Bauch ist er machtlos.

Der Gruß aus der Küche kommt, und Daniela lässt ihn stehen. Wahrscheinlich isst sie generell nichts, was sie nicht bestellt hat, denkt Krämer, nimmt die winzige Kreation aus Mandeln, Bärlauch und anderen geheimnisvollen Zutaten von ihrem Teller und verschluckt sie am Stück. Das Zusammenspiel der Aromen ist gigantisch. Wie Krämer keinen Naturwein mag, mag er auch keine puristische Küche, egal ob das heute »brutal lokal« heißt oder nicht. Was soll an einer rohen Rübe toll sein?

Irgendein Kellner wollte ihm mal weismachen, dass man schmeckt, ob eine Rübe morgens oder abends vom Feld geholt wurde.

Wollen Sie mich verarschen, hat Krämer gefragt, was dazu geführt hat, dass der weitere Abend etwas frostig verlief.

Im SkyKitchen gibt es weder Gemüse pur noch Molekularquatsch, wie man es hier ausdrückt.

Daniela hat endlich bestellt. Als Krämer sein Bein gegen das ihre drückt, rückt sie zur Seite.

Vielleicht gehört das zum Vorspiel, denkt Krämer, hofft es zumindest. Die Spröde, die sich, zur Überraschung des Kunden, doch ergibt.

Was die Getränke angeht, hat Daniela die angebotene Weinbegleitung akzeptiert und genießt sie derart, dass der Sommelier kaum nachkommt.

»Das kostet extra«, klärt Krämer sie auf, woraufhin Daniela nur die Achseln zuckt.

»Wenn du auf *deine Kosten* kommen willst, füll mich ab, sonst läuft nichts«, sagt sie.

Krämer befingert das Bündel Geldscheine in seinem Jackett und bestellt eine dritte Weinbegleitung für schlappe zehn Euro das 0,1-Glas.

50. KAPITEL

Je weiter sich Unger dem Urbankrankenhaus nähert, desto stärker spürt sie, dass sie Reschke besuchen will. Unger hat sie eine halbe Nacht und einen ganzen Tag nicht gesehen, was ihr viel zu lang vorkommt. Es fing damit an, dass sie an Reschke gedacht hat. Sich dabei zu ertappen, war erschreckend und aufregend zugleich. Unger war schon so lange nicht mehr verliebt, dass sie keine Erinnerung daran hatte. Es war, als hätte ihr Körper einen Teil seines Gedächtnisses verloren. Unger lag in ihrem Bett und hatte Schmetterlinge im Bauch. Es dauerte eine ganze Weile, bis sie begriff, was mit ihr los war. Sie kam sich vor wie in der Pubertät. Fast war es, als müsste sie neu lernen, was dieses Kribbeln tief in ihr zu bedeuten hatte. Die Erkenntnis, dass sie sich in Reschke verliebt hatte, traf sie vollkommen unvorbereitet.

Unger stand auf und ging zum Kühlschrank. Ihr Kühlschrank war wie immer randvoll. Unger bereitet sich ständig Leckereien zu, von denen sie jedoch wenig isst. Sie fuhr mit beiden Händen über Töpfchen und Döschen, ganz überrascht, was sie alles vorrätig hatte. Von delikat eingelegten Datteln bis zu mit scharfer Creme gefüllten Minipaprika reichte die Palette. Unger aß mehr als sonst. Nachdem sie die leeren Schälchen weggeräumt hatte, war ihr schlecht. Sie ist Nahrung einfach nicht gewohnt. Normalerweise isst sie wie ein Spatz.

Noch immer fühlt sie sich ein bisschen flau, weiß aber nicht, ob es daher kommt, dass sie viel gegessen hat oder dass sie gleich Reschke begegnen wird. Unger parkt den Wagen am Landwehrkanal und läuft ein paar Schritte.

Die Gegend gäbe eine gute Joggingstrecke ab, denkt sie.

Unger joggt jeden Morgen, bevor sie zur Arbeit fährt. Weil sie in Mitte wohnt, rennt sie fast nur durch Straßen. Ein wenig Monbijoupark, der Rest ist Asphalt. Unger geht zurück zum Wagen und holt ihre Laufsachen, die sie immer dabeihat, aus dem Kofferraum. Sie war zwar heute schon unterwegs, doch sie kann der Versuchung nicht widerstehen, vielleicht will sie auch nur Zeit gewinnen. Die Sache mit Reschke überfordert sie.

Unger zieht sich im Wagen um, was reichlich unbequem ist, dann joggt sie am Krankenhaus vorbei bis zur Admiralbrücke, die über den Kanal führt, und auf der anderen Seite zurück. In Höhe Prinzenbad könnte sie den Rückweg zu ihrem Fahrzeug einschlagen, aber sie läuft weiter. Die Luft ist klar und kalt, jeder Atemzug scheint diese Klarheit und Kälte in ihr Hirn zu pumpen. Unger kann das gebrauchen, sie hat sich lange nicht mehr so aufgewühlt gefühlt wie letzte Nacht.

Sogar überfressen habe ich mich, denkt sie.

Unger läuft und läuft, ohne wirklich darauf zu achten, wo sie ist. Als sie merkt, dass über ihr eine U-Bahn fährt, bleibt sie stehen. Unger sucht nach Orientierungspunkten, findet keine. Sie läuft noch etwas weiter, entdeckt dann ein Schild, auf dem »Hallesches Tor« steht.

O Gott, denkt sie, das ist weit weg vom Krankenhaus, und macht auf der Stelle kehrt.

Unger läuft gleichmäßig und behält Schnee und überfrorene Pfützen im Auge. Zum Glück ist sie nicht die Erste, die auf die Idee gekommen ist, hier zu joggen. Weil es aufgehört hat zu schneien, folgt sie einfach den Spuren ihrer Vorgänger, die die Strecke platt getrampelt haben.

Unger ist so lange unterwegs, dass sie ihre zweite Luft bekommt, wie sie es nennt. Von da an kann sie ewig laufen. Unger spürt den Rhythmus und gibt sich ihm hin, ihre Gedanken schweigen, Atmung und Herzschlag sind in perfekter Harmonie.

Als das Urbankrankenhaus vor ihr auftaucht, brennen ihr die Augen vom kalten Wind, und sie blinzelt ein paar Tränen weg. Unger bleibt neben ihrem Wagen stehen, beugt sich vor und dehnt den Rücken, dann die Beinmuskulatur. Noch immer laufen ihr Tränen über das Gesicht.

Das kann nicht nur am Wind liegen, denkt sie.

Unger schließt das Fahrzeug auf und setzt sich hinein. In Schüben steigt ihr etwas die Kehle hoch, das sie packt und nicht wieder loslässt. Unger läuft viel, hat kaum geschwitzt, ihre Wangen glühen trotzdem und sie zittert am ganzen Leib. Es ist, als würde ihr Körper aus einer Art Starre erwachen. Das Gefühl ist schön und unangenehm zugleich.

Unger reißt sich die Laufsachen herunter und zieht Pullover, Jeans und Jacke an. Sie geht jetzt zu Reschke, egal was passiert.

Als sie die Tür zu deren Zimmer öffnet, ist ihre Kehle nicht mehr eng und sie hat aufgehört zu zittern. Reschke hat die Augen geöffnet und Unger stürzt zu ihr.

»Du bist wach«, flüstert sie, und Reschke nickt.

Irgendetwas in Ungers Gesicht sorgt dafür, dass Reschke lächelt. Sie lächelt so zaghaft, dass Unger ahnt, was sie sich fragt. Reschke fragt sich, ob es stimmt, was sie sieht. Ob Unger tatsächlich zu ihr gekommen ist, weil sie es mehr als alles andere will.

Ja, denkt Unger, ich will es. Ich will bei dir sein und auf dich achtgeben. Ich will dafür sorgen, dass es dir gut geht. Ich werde nicht zulassen, dass man dir noch einmal wehtut.

Unger hebt ihre rechte Hand und lässt sie ganz vorsichtig über Reschkes Wange gleiten, spürt ihre Haut, die von der trockenen Krankenhausluft ein bisschen rau ist. Reschke sieht Unger in die Augen und ihre Blicke treffen sich. Unger lässt die Hand sinken, legt sie einfach ab, dann sitzen sie da, ohne sich zu rühren. Irgendwann gleiten Reschkes Lippen auseinander und Unger beugt sich vor. Falls ihr Zungenpiercing Reschke überrascht, lässt sie es sich nicht anmerken.

51. KAPITEL

Hartenfels ist noch einmal im Viktoriapark. Er hat Zerberus dabei, den er nicht im Tierheim lassen wollte. Das Tier kann nichts dafür, dass sein Herrchen, so wie es aussieht, mehrere Menschen umgebracht hat. Hartenfels denkt an die losen Enden seines Falls. Es war tatsächlich Jessica Langes DNA, die Meister ihm unterschieben wollte. An der Bürste befanden sich ihre Haare und die Spuren in der Laube stammten auch von ihr. Weil Lange weiter schweigt, weiß Hartenfels nicht, ob Meister diese Fährte mit oder ohne ihr Wissen gelegt hat. Auf jeden Fall wäre Meisters Wette, dass ein Personendatensatz von Lange existiert, aufgegangen. Von seinem Plan, Evelyn als wahre Schuldige hinzustellen, die zu suchen alle polizeilichen Kräfte über Jahre erschöpft und gebunden hätte, haben sie wahrscheinlich nur den Anfang erlebt. Es wäre leicht gewesen, überall auf der Welt Spuren zu hinterlassen, die belegen, dass die Frau, die bei einer Entführung den Tod ihres Opfers in Kauf genommen und eine Polizistin niedergestochen hat, weiter auf der Flucht ist. Und wer weiß, ob es nicht sogar Meister war, der dafür gesorgt hat, dass Langes und Kellers DNA bei der Entführung sichergestellt wurde.

Inzwischen kann Hartenfels das egal sein, weil Kovacz alles Wichtige gestanden hat. Dass er Meister und Lange belastet und sich selbst zur Randfigur erklärt, will Hartenfels nicht beurteilen. Hartenfels kann sich nicht an Meisters und Langes Stelle wehren, das müssen sie schon selber tun. Ob Meister dazu in der Lage sein wird, ist allerdings fraglich. Eine klinische Diagnose gibt es noch nicht, aber Hartenfels tippt auf irgendetwas mit bipolar, Details möge man ihm bitte ersparen.

Natürlich ist Hartenfels nicht nur in Kreuzberg, weil er meint, dass er mit Zerberus hier am besten spazieren gehen kann, Zerberus ist es gleichgültig, wo er läuft, und Hartenfels auch. Obwohl es ein verlockender Gedanke ist, mit einem Hund auf eine seiner Touren zu gehen, kann er

Zerberus nicht behalten. Hartenfels ist viel zu selten zu Hause, und mit zum Dienst nehmen kann er den Hund auch nicht. Er seufzt und wirft einen Blick auf den Rücksitz. Zerberus hängt die Zunge weit aus dem Maul, er ist aufgeregt und hechelt.

Wahrscheinlich denkt er, dass es zu Meister geht, stellt sich Hartenfels vor. Eine Hoffnung, die er ihm nicht erfüllen kann.

Hartenfels hält in der Nähe des Kreuzbergs und Zerberus rennt los. Hartenfels wundert sich über die Richtung, die das Tier nimmt. Zerberus will nicht in den Park, sondern nach Hause. Hartenfels hat große Mühe, ihn einzufangen, und muss fast Gewalt anwenden, um Zerberus zu einem Spaziergang zu überreden. Von der Leine lässt er ihn lieber nicht mehr.

Weil Hartenfels unpassend gekleidet ist, läuft er nicht besonders weit. Er erreicht die erste große Wiese, schaut einmal in die Runde und will schon gehen, als ihm einfällt, dass sie genau hier Lothar Kellers Leiche gefunden haben.

Wie viele Tage ist das her, überlegt Hartenfels, zuckt dann die Achseln, steigt durch den Schnee nach unten. Kinder sind Schlitten gefahren und haben eine Art Schneise hinterlassen, die er benutzt. Zurück an der Straße und am Auto überlegt Hartenfels, ob er in die Buchhandlung oder gleich zu Ursula nach Hause gehen soll. Er schaut auf die Uhr, halb drei. Er weiß nicht genau, wie die Öffnungszeiten des Geschäfts sind, erinnert sich jedoch an das Zeitfenster, das sie ihm einmal gegeben hat.

Sie ist noch zu Hause, denkt er, obwohl es knapp werden könnte.

Hartenfels packt die Leine fester und marschiert los, er hat keine Lust, Zerberus wieder ins Auto zu bugsieren. Der

Hund hört zwar ganz gut, aber er ist jetzt voller Schnee und klatschnass. Als Hartenfels am Eingang zu Riehmers Hofgarten vorbeigehen will, sträubt sich Zerberus.

»Ich weiß«, sagt Hartenfels und fährt ihm über den Rücken, »du willst zu deinem Herrchen, aber das geht nicht.«

Zerberus weigert sich trotzdem, weiterzulaufen. Hartenfels zerrt an der Leine, doch der Hund ist stur und bockig, er wiegt bestimmt 40 Kilo, und die setzt er ein. Hartenfels ist hilflos. Was soll er machen? Anbrüllen will er Zerberus nicht, das Tier wirkt auch so schon verstört.

Hartenfels lässt die Leine locker und Zerberus sieht ihn an. Dass irgendetwas nicht stimmt, hat er kapiert, bloß was, das übersteigt seinen Hundeverstand.

Hartenfels resigniert und will gerade zu dem Haus gehen, in dem sich Meisters Penthouse befindet, als er seinen Namen hört. Er dreht sich um und entdeckt Ursula und Goldie, die auf dem Weg in die Buchhandlung sind.

»Peter«, wiederholt Ursula, nachdem sie zu ihm und Zerberus aufgeschlossen hat, »was machst du denn hier? Und was ist mit deinem Kopf passiert?«

Bevor er antwortet, macht Hartenfels erst einmal seinen Hund los. Zerberus stürzt sich auf Goldie, die wegrennt, um sich dann plötzlich umzudrehen, was zu einem Zusammenstoß führt. Die Hunde balgen sich in aller Freundschaft. Hartenfels würde sich am liebsten genauso verhalten. Schade, dass das unter Menschen nicht möglich ist.

»Ich hatte eine stürmische Begegnung«, Hartenfels befingert seine Stirn, »und ich wollte mich melden«, fügt er hinzu.

»Jetzt schon?«, fragt Ursula und läuft einfach los.

Hartenfels folgt ihr, Goldie und Zerberus rennen voraus.

»Es tut mir leid«, sagt Hartenfels, »ich hätte längst anrufen sollen.«

Ursula wirft ihm einen Blick zu, der schwer zu deuten ist.

»Ich kann dir erklären, warum ich nicht dazu gekommen bin«, versucht er es erneut.

»Du willst mir erklären, warum es nicht möglich war, mir eine Nachricht zu schreiben?« Ursulas Gesicht ist unbewegt und sie wirkt nicht amüsiert, was Hartenfels verständlich findet, er an Ursulas Stelle wäre ebenfalls sauer.

Wie soll Hartenfels ihr bloß darlegen, dass es für ihn manchmal wichtig ist, allein zu sein? Er kann nicht richtig nachdenken, wenn jemand bei ihm ist. Obwohl das nicht ganz stimmt.

Es geht gar nicht ums Nachdenken, überlegt Hartenfels, es geht eher darum, eine Art Leere zu schaffen, in der ein Gedanke auftauchen kann.

Der Gedanke, dass es Meisters Freundin nicht gibt beispielsweise.

»Es ist also aus?«, fragt Hartenfels.

»*Was* soll aus sein?«, fragt Ursula zurück.

Sie hat sich schon entschieden, denkt Hartenfels und überlegt, was er antworten soll. Will er überhaupt antworten? Hartenfels weiß ja selbst, dass er bei nächster Gelegenheit wieder allein loszieht und es nicht einmal schaffen wird, wenigstens das zu kommunizieren. Und wenn er es versucht? Eine Nachricht zu schreiben kann doch nicht so schwer sein, oder?

Zwecklos, denkt er, einfach zwecklos.

»Ich weiß auch nicht«, sagt er leise und bleibt stehen.

»Was willst du mit dem Hund?«, fragt Ursula.

Hartenfels zuckt die Achseln.

»Gib ihn mir«, fordert Ursula ihn auf, »Goldie kann einen Freund gebrauchen.«

52. KAPITEL

Petersen lässt es sich nicht nehmen, im Dienst umgekommene Kollegen persönlich zu obduzieren. Die kapitale Halswunde, die er gerade untersucht, wäre noch viel schlimmer ausgefallen, wenn die Schwerthiebe, die sie verursacht haben, nicht immer wieder gebremst worden wären. Im Stelenfeld hat man mehrere Säulen gefunden, aus denen Meister Ecken und Kanten herausgeschlagen hat, doch egal, wie er seine Waffe angesetzt, egal, welchen Winkel er gewählt hat, richtig getroffen wurde Baumann kein einziges Mal.

Petersen zählt die nah beieinander liegenden Verletzungen und kommt auf mindestens acht Versuche. Allesamt in ihrem Schwung von eng stehenden Stelen abgelenkt, die einfach keinen Platz für den einen, weit ausholenden

Schlag gelassen haben. Kein Gedanke, dass auch nur ein Hieb die Knochen und Sehnen durchtrennt hätte, die Baumanns Kopf auf seinen Schultern halten.

Wohl aber seine Halsschlagader.

Petersen schließt die Augen und stellt sich die Szene vor. Er sieht Meister, der umso rasender wird, je öfter sein horizontal geführtes Schwert gegen eine Stele knallt, der es schräg hält, wodurch es sich nur noch mehr verkantet, und dann einfach eine Serie viel zu kurzer Schläge folgen lässt, die ihn sicher nicht befriedigt haben. Die beschädigten Stelen sprechen eine eindeutige Sprache. Meister hat alles versucht, um sein Schwert wie ein Scharfrichter zu schwingen. Was im Stelenfeld dabei herausgekommen ist, gleicht einer blutigen Metzelei.

Petersen beugt sich über Baumann und zieht die Wundränder auseinander. Er kann nicht sagen, welcher Schnitt letal war. Vielleicht einer, vielleicht zwei. Auf jeden Fall muss Baumann wie gelähmt gewesen sein, sonst hätte er gute Chancen gehabt, zu entkommen.

Eigentlich hätte er sich bloß hinter eine der Stelen zu retten brauchen, denkt Petersen, doch es gibt nicht einmal Abwehrverletzungen an Händen oder Unterarmen. Außer am Hals ist Baumann völlig unversehrt. Was den verstörenden Eindruck, den sein Gesicht macht, nur noch betont.

Petersen hat oft das Gefühl, dass seinen Toten, kurz bevor sie sterben, vielleicht sogar im Moment des Todes, etwas widerfährt, dessen Spuren er erahnt. Schmerzvoll verzogene Lippen, zusammengekniffene Lider, aber auch die Andeutung eines Lächelns, den Glanz in geöffneten Augen. Baumann gehört eindeutig zur ersten Sorte.

Er sieht aus, als wäre er explodiert. Seine Brauen sind hochgerissen und sein Mund steht so weit offen, dass etwas aus ihm herausgebrochen sein muss, das viele Jahre eingesperrt war.

Angst, denkt Petersen und spürt Mitleid mit Baumann, der die letzten Sekunden seines Lebens in einem solchen Zustand verbracht hat. Wie mag jemand wiederkommen, der *so* gegangen ist, fragt er sich.

»Am besten gar nicht«, brummt der Rechtsmediziner und macht sich an die Arbeit, setzt seine Schnitte, durchtrennt die Haut, nimmt die Knochensäge, kein Blut fließt mehr.

Baumann ist nicht länger Baumann, sondern einer jener Körper, die von ihren Nutzern gleichsam ausgezogen wurden, um als das übrig zu bleiben, was sie in Wirklichkeit immer gewesen sind. Eine Leihgabe, die wir bewohnt haben, mit der pfleglich oder auch nachlässig umgegangen worden ist.

Petersen muss Baumann Achtung zollen.

Er betrachtet dessen wohldefinierten Leib, führt das Skalpell mitten durch ein gut ausgebildetes Sixpack, birgt eine Leber, rein wie am Tag nach der Geburt, ein Herz, das sicher noch Jahrzehnte hätte schlagen können. Ein Jammer, dass Baumann als Organspender nicht infrage kam. Opfer von Gewaltverbrechen werden viel zu lange aufbewahrt, wodurch sämtliche Fristen überschritten werden.

Ob er sich bei dem Gedanken gefreut hätte, dass Teile von ihm in anderen Menschen weiterleben? Petersen weiß es nicht, weiß überhaupt viel zu wenig über diesen Mann, den er bereits wieder zunäht, weil seine Untersuchung nur Routine war. Er betrachtet den länglichen Zettel, der an Baumanns großem Zeh befestigt ist, und denkt, dass der Name, der auf ihm steht, schon jetzt der einzige Hinweis darauf ist, wer da auf seinem Stahltisch liegt. In diesem Körper ist sonst nichts mehr, das diesen Namen trägt.

Das eingetrocknete Blut, das aus Baumanns Halswunde stammt, schwarz geworden und durch die Kleidung bis auf die Haut gesickert, sieht aus, als hätte es van Gogh gemalt. Viele kleine Tupfer sind geblieben, die die tödlichen Schnitte in einem kreisförmigen Wirbel umgeben, wodurch sie umso deutlicher hervortreten.

Petersen findet den Anblick auf eine gewisse Weise schön.

Wie auf einem dieser Bilder, denkt er, doch ihr Name fällt ihm nicht gleich ein.

»Stillleben«, murmelt der Rechtsmediziner irgendwann.

Da ist der Leichensack, in dem er Baumann hat verschwinden lassen, längst geschlossen.

DIE NEUEN Lieblings-plätze

 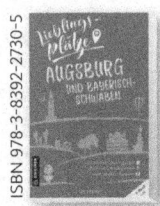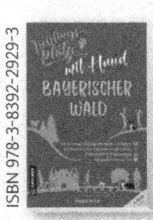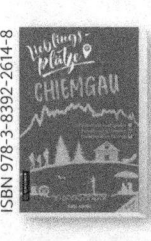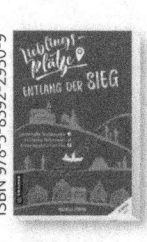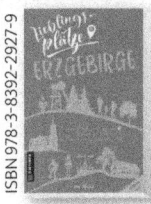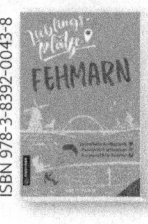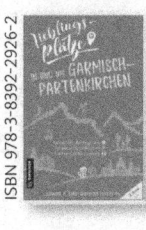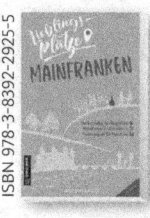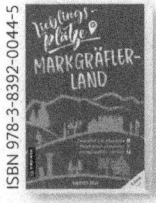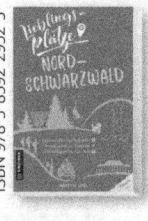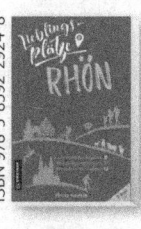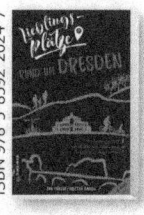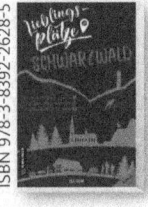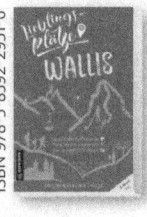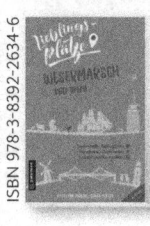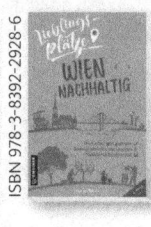